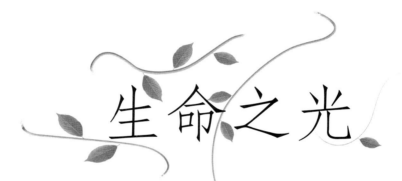

——抗癌路上有你也有我

主　审：宋启斌
主　编：万永慧　王雪芬　孙　璇
副主编：范湘鸿　鲜于云艳　蔡忠香　陈　芊　田水清
编　委：（按姓氏音序排列）

蔡　莹　蔡忠香　柴　红　陈　浩　陈　芊　陈　琼　陈三妹
陈艳蓉　范湘鸿　冯　翎　冯秀玲　贺娟凤　龚虹云　胡钦勇
胡伟国　李　娜　李　杏　李宗璟　刘欣菲　陆　颖　罗　静
罗瑞君　彭　敏　邱艳茹　阮　鹏　阮莎莎　孙　璇　唐燕青
田水清　万永慧　汪春明　王庆兰　王雪芬　魏　丽　鲜于云艳
肖淑君　熊敏芳　徐唐鹏　许　斌　许小涛　杨黎婷　姚　颐
周　洁　周　金　周　炜　张丽丽　张思汗　朱文芳

绘　画：章　凡
摄　影：李　斌

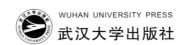

武汉大学出版社

图书在版编目(CIP)数据

生命之光:抗癌路上有你也有我/万永慧,王雪芬,孙璇主编. —武汉:武汉大学出版社,2015.12
ISBN 978-7-307-16704-9

Ⅰ.生… Ⅱ.①万… ②王… ③孙… Ⅲ.癌—防治 Ⅳ.R73

中国版本图书馆 CIP 数据核字(2015)第 204759 号

责任编辑:胡国民　詹　蜜　　责任校对:李孟潇　　版式设计:马　佳

出版发行:武汉大学出版社　　(430072　武昌　珞珈山)
(电子邮件:cbs22@whu.edu.cn　网址:www.wdp.com.cn)
印刷:湖北恒泰印务有限公司
开本:787×1092　1/16　印张:30.75　字数:690 千字　插页:3
版次:2015 年 12 月第 1 版　　2015 年 12 月第 1 次印刷
ISBN 978-7-307-16704-9　　定价:80.00 元

版权所有,不得翻印;凡购我社的图书,如有质量问题,请与当地图书销售部门联系调换。

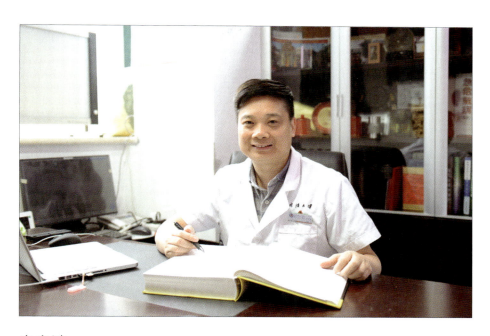

宋启斌，男，教授，二级主任医师，湖北省有突出贡献中青年专家，湖北省新世纪高层次人才工程第二层次人选。现任武汉大学人民医院肿瘤中心主任兼肿瘤学教研室主任。担任中国抗癌协会肺癌专业委员会常委兼全国肺癌放疗学组组长、中国抗癌协会放射治疗专业委员会常委，湖北省抗癌协会肺癌专业委员会主任委员、湖北省肿瘤立体定向及精确放疗专业委员会主任委员、武汉市医学会放射肿瘤学分会主任委员等多项国内、省内重要学术职务。

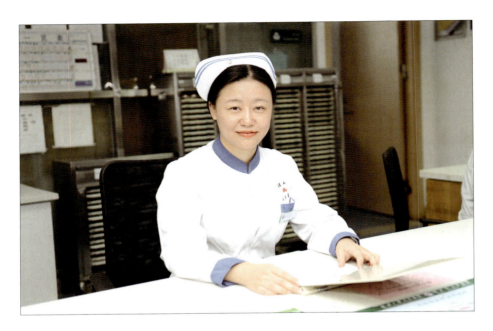

万永慧，女，硕士，副主任护师。现任武汉大学人民医院肿瘤中心科护士长、中华护理学会理事会肿瘤护理专业委员会专家库成员、湖北省护理学会肿瘤专业委员会副主任委员、武汉市护理学会肿瘤专业委员会副主任委员、武汉市抗癌协会护理专业委员会副主任委员、长江大学兼职硕士生导师、武汉大学人民医院ＰＩＣＣ小组顾问。近年来，发表护理类期刊论文２０余篇，主编和参编著作３部，在研课题２项，曾获２０１４年湖北省科技进步三等奖和２０１５年湖北省护理学会科技进步一等奖。荣获"湖北省青年岗位能手"称号。主要研究方向：护理管理、静脉治疗、肿瘤护理。

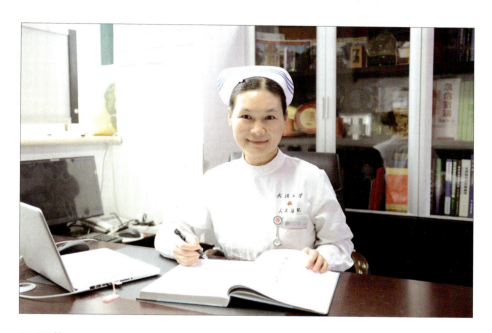

王雪芬，女，硕士，副主任护师。现任武汉大学人民医院护理部副主任、中华护理学会血液净化护理专业委员会专家库成员、湖北省护理学会静脉治疗专业委员会副主任委员、长江大学兼职硕士生导师、湖北省血液净化专科护士培训基地教师和中华护理杂志社通讯员。发表专科护理论文近20篇，承担省部级科研课题4项，主编和参编专著5部。主要研究方向：护理管理、血液净化、护理教育。

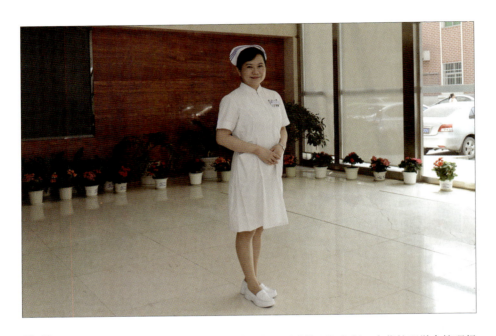

孙璇，女，硕士，副主任护师。现任武汉大学人民医院护理部主任、中华护理学会护理行政管理专业委员会专家库成员、湖北省继续医学教育委员会专家库成员、湖北省护理质控中心专家委员会副主任委员、湖北省护理学会重症监护专业委员副主任委员、武汉市护理学会副理事长。主要研究方向：危重症护理、护理管理。

编者寄语

　　从春夏到秋冬，从严寒到酷暑，从青春热血到沉稳淡定，我在护理的岗位上，不知不觉已经走过20多个春秋。在医院这个救死扶伤的特殊场所，我每天都与患者们一起经历着悲欢离合，喜怒哀乐。

　　2007年，我从心内科调任为肿瘤中心护士长。在肿瘤科，我第一次含着眼泪完成了一位晚期肿瘤患者的抢救工作。在护理过程中，与那位患者从不熟悉到熟悉，从熟悉再到深刻了解。最后的抢救时刻，眼睁睁地看着癌魔夺走了她的生命，我心如刀割，痛苦万分。每一个患者被诊断出癌症后，医院便成为他（她）生活场所的一部分，我们这些医护人员也从陌生人成为他们生活中不可缺少的人。同样，对于我们而言，每一位病人也像是我们的亲人和朋友，在他们住院时期，在与他们交流的过程中，彼此已经建立了深厚的感情。我们深深地知道，癌症患者及其家属，是人世间最焦虑、最需要关爱的一个特殊群体。我时常看到，许多患者在忍受着疾病所带来的痛苦的同时，还要不断地压抑着对生命的渴望、对疾病的恐惧。而他们的家属既要一边照顾患者，安排家里的生活，一边还要将自己疲惫、担忧、不安的心情在患者面前隐藏起来。患者及其家属既希望了解相关疾病的知识，更渴望有人能给予他们心理上的疏导和治疗康复中的专业指导。从他们焦急的眼神、不安的神态、不知所措的恐惧中，我们发现，伴随着疾病，更让病人及其家属困扰的是：在漫长的抗癌路上，患者及家属应该以怎样的心态来面对治疗及日常的生活？患者与家属之间应该怎样相互沟通与理解？患者应该以怎样的饮食安排与锻炼方式来增强体质？此外还有许多关于疾病而无法向医务人员开口询问的相关问题，也需要有一本防癌、抗癌的书籍来解答。

　　几年来，我们一直在为帮助癌症患者及其家属而不断努力。我们选送了多名护士参加心理学课程学习并取得心理咨询师资质，成立了名为"中国红园"的心理咨询室，每周为有需要的患者和家属进行心理疏导。同时，在科内组建健康教育小组，与社会媒体和社会团体合作，通过健康大课堂、病友会、健身操、健康小手册、宣传教育视频等多种形式为患者和家属普及一些相关知识。这些举措，为在院患者的康复提供了极大的帮助。一些从中受益的患者与家属建议我们把这些知识编印成册，供大众翻阅，分享给更多有需要的人。大家的支持给了我们前进的动力，最终便有了这本书的问世。本书旨在提高癌症患者的生命质量，减轻甚至消除患者及其家属对癌症的悲观情绪及错误认识，重拾生活的信心。书名定为"生命之光"，旨在希望这本书能够成为大家抗癌路上的一点微光，哪怕光线再微弱，也将会照亮前进路上的崎岖不平，让人心里温暖，引领大家前行，不断提高生命质量。我们将把该书所卖的所有款项成立一个"生命之光"的基金，用于资助一些非常贫困的病人，期待有更多的人能获得帮助。

本书在编写过程中得到了香港癌症基金会的大力帮助与支持，书中的部分内容是由他们提供的。特别是薛晓光老师和黄雅好老师给我们提供了大量的资料，为本书增色不少。本书的写作也得到了科室同事的鼎力帮助，及广大病友的大力支持与配合，特别是有幸邀请到中国工程院院士、山东省肿瘤医院院长于金明教授为本书作序，在此一并表示最衷心的感谢。

由于作者水平及时间有限，疏漏及错误在所难免，恳请读者批评指正。

万永慧
2014年9月15日

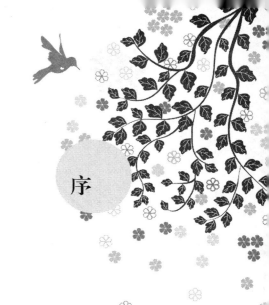

序

随着城市工业化、农村城市化、环境污染化与人口的老龄化，恶性肿瘤的发病率和死亡率也正在逐年增加，已经超过心、脑血管疾病，成为中国民众的第一位死亡原因。虽然人类对于肿瘤的研究和探索从未停止，并在肿瘤的治疗上取得了较大的进展，但距离肿瘤的全面治愈还有很远的距离。

肿瘤科医务人员面对的不光是被病痛折磨的患者，还有心理承受着巨大压力的病人家属。他们的工作除了减轻病人的痛苦，还要帮助病人和家属面对现实，与病魔抗争。近年来，恶性肿瘤的患病年龄越来越年轻，有些患者是家中的顶梁柱、单位的主心骨，他们的患病给家庭和社会带来了沉重的打击。因为疾病的原因，他们可能存在一些疑惑却难以启齿，心中有一些问题却没有正确的途径去了解。正是基于这样的背景和为肿瘤患者提供优质服务的愿望，武汉大学人民医院肿瘤科的一线临床护理工作者们编写了这本《生命之光》。她们中许多人拥有研究生和本科学历，既有较高的专业素养，又有丰富的临床工作经验，她们将肿瘤学的新进展、新技术、新理念与护理学相结合，站在患者与家属的角度，更多的是从就医指导、心理疏导、健康教育与康复训练等方面进行讲解与阐述。全书通俗易懂，贴近患者与家属的需求，不失为肿瘤患者、家属，肿瘤护理专业人员及护理系学生的有益参考书。

我应邀为本书作序，深感编者们的良苦用心与努力，希望本书能够成为肿瘤患者及其家人抗癌道路上的一盏明灯，引领他们前行，并重燃他们的生命之光。

中国工程院　院士
山东省肿瘤医院　院长　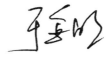

2014 年 4 月 19 日

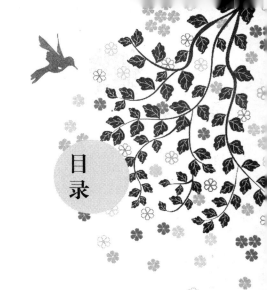

目录

001　第一章　癌症来敲门
002　第一节　当家人患上癌症
018　第二节　如何告诉孩子

049　第二章　癌后的日子
050　第一节　患了癌症怎么办
054　第二节　癌后的心理
058　第三节　癌症与饮食
075　第四节　性与癌症

095　第三章　给癌一个笑脸
096　第一节　肿瘤疼痛与症状
116　第二节　毛发脱落
123　第三节　淋巴水肿

133　第四章　认知癌症
134　第一节　肿瘤诊疗相关检查
145　第二节　颅脑肿瘤
159　第三节　鼻咽癌
172　第四节　口腔癌和咽喉癌

186	第五节	甲状腺癌
198	第六节	乳腺癌
215	第七节	肺癌
226	第八节	食管癌
236	第九节	胃癌
244	第十节	肝癌
257	第十一节	胆道系统肿瘤
265	第十二节	胰腺癌
276	第十三节	大肠癌
289	第十四节	膀胱癌
302	第十五节	前列腺癌
313	第十六节	卵巢癌
322	第十七节	子宫内膜癌
329	第十八节	子宫颈癌
337	第十九节	皮肤癌
347	第二十节	白血病
359	第二十一节	淋巴瘤

371	**第五章**	**癌的治疗与护理**
372	第一节	决定癌症治疗的五个步骤

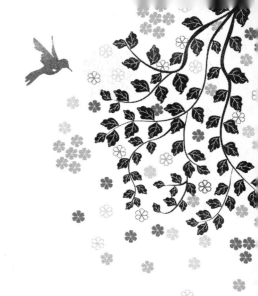

377	第二节	化学治疗
390	第三节	静脉治疗通路的选择
396	第四节	放射治疗
415	第五节	癌症与辅助治疗
425	第六节	乳腺癌病人护理
436	第七节	癌症复发
445	第八节	居家照料癌症晚期患者

461	**第六章　健康教育小处方**
462	化疗健康教育处方
464	放疗健康教育处方
465	脑胶质瘤健康教育处方
466	鼻咽癌健康教育处方
467	乳腺癌健康教育处方
468	肺癌健康教育处方
469	食管癌健康教育处方
470	肝癌健康教育处方
471	胰腺癌健康教育处方
472	前列腺癌健康教育处方
473	膀胱癌健康教育处方

474	宫颈癌健康教育处方
475	直肠癌健康教育处方
476	PICC维护宣教
477	**附一：爱的路上有你也有我**
478	**附二：唱出精彩　唱出希望**
480	**附三：乐观开朗　多彩人生**
481	**参考文献**

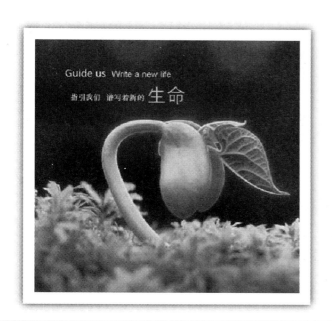

第一章 癌症来敲门

第一节　当家人患上癌症

病人家属应该知道的事　/ 003
　　病人和家人　/ 003
家属或亲友可以做什么　/ 004
　　向谁说　说些什么　/ 004
　　癌症可否治愈　/ 005
　　帮助自己：认识癌症　/ 005
　　患者可以做些什么　/ 006
　　癌症是什么　/ 006
　　癌症治疗　/ 007
　　了解更多一点　/ 011
　　父母以外的交谈对象　/ 012
　　如何面对家人患上癌症　/ 012
　　　父母的感受　/ 015
　　　　请记住　/ 016

当家人患上癌症时，全家人的生活都可能会面临改变，本书是为了帮助每个家庭成员，对癌症和治疗有更深入的了解而编写的。

 ## 病人家属应该知道的事

以下是一些家属应该知道的事。

家属须知：
- 与以往相比，现在越来越多癌症病人的生存时间和生存质量都在不断提高，新的治疗方法不断出现。
- 癌症不一定会致命。
- 家人患上癌症，与你曾经想过或说过的事绝对无关。
- 家人患上癌症，与你曾做过或没有做过的事毫无关系。
- 你或父母都不可能防止你的兄弟姐妹患上癌症。
- 癌症并非传染病，你不会从别人身上感染癌症。
- 家人患上癌症，并不表示家中其他的成员也会患上癌症。
- 没有人能够解释为何你的父母或兄弟姐妹患癌症，而你却身体健康。
- 无论你表现如何，也不能改变家人患上癌症或心情忧虑的事实。
- 继续上学、参加课外活动或一些社会活动对你会有帮助。

 ## 病人和家人

任何疾病在一段期间内都会影响病人的家庭生活，但通常只要病人很快康复，家庭生活也就会恢复原状。

然而患上癌症的情况不一样，病人不仅要接受治疗，而且还要经常到医院复诊。家人不仅会为病人焦虑，也为自己担心。癌症是严重的疾病，如果不知道病人能否康复，他们会感到恐慌。如果身边有人患上癌症，自己的生活也会随之而改变，例如：
- 是谁患上癌症？
- 病人的年纪？
- 患上的是哪种癌症？
- 有哪些治疗方法？
- 是否有亲密朋友或家人可以伸出援手？

- 病人是否和父母或家人一起居住？
- 是否有兄弟姐妹？他们的年纪多大？
- 哪家医院的医生比较好？
- 治疗所需的费用是多少？是否有能力承担？
- 住院的时间需要多久？
- 病人的感觉和态度如何？
- 病人对癌症是否难于启齿？
- 你是否觉得跟癌症病人交谈困难？
- 朋友知不知道你家人发生什么事？他们的反应如何？

上述任何一项因素都可能改变情况，只有自己才知道癌症如何影响自己的生活。

家里每个人的反应都可能不同，有些人可能因为生活出现改变而感到害怕、愤怒、疲惫或对将来感到不安；也可能感到焦虑，无法像以往那样容易交谈。有些人的表现好像什么也没发生，生活似乎完全没有改变。有些人可能会怀疑他们是否关心患病的家人而感到愤怒，但我们应牢记每个人的反应都可能不同，与其愤愤不平，倒不如直接和他们交谈，找出缘由。

 ## 家属或亲友可以做什么

当你的家人不幸患上癌症，不论你是患者本人还是患者的挚友亲朋，都应该多接触亲友中人生态度积极的人，他们必定比态度沮丧悲观的人对你的帮助更大。伴侣、家人和朋友仔细聆听患者的感受，对患者来说会有很大的帮助。不要急不可待地谈论病症。当患者愿意谈论他的病况时，仔细地聆听已足够了。

患者知道自己患有癌症后，可能悲伤得不能自抑，为自己不久于人世而悲痛。家属应当知道，这种悲伤与难过是很正常的反应，家人一定要表现出和患者共渡难关的决心。除非患者要求独处，尽量地陪伴他，抚慰他，尽量和他贴近。

家属在尽量支持患者、爱护患者的同时，应积极让患者对其自身的健康负责任，让他能主动参与自己的康复活动。因此，在照顾患者时，尽量鼓励患者积极面对。

家属可以要求患者改变对疾病的看法，要求他接受自我的改变，要求他运动，引导他积极配合医生治疗，帮助他建立自信心，重新鼓起生活的勇气。

病情好转时，也要常常有人陪伴。喜欢别人的关怀是人的天性，即使他的病情好转，关怀与支持仍须继续下去。

 ## 向谁说　说些什么

与家人谈论癌症或分担感受，许多人觉得很困难。

得知家人患上癌症后，很多人的第一个反应是不要告诉病人，担心病人无法面对事实。但是不告诉病人实情,家人便得隐瞒事实。对自己的家人保守秘密是一件非常不容易的事情。加上心怀秘密,担心会说错话,与家人的交流就不能畅所欲言;有时会感到局促不安,使得病人感觉孤立,反而更为惊恐。即使无人对病人透露实情,病人也可能会对诊断结果产生怀疑。

癌症可否治愈

　　许多人将癌症与死亡画上等号。虽然有人死于癌症,但很多癌症病人仍然生存。与以往比较,现在越来越多癌症病人依然继续生存,而且比从前更积极。很多时候,癌症治疗可以令病情得到缓解,使生存质量得以改善。
　　缓解期可能持续数月或数年,甚至完全康复;有的病人会再度发病,如果癌症复发,病人通常需要重新接受治疗。
　　病人是否可以康复,取决于很多因素。如果想知道病人的情况,可询问比较清楚答案的家人,也可到医院与医生、护士交谈。他们可以帮助患者更清楚地了解和应对所发生的事。
　　一些病人家属自己会慢慢感觉到乐观的态度对癌症的治疗会很有帮助。现在,医学界正不断地进行癌症研究,医治癌症的方法也越来越进步。

帮助自己:认识癌症

　　对癌症的恐惧是全球性的,因其意味着极度痛苦和衰弱,甚至面临死亡。不少研究证实告知患者诊断及讨论治疗的方式可以影响其应付这种恐惧的好坏程度。给予信息的数量、内容、范围、时机、情景、方式方法等都影响患者能否配合整个治疗计划,特别是进行艰苦的治疗(如化疗)时,并直接影响愈后的效果。
　　认识家人所患的癌症以及可以接受的疗法,能够帮助自己了解家人所面对的处境。
　　癌症分类超过200种,治疗方法各有不同。每一种癌症治疗的方法可能有几种,所以,即使患上同类的癌症,也未必接受同一种治疗方法。治疗方法还要根据病人的年龄、身体状况、癌细胞类型、扩散程度和个别病人的病情而定。
　　治疗通常会在疗程计划妥善后展开,不过,即使两个人患上同类型的癌症和接受同样的治疗,疗效也不一定相同。所以,如果家属知道或听闻某人所患的癌症和治疗方法与自己的家人一样,而治疗效果不太理想,也并不表示自己的家人不会康复。要谨记每个人的情况不同,哪怕是同样的疗法也可能会有不同的反应。
　　家属是患者最亲近、最信赖的人,他们的关心、鼓励和支持能使患者心理得到很大的安慰。而许多家属得知病情后情绪波动很大,甚至当着患者的面哭泣,家属消极的心理状态对患者有不良的影响,不良的情绪是对患者的一个恶性刺激,会加重患者的心理负担,对治疗不利。护士应及时与家属沟通,提出指导性意见来稳定家属的心态。家属应配合医护人员的工作,尽量陪伴患者,在患者面前要保持稳定,使患者在温暖的氛围中走完生命的最后旅程。

患者可以做些什么

不少癌症患者觉得仿佛只能把一切交托给医生和医院,但事实并非如此,这段时间你和家人可以做的事还有很多。

患者和家人对癌症和有关的治疗方法越了解,就越容易应付这个病,起码清楚"对手"的情况,但切记要从值得信赖的渠道取得信息,以免令自己产生不必要的恐惧。

正确的医疗信息可避免不必要的恐慌,主治医生可为你提供可靠的资讯。就诊前不妨列出问题清单,或由亲友陪同就诊时协助提问。

一、做实用和正确的工作

接受治疗后,部分患者可能无法应付一些以往觉得理所当然的工作。但当身体逐渐好转,你可以尝试订立一些简单的目标,慢慢重建信心。

有人提出与疾病搏斗的想法,这是一种健康积极的心态。其中一个简单可行的方案是为自己设计营养均衡的餐单。另一个可行方案是在家中听录音带或看影像光盘,学习一些自我松弛的方法,并在家中自行练习。

很多人觉得定时做运动很有帮助,运动的方式和次数可依身体情况而定。可订下目标,按部就班地进行。如果对改变饮食或运动没有兴趣,也可以做一些自己喜欢的事。有些人喜欢维持原来的作息规律,也有人愿意去度假,或专注于自己的爱好。

二、生活和经济困难

癌症是重病,除了身心焦虑外,还需要一笔为数不小的医疗费用。不但会对患者生活上造成压力,同时还会带来财务上的负担。

除了使用医保外,自己购买的商业保险,国家对低收入人士的补助,如大病救助等,都有助于减轻医疗开支。

癌症是什么

癌症是一类疾病的统称,每种癌症都有名称(如肺癌、乳腺癌、肝癌)、治疗方法和痊愈几率。无论癌症处于身体哪个部位,都是体内细胞变异所产生的疾病。

人类的身体由上亿个细小的细胞组成,只有透过显微镜才可看见。细胞有很多种类,有些是毛细胞、有些是皮细胞、有些是血细胞,以一分为二的分裂方式制造新细胞,以取代衰老破损的旧细胞。

如果一个人患上癌症,就是细胞发生了变化,不能再承担对身体应尽的功能。这些不正常的细胞快速分裂,制造更多同样的异常细胞,最后甚至排挤和破坏体内健康的细胞和组织。

一组不断生长和排挤正常细胞的细胞称为肿瘤。肿瘤分良性和恶性:良性肿瘤并非癌症,虽然它的细胞会排挤健康的细胞,但却不会扩散到身体其他部位;恶性肿瘤便是癌症,它的细胞除了会取代周围健康的细胞外,更会扩散到身体其他部位。在扩散的过程中,恶性肿瘤会离开原位,通过血液或淋巴系统转移至身体其他部位,在身体其他的部位分裂和生长,并形成另一个类似的癌细胞肿瘤。这种情况称为转移癌。

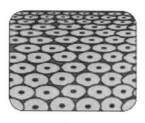 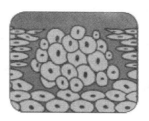

正常细胞　　　　　癌症细胞

癌症不会"传染"。不像水痘和感冒,家属不会因为与癌症病人有接触,或喝同一杯饮品而患上癌症。即使知道癌症不会"传染",家属可能仍然担心如果家里有人患上癌症,自己也有可能患上癌症。与其暗自忧虑,不如找父母和医生谈谈,并告诉他们自己的恐惧。一般来说,癌症遗传的可能性不大。

癌症治疗

治疗癌症的方法主要有四种:外科手术、化学治疗、放射治疗和生物治疗。这些方法是用来消灭癌细胞,并带来缓解病情的作用。根据不同部位的癌症,病人可接受一种或多种疗法。

一、外科手术

外科手术是切除肿瘤,有时也可能要切去肿瘤附近的健康组织。

二、化学治疗

1. 什么是化学治疗

- 化学治疗是使用化学药物来消灭癌细胞。

- 这些药物进入血管后,由血液输送到身体任何有癌细胞的部位。
- 化学治疗通常须多次进行,历时几个月。
- 即使病情得到缓解,也可能需要接受进一步的治疗,以消灭仍然藏匿于身体各部位的残余癌细胞。

2. 化学治疗的方式

- 静脉输液;
- 腹腔注射;
- 口服(服用液体或药丸)。

3. 化学治疗的副作用

虽然化学治疗是针对癌细胞,但健康细胞也可能受到牵连,产生副作用。大多数副作用都不会持久,在治疗停止后会逐渐消失。医生会告诉病人,所接受的化学治疗可能会引起哪些副作用。

(1)恶心和呕吐。对胃部和消化道的化疗,可能导致恶心和呕吐。有时,病人会失去食欲。如果病人的舌头、牙龈或口腔内侧出现溃疡,进食便很困难,体重会因此下降。口腔疼痛可能在用药停止后一两个星期才出现。口腔溃疡的病人可用特效漱口水来缓解疼痛;但恶心和呕吐,通常停止给予药物一两天后,便会停止。

(2)脱发。在短期内脱发是化学治疗的另一个常见副作用。脱发的情况因人而异,有的人头发会一次性脱落,有的人会逐渐稀薄;即使全部脱落,也不要担心,化学治疗停止后头发会重新长出,而且有的比以前更浓密。在头发未长出前,可以选择一些合适的假发套、帽子或头巾。

(3)疲劳、受感染。骨髓是骨骼最中心的物质,负责制造新的血细胞。如果化学治疗影响到骨髓,就不能制造足够数量的血细胞,导致红细胞、白细胞或血小板的数量降低。

红细胞负责输送氧气到身体各组织,如红细胞不足,人容易感到疲劳、苍白或虚弱。

白细胞负责对抗感染,白细胞不足会使人容易染病,需要远离人多的场所,避免染上伤风、感冒或天花等疾病。如果家属生病,就需要远离患癌的家人。甚至自己的同学、朋友生病,都可能把病菌传染给自己,也需要注意不要接近其他病人,以免受到感染。

血小板的作用在于止血,血小板不足的人容易瘀伤或流血,因此应避免做剧烈运动,防止跌倒或撞伤,不要用硬毛牙刷刷牙。血小板不足的人流鼻血,则不需要惊慌,他们只是较其他人多流一点血,但过一会便会停止。但当血小板低时,需引起重视。

血细胞低下时,可以通过进食补血的食物来帮助提升血细胞。

血小板低：花生衣+红枣（去核）煲水喝，可加适量冰糖，因为花生衣是补血小板的上好药。要是买不到花生衣，你可以用莲藕、花生、鸡或猪脚、瘦肉煲汤，莲藕也是补血小板的。

白细胞低：可以买些鳖来煲汤，也可以煲龟汤。河蟹、黄鳝、黑鱼、牛肉有升高白细胞的作用。

红细胞低：可以用鸡血藤和乌鸡煲汤，平时也可以用红枣（去核）或五红汤煲了当水喝。五红汤：指红豆、红糖、红皮花生、红枣、枸杞。

引自中央电视台《中华医药》节目

（4）情绪起伏。在接受了化学治疗后，有些人的情绪波动较大，可能会感到沮丧、紧张、特别饥饿或没有饥饿的感觉。当然，这些改变未必完全因化学治疗而引起，正如病人的家人一样，他亦会因癌症对生命带来改变而感到悲伤或忧虑。

化学治疗的副作用视其所使用的药物而定，患者可能有上述的副作用，可能完全没有，也可能有其他副作用。如有父母或兄弟姐妹患上癌症，应与病人交谈，找出病人的需要和感觉。

化学治疗的副作用一点也不好受，但总会有消失的一天。药物不会摧毁所有正常细胞，一旦化学治疗终止，头发便会重新生长，骨髓也会制造正常数量的新血细胞，癌症病人也开始恢复往常的生活。

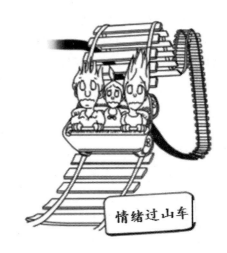

情绪过山车

三、放射治疗

1. 什么是放射治疗

在进行放射治疗的过程中，高能量X光线或放射性物质射线会对准恶性肿瘤，破坏并使这些癌细胞无法分裂而死亡。放射治疗进行时，为确保放射线对准肿瘤，放射治疗师会在皮肤上作记号，以确定照射部位。这些记号在治疗完成前不可擦掉。放射治疗每次只需要几分钟，但整个疗程通常需要一个月左右。

除了由机器发出放射线外，另外一种方法是将放射物质用外科手术植入肿瘤内，从体内消灭癌细胞。

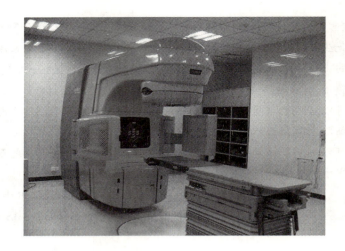

接受体外放射治疗的人,在治疗期间或之后都不会有辐射作用。然而,接受体内放射治疗的病人,在放射物质植入身体后需要留在治疗室,在放射物质移走前不能离开治疗室和接近其他病人或健康人员。

2. 放射治疗的副作用

虽然放射治疗初期不是特别痛苦,却会引起副作用,接受治疗的人容易感觉疲劳,接触辐射的皮肤可能有被太阳灼伤的感觉,需要避免阳光直射,外出戴帽子或打伞;保护照射部位皮肤,内衣柔软、宽大、吸湿性强;照射部位忌用肥皂和粗毛巾擦洗;局部不可粘贴胶布和涂擦刺激性的油膏,接受照射的范围亦可能会有毛发脱落的现象,如果放射治疗的部位是胃部或头部,病人可能会恶心呕吐、腹泻、口腔疼痛或头痛。

关于放疗的副作用及护理要点、注意事项在"放射治疗"的这一章节里将详细讲解。

四、生物治疗

人体自然抵抗系统称为免疫系统,生物治疗是运用生物技术和生物制剂对从病人体内采集的免疫细胞进行体外培养和扩增后回输到病人体内的方法,来激发增强机体自身免疫功能、抵抗包括癌症等疾病。医生在治疗时期常用的词汇包括干扰素、生长素等。

生物治疗可能引起呕吐、腹泻、没胃口、寒冷、发烧或者皮疹。在治疗过程中,病人可能会感觉虚弱、疲倦,一旦治疗完毕后,这些副作用便会慢慢减轻。

了解更多一点

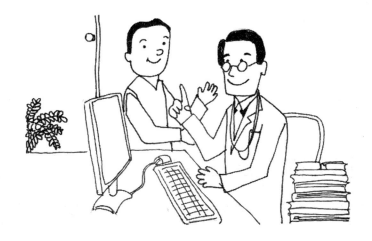

现在家属对癌症、癌症的治疗和治疗的副作用有了初步认识，可能想知道更多关于家人所患癌症的情况，譬如它的种类、治疗方法和对亲友的影响，可向熟悉以下问题的人士请教：

（1）这是哪一种癌症？
（2）肿瘤在哪个部位？
（3）会好转吗？
（4）正在接受哪一类治疗？能否接受其他治疗？
（5）在接受治疗时有什么感觉？是否感到痛楚？
（6）治疗是否会改变他们的外貌？
（7）癌症和治疗是否会改变他们的感受或行为，是否会变得软弱或容易发脾气，还是与以前一样？
（8）我可否陪伴家人一起去医院接受治疗？
（9）整个疗程要多长时间？要间隔多久去一次医院？
（10）每次治疗需时多久？
（11）可否陪伴病人？
（12）在接受治疗期间，我是否可以继续上学或上班？病人是否需要留在家中？
（13）病人是否可与家人吃同样的食物？

当家人患上癌症时，无须凭空想象癌症治疗中心的情形，可亲身到医院看看其环境及设备，并与医院的医护人员或其他癌症病人见面交谈。

父母以外的交谈对象

- 祖父母、叔伯姑婶等；
- 兄弟姐妹；
- 同年纪的朋友；
- 邻居；
- 老师、辅导员；
- 较年长的朋友。

如何面对家人患上癌症

当家人患上癌症时，对家属会有很大的冲击，他们可能会有些难以理解和难以表达的感受。

以下的内容会讲述其他人的经历，特别是有家人患上癌症的年轻人，某些感受有人可能会觉得不合情理，而有些则好像感同身受。但请谨记，感受纯粹是发自内心，无分"好"与"坏"。无论对这些感受觉得内疚或惭愧，或置之不理，它们仍不会消失。

处理感受的好方法是承认自己有这些感受，并与其他人交谈。可与父母或其他长辈、朋友或其他经历过这种情况的人交谈。一旦心中的郁结获得宣泄，便会感到豁然开朗。

家属谈论癌症或说出自己的感受本来已经相当困难，如果其他人无心倾听或没法帮忙，会让人更加沮丧。譬如想与父母交谈，可能是因为他们不知道怎么回答自己的问题；或者当想找他们交谈时，他们心里尚未准备好，需要更多的时间思索后才能与自己交谈。有些父母，不论如何疼爱子女，也不知道如何与子女讨论这些令人困扰的问题。

以下是一些癌症病人的家人忆述他们的经历：

1. 害怕

"妹妹刚得癌病的时候，我害怕她很快会死去，我们一向要好，我也曾担心癌症可能会传染给家里其他人。"

——丽芬，13岁

当家人诊断患上癌症，家属会感到整个世界好像就要坍塌下来似的，害怕家人被癌症夺去生命是人之常情，担心家里其他人会被传染也十分正常。但事实上，与伤风感冒不同，癌症不是传染病，多了解癌症会让自己不再那么害怕。

"一天，我陪弟弟到医院接受放射治疗和静脉注射，并与他的医生和护士见面。我看见很多其他儿童，他们的头发比弟弟还要少。现在，每当他进医院时，我不需再猜想他要接受一些什么治疗。进医院治疗对小朋友来说固然不好受，但也不像我所想的那样糟糕。"

———明德,14 岁

聆听癌症的检验方法和治疗过程也可能很困难,有些人一听到化学治疗或放射治疗便会不寒而栗,处理这些恐惧的最佳方法是认识这些事物,到医院参观或许会有帮助。

"爸爸入院后,妈妈也去医院陪伴,剩下我和阿姨在家,阿姨对我很好,但我有时很害怕,因为不知道爸爸的情况怎样,我也很挂念他们。现在妈妈和爸爸每晚都打电话给我,告诉我在医院的情况,我也告诉他们我的情况,这样,我比较安心。"

———景平,9 岁

当父亲或母亲患上癌症,另一人可能会花很多时间在医院相伴,与其他家人相处的时间也会相对减少。父母亲都留在医院,家里的孩子可能会感到不安,他们会担心父母的情况,经常保持联络会使大家安心。

2. 内疚

"有一天我很生气,她和朋友去玩,却不肯带我去,于是我说:"我想你去死!"现在她患了血癌(白血病),真的可能死去,我想这可能是我的错。" ———嘉怡,10 岁

假如不明白癌症的成因,便会很容易误会一句话或跌一跤也可以导致癌症。

"有一晚我把家里弄得乱七八糟,第二天早上,妈妈踩着杂物跌倒了,撞伤了手臂。不久,医生告诉我她患上癌症。现在她已入院治疗。假如她不是因为我而跌倒,或许不会有事。" ———培初,11 岁

正如说错话不会导致癌症的道理一样,撞伤、瘀青、碰伤甚或骨折也不会导致癌症。有些人怕把自己的感受告诉其他人,并长期感到内疚。我们有时因自己身体健康而家人生病感到内疚,这种感受证明你关心你的家人,但你不单要关心患上癌症的家人,也要爱惜你自己。

3. 生气

"我有时对弟弟患上癌症感到生气。我知道这是不对的,他也不想生病。但是,一切都因为他的病而改变了,爸爸的口中只有弟弟,妈妈也一样,这对我很不公平。"
———圆圆,13 岁

家人患上癌症后,父母不能像过去一样经常在别的孩子身边,或不再像以前那般照顾他/她,或需要其寄住在其他地方,使他/她觉得很难过。生气并不表示自己是坏人或不爱患癌的家人。那些与自己有相似经验的人,他们共同的体验是:遇上这种情况必须谨记,事情会有好转的一天。

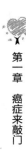

4. 被忽略

"晚上,爸妈走进妹妹的房里替她关灯,并吻她说晚安,但却不进入我的房间。"

——洁如,15 岁

"我做了错事,妈妈便大声责骂,但是哥哥做了错事,他们却不责备。"

——昌平,13 岁

其中一件使孩子感到不满的事,是觉得被遗忘或被忽略,觉得不像从前那样受到关爱。所有家人,包括父母,都有很多事情要做,并可能要用全部精神照顾患癌的家人,特别是如果他们需要时常往返医院,剩下来关心别的孩子的时间就很少了。

"妈妈患病以后,家里一切都变了,我们不再一家人围坐吃饭,也没有人教我做功课。我觉得再没有人照顾我,一切都要靠自己。"

——小虎,13 岁

父母之一患上癌症后,孩子也会觉得被忽略。

不论是自己的父母还是兄弟姐妹患了癌症,如果觉得不像以前那样受到关爱,请记着:患癌的家人得到较多关心,是因为他需要特别照顾,而不是因为自己所得到的爱少了。

5. 感到孤单

"我真的觉得很奇怪,在妈妈患了癌症后,很多朋友都不想与我一起,好像癌症是个怪物,或者害怕会由我身上染上癌症。爸爸说,如果他们这样对你,就不是真正的朋友。但是,他们以前真的是我的好朋友,我也很挂念他们。"　　——惠霖,15 岁

在家人患上癌症后,自己可能很幸运,仍有朋友像从前那样对自己。有些年轻人在家人患癌后失去一些朋友,这可能是因为他们不知道应该说些什么,所以暂时和自己疏远,以免尴尬。

"有时,我的朋友奇怪我为何表现得这样古怪,我希望他们明白,我有时不和他们一起,只是想陪伴我生病的妹妹。"

——宏琳,12 岁

如果觉得这段时间很难受,请记住这种情况不会永久。旧朋友或许会重回自己的身边,也会交上新朋友。学校里的同学可能也有家人患病,因而更了解自己的感受,这可能是个很特别的新朋友。

6. 感到尴尬

"自从我弟弟开始脱发,人变得苍白瘦弱后,我不想再带朋友回家了,我不想他们见到弟弟现在的样子,我相信他自己也不想见到他们。"

——光珮,12 岁

假如因家人患了癌症,在面对其他人时感到有点尴尬,其他的人也可能有同样的感觉,这种感觉在双方都接受了这个事实后便会消失。

7. 面对副作用

"妹妹原本有一头秀发,现在一觉醒来后,枕头上满是脱发,梳头或洗头时也会有大量头发脱落,初时我见了真的很害怕,但她却已安然接受,并不怨天尤人。"

——嘉宝,16 岁

假如自己所爱的人因癌症治疗产生了副作用,在外貌上有所改变,必须学习接受这些改变。开始时,可能觉得害怕和不适应,但根据过来人的经验,很快便会习惯的。

"我爸爸患了癌症,并住院治疗很长一段时间。他回家时,身体仍十分虚弱,上楼梯时也需要我搀扶,我不太能接受,因为他以往一直很健壮,但现在却这样虚弱,令我感到不安。"

——振中,16 岁

即使预先已知道家人不会像过去一样,但可能仍然没有足够的心理准备接受这个转变,请记着,即使他们的外表有了改变,但仍然是同一个人。

8. 改变

有些年轻人在家人患上了癌症后,自己本身会有些改变,他们可能在学校生事,或者无法像以前那样集中精神上课或与人相处,他们担心自己也生病,甚至真的比较容易生病。出现这些改变并不奇怪,因为年轻人对新的经历和感受,比较容易害怕和忧虑。正如处理其他问题或忧虑一样,与其他关心和了解情况的人倾谈,会有帮助。并不是所有的改变都会带来坏影响,也会有好的一面。家人患了癌症的一些年轻人觉得,癌症帮助他们成长,也令家人彼此间的关系更加密切。

父母的感受

有家人患了癌症的年轻人都很想知道父母的感受,这个问题并无固定答案。一方面,不论是父母本身或其他家人患上癌症,他们对癌症所带来的转变也会感到忧虑、害怕、疲倦或迷惘。

另一方面,父母也想表现坚强,以便帮助其他家人,他们希望家人团结一致,共渡这个困难时期。父母有许多需要决定及完成的事,在沉重的压力下,与家人交谈往往会心有余而力不足。本节与大家分享一些父母的亲身感受。

患上癌症的父母可能担心他们会因此扰乱了家人的生活。

"我感到很难过,因为病了之后,丈夫抽出很多时间陪我。我想孩子很难受,尽管他

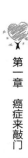

们不说。我很希望一家人能够好好地谈一谈。"

父母知道自己得病后,不能像其他父母一样与孩子一起做某些事情,感到内疚。

"我觉得自己令儿子失望,好像不是个真正的父亲,因为我不能够像其他父亲一样陪他跑跑跳跳。"

如果发生这种情况,大家可以找一些有能力做到,又可以与家人分享的事情。

父亲或母亲患了癌症,另一个人家务加重,但又担心自己做得不好。

"我的妻子病了,在她住院期间,我需要父兼母职,但我担心在某些家务上做得不及她好。一日,我最小的儿子说:妈妈的炒蛋不是这个样子的。我不责怪他,因为我也宁愿吃她煮的菜,于是,我问她是怎样炒蛋的。现在,早餐起码已好吃了些。"

父母不希望子女装作若无其事,菜的味道不好也说成很美味。即使会感到一阵子难堪,但大部分父母宁愿听家人的真正感受,也不想子女把难过的感觉藏在心里。

照顾患癌症的孩子可能使得父母感到心力交瘁,有时控制不住情绪,因而对其他的子女失去耐心,甚至表现烦躁或发脾气,事后即使不说,许多父母心里也很难过。

"在儿科诊所陪伴丽美一整天,当我返回家里,已经精疲力竭,因此为了一些小事对其他子女高声喝骂,他们很难过,事后我更难过,因为我知道实在不应该这样做。"

有些父母担心子女会感到难过,想从旁帮助,但却不知如何入手。有时,孩子不想与父母谈论癌症,是因为他们不愿父母担心。事实上,如果父母觉得孩子受到困扰,但又不了解孩子不与他们讨论的原因,可能使他们更加担心。

"自从我生病后,子女的态度也变了。我知道有事困扰着他们,但当我问起时,他们却说没什么,我只希望他们与我谈谈,帮他们解除困扰。"

有时候,年轻人可以做的,是诉说他们的感受,并让父母也有机会说出他们的感受,彼此了解。

父母希望子女知道,家人患上癌症,全家人都会全力支援。癌症可能会影响家庭生活,但重要的是,一个家庭的难题,需要大家一起解决,即使生活步调改变,你们仍是一家人,而父母永远会在身边支持自己。

请记住

当家人患上癌症后,家属会有很多不同的想法和感受,不过,请谨记,生活上的种种改变,只需要花点工夫,我们都有能力适应。在需要的时候,请找人帮忙,不要害怕向人求助。

- 不要对你的感受感到惭愧或害怕,其他与你同一处境的人,也可能有相同的感受。
- 如果你愿意交谈,对事情可能有很大的帮助。你可以把感受与父母、其他长辈或可以信任的朋友交谈。
- 多了解癌症及其治疗的方法,可以消除我们的恐惧。对癌症没有根据的臆测,往往要比真实情况坏得多。
- 尝试结识与你年纪相仿,家人亦患上癌症或重病的人,他们会比较容易明白你的感受。
- 如果听到一些关于癌症而令你害怕的谈话,请别人解释清楚,不要以为你听到的就是事实或自以为全部明白,请勇于发问。
- 记住除父母外,还有其他长辈可以帮你。

第二节　如何告诉孩子

为什么孩子应该知道　／019
帮助孩子面对的十种方法　／022
向不同年纪孩子的解释　／024
不同阶段孩子的反应和需要　／027
诊断后如何告诉孩子　／030
与孩子讨论癌症治疗　／035
治疗期间的家庭生活　／038
治疗结束后　／041
当癌症拒绝离开　／043
当死神叩门　／046

癌症对患者的生命和家庭带来极为深远的影响。在得知患上癌症那段日子，患者情绪如排山倒海而来，此时处理癌症和治疗已经非常不容易，同时还要帮助家人尤其是孩子面对癌症，讨论那些患者为之不忍的伤心话题。

与孩子谈论癌症是一个让人心碎和不安的话题。许多父母表示，在开始的时候，他们不告诉孩子自己生病的原因是希望保护孩子，不想让他们感到沮丧和难过；也不愿意破坏家庭中原有的气氛，譬如不希望过年过节时的欢乐变成愁云惨雾。

有些父母说，他们不愿意面对孩子提出关于死亡的问题，不愿意提到病痛分离。但是，父母比谁都更了解自己的孩子，他（她）知道在孩子难过或愤怒的时候如何安慰他们以及什么时候与孩子交谈。

不要担心与孩子谈论自己的病情。作为照顾和了解孩子的父母，是最合适的人选。在详细计划和有充分的心理准备后，根据对孩子的了解，找出最佳的方法与孩子谈论病情。

这个章节的资料是为了帮助患者打破沉默，告诉孩子自己患了癌症，以及如何在癌症治疗的过程中告诉孩子病情最新的进展。

书中列举了帮助孩子面对癌症和与他们沟通的方法。由于每个家庭中孩子的情况都不一样，我们无法具体告诉父母如何做、如何说，但是希望这本书的内容可以作为一个起点，在面对和处理自己的情绪后，父母能够积极地帮助孩子渡过这段艰难的日子。与孩子谈论癌症可能很不容易，让双方都很难过。重要的是，让孩子参与，让他们了解家中发生了什么事，这对他们适应患者的癌病会有帮助，也对其癌病的康复起到积极的作用。

本节的内容也适用于孩子的监护人、祖父母或照顾者。

 ## 为什么孩子应该知道

很多人患上癌症后，第一个念头就是：我应该告诉孩子吗？怎么跟他们说？当病情严重时，孩子怎么办？他们的生活会受到怎么样的影响？与孩子谈癌症虽然让人透不过气来，但是许多实例证明采取开放诚实的态度是帮助孩子最好的方式。

一、保密使事情更糟

为了保护孩子，有些父母亲认为最好的方式是隐瞒自己的病。但事实证明，在家中想要保守秘密非常不容易。

二、无法瞒住孩子

孩子可以感受到家中发生了大事。他们对紧张的关系和压抑的气氛很敏感,他们的观察力也很强。不论如何隐藏病情,多数的孩子还是会怀疑家里出了严重的问题。他们会注意到家中气氛的改变,譬如父母的哀伤、耳语、关门的密谈和轻声讲电话。这些现象都会让十几岁的孩子知道家中有变化,较小的孩子也可能会感觉到。当孩子怀疑家中出了严重的问题,但是他们却被蒙在鼓里,他们可能会编造一个解释。由于对未知的恐惧,编造出来的想象常常比实际的情况更糟糕。成年人常常低估了孩子面对实情的能力。即使是坏消息也比蒙在鼓里而带来的不确定感好。

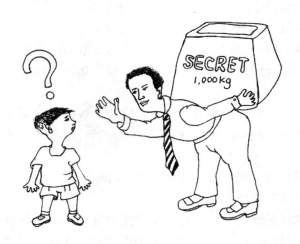

三、他们有权知道

如果不告诉孩子实情,他们可能会觉得被孤立和被伤害。他们也可能认为自己不被告知是因为在家中不重要。

如果父母让孩子参与,让孩子知道相信自己有能力表达想法,这不但能增强孩子的自信,也是一个让孩子成长的机会。癌症影响了全家人的情绪与生活。孩子有权利知道家中发生了什么大事。不告诉孩子将会严重地影响甚至破坏与孩子之间的关系。在全家面对癌症的时候,也是锻炼孩子心理承受力和增强自理能力的机会。在困难的时期,孩子可以学习如何处理自己的情绪和如何培养坚强的意志。

四、孩子也许会从别处得知

如果父母告诉亲戚或好友自己的病情,孩子从别人那里发现实情的可能性就很高,当孩子在无意间听到有关父(母)生病的谈话,会让他们特别惊恐。这莫过于得知残酷消息最糟糕的方式,因为这种方式让孩子有一个错误的概念,认为癌症这个话题太可怕而不能讨论。这会扩大孩子今后面对癌症或其他疾病的恐惧,他们也会认为不让他们知道,是因为他们没有能力处理。

孩子也可能从电视、网络或其他的途径,得到不恰当,甚至不正确的信息。

五、孩子有能力面对

当患上癌症后,父母可能会怀疑孩子是否能够安全渡过这个挑战。但只要有充足的准备并与孩子正确地沟通,孩子就能勇敢地面对。虽然无法避免孩子难过,但是如果父母能够诚实地说出自己的感受,提供给孩子足够的信息,在孩子悲伤的时候支持他们,就是很大的安慰。

帮助孩子渡过困难时光最重要的因素是与一个长辈有亲密的关系。这个长辈可能是患者自己,可能是祖父母,也可能是阿姨、叔叔或家庭亲近的友人。不论是哪种关系,这个长辈与孩子良好的沟通是帮助孩子渡过困难阶段最有力的支持。

六、孩子需要沟通的机会

与孩子谈论父(母)的癌病给他们一个机会说出他们的感觉,让他们知道可以向父(母)提出任何问题。

七、分享和分担的好处

对癌症,以不同的方式面对,效果可能非常不一样。虽然困难,但是如果能够采取积极的做法,对患者及其家人在面对未来时,都会有积极的作用。

- 如果能增加与孩子相处的时间,患者会感受到与他们的关系越来越亲密。如果能够说出心中的感受,可以加强父母和子女间的关系。
- 在困境中,孩子能够学习如何去面对生命中的难题。他们能够变得更加独立和自信。他们也可能更加负责任,对别人的需求更加的敏感,同时更能够体会什么是爱和理解。
- 对癌症的挑战,有时能将人心中最美好的一部分凸显出来,增加他们面对困难和寻找新的解决方式的能力。

家庭成员会发现在困难期间体现对彼此的爱和内在的力量可以让他们终生受益。

八、帮助父母与孩子的感情接近

孩子知道实情,可能让父母觉得更加安慰。在孩子前面,他们不需要小心翼翼注意自己的谈话,也不需要把秘密隐藏在心底,这些压抑都会使自己觉得被隔离。开放的态度会使他们的感情更亲近。

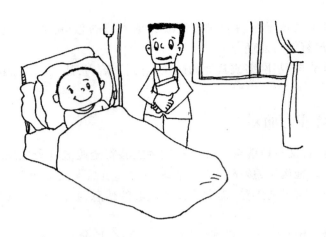

九、难以启齿的父母

当大多数的父母选择用开放的态度对待癌症,仍然有些父母觉得难以启齿,极力隐瞒自己的疾病。这些父母也许有自己的理由无法启齿,譬如文化的差异、家庭的情况以及曾有家人死于癌症。

帮助孩子面对的十种方法

一、敞开心门

对很多人来说,癌症是个漫长而且不确定的历程。在诊断后,自己对癌症的知识也可能有限,还不确定要告诉孩子什么内容。这意味着告诉孩子有关癌症不是一次性的事件,而是一个缓慢的进程。当自己的病情有新进展的时候,孩子也不时需要被告知。

二、不要期待完美

与孩子面对面的谈论癌症不是一件容易的事。有的时候父母不一定能将自己的意思表达得很好。谈话的结果如果与预期的不一样,考虑一下下次会怎么做?怎么说?即使谈话不尽如人意,孩子仍然能够应对。不论对父母还是孩子来说,挫败都可能是一个成长的好机会。对自己不要太严格,在患癌症以前,自己不是完美的父母,诊断癌症后,也要能接受自己仍然不是。

三、让孩子提问

记住不要一次告诉孩子太多的信息。一个好的做法是,每次告诉他们一小部分的信息,等他们提问或者询问的时候再尽可能地委婉回答他们。如果他们没有问题,可以跟他们讨论比较开心点的话题来增进彼此之间的信任感,也许在一两天后他们会想到一些他们关心的问题来提问。在回答他们的问题时,应该在考虑到他们的年龄和经验后,尽量准确地回答。

当孩子知道在任何时候他们都可以向父母提问,而且父母尽全力回答他们的问题时,彼此沟通的大门就会敞开。不论是感谢他们的关注或者是鼓励他们发问,都可以如此的话语开场:"这是个好问题。"

有些时候孩子的问题的背后有隐含的意味,父母可以用另一个问题触及那个隐藏的意思,譬如说:"这个问题很有意思,你怎么想到的?"

如果不知道问题的答案,或者需要一点时间思考,不必立刻回答,可以这样告诉孩子:"这是一个很好的问题,我想与爸爸(妈妈、医生)先讨论一下,了解一下他们是怎么想的,然后再告诉你。"这也显示了父母欢迎各种问题。

四、利用每一个沟通的机会

大多数的父母会知道什么时候,在什么情况下他们的孩子会打开心门。某些孩子也许是洗澡或上床睡觉的时候,某些孩子也可能是从学校回家的路上。

患者可以尽量找出自己认为最合适的机会切入话题,了解孩子的感受。不必要坐下,面对面、心对心的交谈——对这种正式的交谈,有些孩子会感到害怕。有的时候最有效的交流反而是最放松的时候,譬如在洗菜或者散步的时候,孩子在玩耍的时候,用心思感受他们的情绪,例如他们写的文章,他们踢球的力度,有很多方法可以感觉他们的内心世界。通过绘画也可以听到孩子的声音。要孩子画自己的家以及每个家人,可以让你了解他们对家和家人的想法。在患者抗癌旅程中,有很多不必通过语言与孩子沟通的方法,最好的沟通方法就是与他们在一起。

五、诚实和信任

隐瞒并不能保护孩子。最重要的是维持良好的沟通,即使是坏消息。

六、询问孩子对癌症的了解

鼓励孩子说出其他人对自己患得癌症的反应。这让自己有机会消除孩子对癌症可能产生的误解。同时,如果孩子听到任何令人焦虑的信息,他们知道自己不需要独自承担。

七、让孩子清楚了解

孩子常常担心是他们的所作所为造成父母亲的疾病。让孩子了解,他们所做、所说、所想,都与自己的癌症没有关系。

八、表现关爱与情感

与以前一样,利用每个机会告诉孩子自己爱他们。让他们知道在父母的癌症治疗过程中,都会有人照顾他们,即使照顾他们的人不是你。不要害怕在孩子面前表达自己的情感,让他们知道表达情感是正常的。

九、保留家庭时间,尽量不要改变日常生活的作息

尽量保持平日生活的作息。如果可以的话,保留一些时间给全家人以及每个孩子。每个家庭的情况不一样,或许有很多人愿意来帮忙。这会让患者很欣慰,但是同时不要让帮忙的人包揽一切或者帮忙的频率太高。让帮忙者知道某一个时段是家庭时间或者是个人时间。

告诉孩子他们不需要改变生活的作息——他们仍然可以看朋友、运动,放学后参加课外活动和享受生活。对他们愿意做家务表示欢迎,但是不要认为是理所当然的。

十、准备聆听

当父母谈论癌症和治疗的时候,记得安静下来倾听。有的时候父母想要告诉孩子有关治疗的信息,但是他们忽略了孩子的反应。请倾听他们的言语以及言语以外的信息。

向不同年纪孩子的解释

帮助孩子了解癌症需要有一颗敏感的心和恰当的时机。孩子可能与父母一样,需要渡过不同阶段的情绪,会经历以下阶段:拒绝相信、不愿意接受、愤怒、重整自己、怀抱希望和接受现实。不同年龄的孩子有不同的需要。在父母生病期间,他们的需要也可能不时地在改变。以下的信息是一般性的。父母和孩子都可能有类似的感受和情绪。最重要的是,在父母的癌症过程中,孩子需要不停地感受到被爱和被关怀。

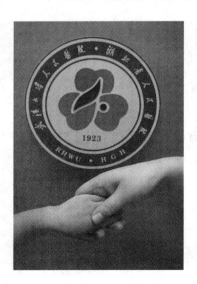

一、婴儿

这个年纪的孩子对疾病没有概念,但是与亲近的人隔离或改变日常的程序,他们会知道,同时可能有情绪的反应。他们虽然不能说话,但是可以感受到亲人身体

或情绪上的改变。他们敏锐的感应程度可能让人惊讶。
- 这个阶段的孩子最重要的是满足他们身体基本的需要和情绪的需要，降低因为隔离带来的影响。
- 有规律的生活对这个年龄层的孩子很重要。如果请保姆或亲友照顾婴儿，请他们按照孩子原有的规律作息。
- 如果需要与婴儿一起出门，在婴儿车中放置他们熟悉的小被子和玩具。让孩子习惯在婴儿车里休息睡觉。

二、3～5岁的孩子

这个年龄层的孩子能够分辨生病与健康的不同。他们认为这个世界是以他们为中心运转的，并且相信自己有神奇的力量，他们可以许愿，使梦想成真——犹如期待某种节日礼物。同样的，如果他们有愤怒的想法或者顽皮，恶念也可能成真。在这样的情况下，他们有可能认为父母的癌症是自己造成的。在这个年纪，他们主要的考虑是自己。他们可能问：是我造成的吗？我也会得癌症吗？谁会来照顾我？

- 了解这个年龄层的孩子在想些什么，可以问："你认为癌症是什么？"请他们画出癌症并且解释。
- 向他们保证你不会很快死去，因为医生有很多方法可以治疗癌症。
- 让他们觉得自己重要，可以说："我喜欢你给我唱歌跳舞。"
- 保持日常的作息和对孩子的纪律，会让孩子有安全感。

三、6～12岁的孩子

这个年纪的孩子对癌症有基本的认识，他们也许不知道什么导致了癌症，所以可能在灰色地带加入自己的理论。他们有简单的因果理论，譬如说，癌症会传染，所有患上癌症的人都会死；抽烟会导致癌症。他们通常了解死亡，所以可能会问有关死亡的问题。同学和好朋友对他们很重要。如果家里的压力很大，通常他们可以在学校喘口气。许多在这个年纪的孩子希望自己的生活越正常越好，他们不一定希望朋友或同学知道爸爸（妈妈）患得癌症。这意味着，虽然你的孩子在家中公开谈论癌症，但是在学校不一定愿意让同学知道。

- 采取开放和诚实的态度，孩子就不会在自己不了解的灰色地带，加入自己的幻想。
- 让他们帮忙做一些小小的家务事，让他们觉得自己的价值感，譬如在口渴的时候让他倒一杯水。如果他们愿意多做，让他们多做一些家务事，对锻炼他们的自理能力也能起到很大的作用。
- 向他们保证癌症不会传染，至于是什么导致了癌症，原因复杂而未知；抽烟不会导致所有的癌症。
- 告诉他们即使自己生病，也不应该影响他们快乐地生活，享受生活不是自私的行为。

- 让老师(校长)知道自己诊断癌症的事,所以老师可以帮助孩子适应情绪。让孩子知道同学所说的癌症信息并不一定正确。可以这样说:"我知道小明说癌症很可怕,但是每个癌症病人的反应都不相同,小明不知道我病情的细节。我会告诉你所有会发生的事。"

四、13~18岁的孩子

青春期的少年对癌症的了解基本上与成人一样,通常他们希望知道父(母)疾病详细的资料。

青春期的孩子处于慢慢脱离家庭、寻求自我的阶段,他们认为自己是一个年轻独立的个体。适应青春期原本就不易,此时如果父(母)诊断患得癌症就更显得困难,他们觉得有极大的责任回归家庭,承担义务。青春期的孩子一方面担心父母,另一方面也想走出家庭,这是烦恼的起源。这种矛盾与冲突,让他们感觉沮丧和内疚。朋友对于青春期的孩子非常重要,当家庭有变故的时候,与朋友的关系也可能紧张。这时候如果有个长辈朋友,譬如好朋友的母亲,会很有帮助,在有困难的时候可以向这个大朋友倾诉。他们也可能担心自己也会患上癌症,特别是母亲患得乳腺癌的女孩子。

- 每天关心一下孩子的情况,了解他们是否适应得当,他们也许不会告诉父母自己的感觉或者在想些什么,但是在得到他们的同意后,可以说:"了解你的感受对我很重要,至少每周我会询问你一次,这样可以吗?"即使他们仍然可能抗拒父母的询问,但是这样说会使他们的感觉好些。
- 虽然癌症很残酷,但是孩子就是孩子。当父母情绪低落的时候,青春期孩子的行为可能让自己很不理解,但这与自己没有关系,也不代表他们不关心自己。
- 不要认为父母生病期间,十几岁的孩子会分担照顾弟妹的责任,有的孩子可能愿意,认为他们的参与对家庭有帮助。有的孩子可能感觉愤怒及压抑,认为大人把责任扔给他们。
- 有些十几岁的孩子也许不愿意或者不需要谈论癌症。可以提供给他们信息,同时了解他们愿不愿意与你讨论。
- 鼓励孩子与其他的成年人倾谈,可以说:"也许你愿意与张阿姨谈谈这个问题。"让他知道与其他的长辈交谈,不会让你不高兴。
- 帮助他们找到留在家里和外出交往的平衡点。让他们知道父母了解他们的困难与情绪。
- 对他们愿意帮忙做家务表示感谢,但是不要期待他们会做家务。请十几岁的孩子做一些能够胜任的家务是合理的,让他们觉得对家庭有贡献。非常重要的一点是:不要理所当然地认为他们做的事是应该的。
- 注意他们在网络上得到哪些信息,让他们知道不是所有的网络的信息都正确,而且每个人的病情也都可能不一样。

不同阶段孩子的反应和需要

一、婴儿

(1) 对疾病的了解：
- 他们对疾病的了解很有限。
- 婴儿能够感应父(母)通过身体表达出来的情绪，包括焦虑。
- 他们能够感受到与父母分隔的时间。
- 当母亲不在身边时，他们的情绪会受到影响，譬如呕吐。
- 婴儿对父(母)身体的改变会有反应，譬如治疗的副作用造成的恶心或疲惫。

(2) 婴儿对疾病可能有的反应：
- 不高兴，大哭；
- 缠人；
- 腹痛；
- 发脾气；
- 改变睡眠习惯和饮食习惯；
- 部分皮肤敏感；
- 吸手指，尿床和呀呀自语。

(3) 父母可以做的回应：
- 按照婴儿的作息提供一贯的照顾；
- 请亲人或好友帮忙做家务；
- 给予婴儿很多的身体接触，轻拍、拥抱和亲吻他们；
- 观察他们是否能够调整并适应情况；
- 在日常的接触中给他们安全感；
- 使用松弛CD、音乐或者为婴儿按摩，帮助他们放松。

二、3~5岁的孩子

(1) 对疾病的了解：
- 他们对疾病有少许的了解。
- 他们可能认为父/母生病是因为他们的抱怨所致。这个年纪的孩子相信自己有神奇的力量，可以使得恶念成真，因而感到内疚。
- 他们认为自己是世界的中心，世界随着他们运转，很多事与他们有关。
- 他们认为自己也可能感染上癌症。
- 疾病是对他们不听话的惩罚。

(2) 孩子对疾病可能有的反应：

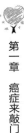

- 吸手指；
- 惧怕黑暗、野兽、怪兽、陌生人和不确定的事物；
- 梦游；
- 尿床；
- 口吃；
- 呀呀自语；
- 过度活跃；
- 冷淡；
- 与亲近人隔离感到恐惧（特别是在睡觉或上学以前）；
- 有侵略性，打人或咬人。

(3) 父母亲可以做的回应：
- 用图片、洋娃娃或者公仔谈论疾病，或者用图画书讲解疾病；
- 讲一个有关噩梦的故事；
- 解释未来生活中可能有的改变；
- 向孩子保证他们会受到照顾，不会被忽略；
- 给予简短和简单的解释，必要的时候重复这些解释；
- 鼓励他们开心地玩耍，高兴地生活；
- 让他们知道父/母的疾病与他们的言行无关；
- 解读孩子的行为可能代表的意义；
- 继续平日的家规，同时允许孩子有发泄的出口；
- 让孩子有足够体力活动以消耗过多的精力和焦虑；
- 保证他们不会感染癌症。

三、6~12岁的孩子

(1) 对疾病的了解：
- 他们有能力使用抽象思维思考自己没有经历过的事情。
- 他们的思维方式已经接近成人。
- 他们了解人可以很脆弱。
- 他们了解一个事件中错综复杂的人际关系。
- 他们可以了解症状的原因。

(2) 孩子对疾病可能有的反应：
- 希望自己能够更独立，希望像成年人一样被尊重；
- 愤怒和反叛；
- 可能会批评父/母处理疾病的方式；
- 消沉、沮丧；
- 焦虑；

- 担心自己与别人不一样；
- 判断力不够；
- 退缩；
- 不关心、冷淡；
- 身体的反应：胃痛、头痛、皮肤敏感。

(3) 父母亲可以做的回应：
- 鼓励孩子说出他们内心的想法，同时知道他们或许宁愿与自己的好朋友、老师和其他他们信任的人谈；
- 给予孩子很多身体和言语的接触，让他们感受到你的爱意；
- 谈论家庭成员角色的改变；
- 给予孩子足够的隐私空间；
- 鼓励他们保持日常的活动和友谊；
- 在困难的时候，在他们有需要的时候，给予咨询、帮助的机会；
- 给予更多有关疾病和支援的信息。

四、13~18岁的孩子

(1) 对疾病的了解：
- 他们能接受什么是癌细胞，能够理解对癌症诊断全面的解说。
- 他们可能觉得自己不听话是导致父/母生病的原因。
- 他们知道父/母可能会死亡。

(2) 孩子对疾病可能有的反应：
- 急躁、易怒；
- 悲伤、哭泣；
- 焦虑、内疚、忌妒；
- 身体上的反应：头痛、胃痛；
- 上学前或出家门的时候，会对与父/母隔离而感到焦虑；
- 对生病的父/母感到愤怒，对他们叫嚷和生气；
- 注意力不能集中、做白日梦；
- 成绩不好；
- 退缩；
- 对改变难以适应；
- 担心被惩罚或害怕处于新的环境；
- 对羞愧和窘迫的感受敏锐。

(3) 父母可以做的回应：
- 用书来解释疾病；
- 让他们知道父/母的疾病与他们的言行无关；

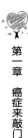

- 向孩子保证他们会受到照顾,保证他们日常生活的规律不会改变;
- 提醒他们父/母中还有一个人是健康的;
- 告诉他们可以做些什么来减轻父母亲的负担;
- 安排时间聆听孩子的想法,让他们知道你关心他们的感受;
- 即使孩子没有提出死亡的忧虑,你也可以谈论死亡的话题。

诊断后如何告诉孩子

一、首先照顾自己

告诉孩子自己有癌症是件困难的事。当患者仍然在与自己惊骇的情绪抗争的时候,不是与孩子谈论癌症的好时机。因为当患者的心理状态不稳定的时候,是没有能力帮助孩子面对癌症的。对情绪和身体的挑战,还要做很多重要的决定并不容易,但患者要记住自己不必一个人承担。在此时"求救兵"很重要。不少亲友想帮忙,但可能不知道如何帮忙、怎么做。

二、准备与孩子的谈话

癌症诊断后的几天内,患者的情绪可能在模糊不清的状况下。有几件事情可以帮助患者准备与孩子的第一次讨论:

- 查询癌症和治疗的资料,可以减少不确定感。如果有不清楚的状况,请约见医生,请他解答自己灰色地带的疑问。可以邀请一位亲友同行,帮忙记下需要注意的事项。
- 在与孩子交谈以前,先与其他亲友倾诉自己的感受,可以帮助自己整理情绪以及表达方式。可以找个好友、亲戚或者医务人员倾听。
- 练习要说的话。许多父/母担心自己是否能够找到合适的词汇来表达自己内心的感受以回答子女的问题。可用角色扮演的方式,与配偶、朋友、亲戚或医务人员练习如何与子女交谈。

三、什么时候说

什么时候说?刚开始的时候说多少?都取决于患者患的是哪种类型的癌症以及其对自己疾病了解的程度。不少家长在了解病情可能发展的走向之前,决定暂时不告诉孩子。

在等待诊断的结论以前保守秘密,可能使患者特别紧张;孩子也可能感受到家里出了大事。尽可能地在自己清楚的情况下告诉孩子发生了什么事。如果不知道病情有多严重,告诉孩子自己不知道。

四、谁来说

谁来说通常取决于每个家庭原有的沟通方式。在双亲家庭中,通常一方为主要的发言人。最好的方式是由主要的发言人来说,另一方也在现场参与。

最重要的是:在可能的情况下,在孩子开始担心以前就告诉他们实情。

根据孩子的年纪及个性,父母可以考虑一起宣布或者个别的告知。理想的做法是,在一个大家都觉得舒服自在的地方一起宣布这个消息,然后大家一起讨论。事先计划要说什么,但是做好任何情况都可能发生的心理准备。如果情况没有按照自己的计划进行,不要紧张,还有很多的机会与孩子交谈。孩子不会因为一次的谈话造成很大的伤害。

五、说什么

- 使用他们能够听得懂的语言。第一次谈论癌症的时候,可以用简单几句话告诉孩子自己目前的情况,下一步可能发生的事情。除了用语言外,也可以用图画解释癌细胞。
- 了解孩子对癌症的认识程度。问孩子什么是癌症?如果他们的看法错误,再进一步向他们解释,譬如说,癌症没有传染性。
- 问孩子想知道什么。只回答孩子问的问题,不要假设他们与自己一样恐惧,同时避免一次给予太多的信息。
- 告诉孩子下一步可能发生的事。包括他们日常作息可能的改变。譬如,妈妈可能没有办法到学校去接送你们。
- 诚实和开放的态度。不知道如何回答孩子的问题没有关系。父母可以告诉孩子会问医生然后尽快告诉他们答案。
- 打开沟通的渠道。在刚开始告诉孩子自己患得癌症的时候,他们的反应可能很沉默、说得很少或者没有问题。有些孩子需要时间去吸收获得的信息,这并不意味着他们不了解自己的话。让他们知道如果有问题,可以随时问自己。
- 问孩子是否准备将这事告诉他人。他们也许想告诉好朋友、老师或班上的同学,也许一个人都不想说。
- 在现实与希望之间找到平衡。告诉孩子虽然癌症可以很严重,但是很多人在逐渐康复,自己会尽最大的努力找回健康。
- 聆听。让他们知道,他们可以与自己说心中各种感觉,包括害怕的、恐怖的感受。虽然自己不一定能够移除这些感觉,但是可以帮助他们面对这些感觉。

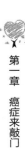

> **扼要概括**
>
> - 告诉孩子发生了什么事；
> - 解释下一步可能的发展；
> - 给他们希望，告诉他们即使自己现在很不舒服，但是事情会好转；
> - 向他们保证，他们会被好好地照顾。

六、谈话时的一些"不"

- 不要逃避说"癌症"两个字，或者用其他的字眼代替癌症。这会让孩子以为癌症是非常恐怖的东西；
- 不要说谎；
- 不要说一些医学上的细节让他们困扰；
- 不要告诉他们财务上的困扰，除非情况明显地会影响到孩子；
- 不要告诉孩子自己对尚未公布结果的检查的忧虑；
- 不要做任何自己可能无法实现的承诺，譬如说：我想我会……或者，我会试着……
- 对孩子的问题，如果不知道答案，就直接说不知道，不必逃避；
- 不要勉强他们说话。

七、你可以使用的言语

以下是一些告诉孩子你患得癌症的方法：

（1）对年纪很小的孩子。

"我得了一种叫'癌症'的病。医生给我一些药帮助我恢复健康。但是这些药也让我很疲倦，没有胃口。过一段时间我就会好多了。"

"我生的病叫'癌症'。因为我身体里长了一些不应该长的东西。医生会开刀把这些不好的东西切掉，同时给我一些其他的治疗，让它们不再长出来。"

（2）对年纪大的孩子。

"有一个不太好的消息。我得了癌症。目前情况还不太清楚。但是我很快需要动手术，这样医生会看清楚我的癌细胞并找到问题的症结。"

"你们知道最近我身体一直不舒服。医生今天告诉我，检验报告显示我患了癌症。好消息是我击败癌症的几率很大。"

八、请求帮助

- 患者不需要独自承担告诉孩子自己患得癌症的消息。有很多方法能够减轻自己的负担,同时确定孩子从亲友处听到的信息有一致性。
- 告诉经常与孩子接触的成年人(祖父母、阿姨、朋友和保姆)自己准备与孩子谈话的内容,所以当他们与孩子沟通的时候,大家说的话要有一致性;向其他患得癌症的父母亲"取经",往往最好的支持和建议来自那些曾经走过同一条道路的人。他们可以让患者了解自己并不孤单,同时可以给其一些好建议。

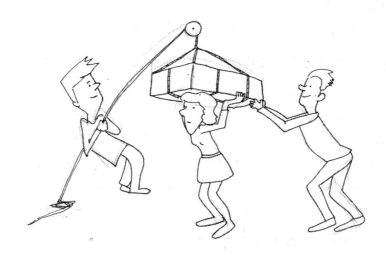

九、通知学校

如果家中的情况有些摇晃不定,学校可能变成孩子的避风港。与其他的同学在一起,至少能感觉学校的生活仍然正常。学校也可以是支援的来源。

如下的建议供患者参考:
- 告诉校长或老师自己的疾病并与他们保持联络。学校会注意孩子情绪的变动,了解是否会发生打架这类令人担心的情况。同时也要提醒老师不要太积极地探查孩子的情绪,给予孩子一定的空间。
- 老师会了解学校是否有其他的同学父母亲患癌症或死于癌症的例子,以及这些信息可能对孩子的影响。

十、诊断后孩子常提出的问题

1. 问题一 "你会死吗?"

这是所有父母害怕面对的问题。但是孩子的理解也许与自己不一样。所以,最好的方法是先反问:"你最担心的是什么问题?"或者"你心里想的是什么?"年纪比较小的孩子,其问题的意思可能是:"我们还可以一起去旅行吗?"年长一点的孩子想问的也许是:

"谁会来照顾我？"

有些孩子认为患癌症等同判了死刑。向他们解释现在医学发展快速，研发了治疗癌症的各种新疗法，许多癌症病人得以治愈。

可以这样回答：

"我知道有人患上与我一样的癌症，结果去世了，但是我会尽一切的力量与医生配合，努力治好我的病。"

"虽然我不想如此，但是在未来的一段时间，我的身体会相当的虚弱。"

2. 问题二 "我做错了什么吗？"

有些孩子会直截了当地问："是否我做错了什么事，让你得了癌症？"也有些孩子在沉默中担忧。所以最好的方法是与孩子一起面对这个问题。

可以这样回答：

"我生病不是任何人的错；不论你说错过什么话，或做错过什么事，都不可能让我生病。"

"你不能让我的癌症变好或变坏。但是你可以给我讲些笑话，让我开心。"

3. 问题三 "我也会得癌症吗？"

许多孩子认为癌症会传染，而且这个想法可能被强化。这大概与在化学治疗后，病人身体抵抗力降低，为了避免感染，需要减少与人接触有关。

可以这样回答：

"癌症不像感冒，癌症是不会传染的。"

"癌细胞只会在自己的身上扩散，不会扩散到别人的身上。"

4. 问题四 "谁会来照顾我？"

当父母中有一个人患了癌症后，孩子最关心的是：谁会来照顾我？以及父(母)的疾病会怎样影响他们的生活？孩子需要知道最基本的情况：谁会来照顾他们？谁会到学校来接他们？家庭成员扮演的角色是否会有改变？尽可能给他们改变的细节，让他们心里有准备。

对十几岁的孩子来说，最好能询问他们如何改变可以帮助他们适应。

可以这样回答：

"我们会尽可能地让一切正常化，但是有的时候我会请爸爸(妈妈、奶奶)帮忙。"

5. 问题五 "我需要告诉其他人你生病的事吗？"

孩子也许不知道需要告诉谁你患了癌症，也不知道怎么说。也许他们不想告诉任何人。可以帮助他们了解自己的感受，知道自己是否想要告诉其他人。如果准备告诉孩子的老师或校长,先告诉孩子自己的想法很重要。

可以这样回答:

"你不需要告诉任何人,但是如果你想说,会对哪些人说?"

"当你准备告诉别人有关癌症时,你的脑子里有哪些想法?"

6. 问题六 "我可以怎样帮忙?"

回答这个问题需要采取平衡的态度。一方面孩子帮忙可以使他们觉得对家庭有贡献,另一方面也要注意到不要让他们有责任的负担。

可以这样回答:

"有很多事你可以帮忙。我们可以一起做,使得每个人都轻松些。"

与孩子讨论癌症治疗

对大多数的人来说,癌症是他们人生中第一次严重的疾病,准备接受化疗、放疗和手术已经够艰难,与孩子谈癌症更是令人揪心。但是对很多即将发生的事,患者可以帮助孩子了解和面对。

一、了解自己的癌症治疗

首先,了解治疗方法以及治疗对自己可能产生的影响会有很大帮助,可以减轻内心的恐惧感。如果对治疗有不了解的地方,不要逃避,直接询问医生。可以向医生、护士询问有关治疗和副作用的信息。当患者对治疗有清楚的了解后,回答或解释孩子的问题会容易得多。

二、孩子需要知道些什么

孩子需要知道父母将面临的状况以及这些状况对他们生活的影响。与患者一样,他们也需要知道其将接受哪些治疗?为什么要接受这种治疗?治疗怎样进行?有哪些副作用?

首先,用他们能够听得懂的语言,对这些治疗做一些最基本的解释。有关自己的治疗内容,让孩子决定他们想知道多少。

其次,问他们目前对癌症了解的程度,以及是否有需要解答的问题。告诉他们如果有任何的困扰或关注,随时可以向自己询问。

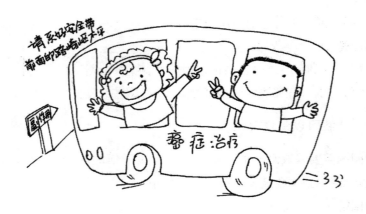

三、解释治疗的副作用

对孩子解释治疗的副作用可以让他们有心理准备,譬如手术后身体的改变、体重改变、疲倦和头发脱落。

谈论副作用的时候,有两件事需要注意:

- 治疗的副作用每个人都不一样。同样的癌症,接受同样治疗的人,副作用也可能不一样。根据过去的经验,医生预测患者可能产生的副作用,但是仍然不能确定其反应是否相同。向孩子转述医生的话,并且告诉孩子副作用发生的时候,你会告诉他们。
- 副作用不代表疾病变得严重。孩子看到父母在接受化疗时身体不舒服会非常担心,害怕你的癌症进一步恶化。向他们解释治疗的副作用与癌症的症状不一样。

同时,也让他们知道,如果你没有副作用,并不代表治疗无效。

正常的作息可以让孩子觉得安全。如果在治疗期间,患者需要改变日常作息,向孩子解释并且告诉他们这些改变对他们的影响。让他们知道一些基本事项,譬如谁会在什么时候到学校接送他。

四、用有创意的方法解释癌症治疗

1. 编个故事或做游戏

用说故事或游戏的方法向孩子解释癌症的治疗。可以用好细胞和坏细胞打仗来编一个故事;也可以用武器来形容手术、化疗和放疗。

孩子喜欢听故事,以哈利·波特为蓝本,说个善恶势力争斗的故事。也可以用乐高游戏来说明好细胞如何在战场击败坏细胞,当然好细胞在战争中也难免会受伤。孩子会很快地了解化学治疗如何攻击坏细胞。

通过游戏和说故事可以找到很多与孩子沟通的方法,只要开启了一道门,孩子会用想象力将其他的部分填满。

2. 使用绘画和音乐沟通癌症治疗

孩子的画作可以透露很多的信息。譬如请他们画放射线如何杀死癌细胞。有的时候,画图不像谈话那样让人有压迫感。

五、回答治疗阶段主要的问题

1. 问题一 "你会不会感到很痛?"

很多孩子,包括成年人都担心疼痛,但不是所有的癌症都会导致疼痛,如果感到疼痛,有很多减轻疼痛的方法。

可以这样回答:

"癌症不一定会疼痛,如果我感到疼痛,医生会给我止痛药。"

2. 问题二 "我以为医生会医好你的病,你为什么看起来这么虚弱?"

许多病人在诊断患得癌症时,看上去很健康正常。通常是他们在接受治疗以后,副作用使他们看起来很苍白。这种情况让孩子(包括成年人)很难接受。

可以这样回答:

"医生会给我很强的药来杀死癌细胞,这种药不只杀死坏的细胞,也杀死好细胞。在治疗的过程中,我会不舒服,看上去也很虚弱,但这并不表示癌症恶化,治疗结束后我的情况会好得多。"

3. 问题三 "你的头发会长回来吗?"

头发脱落可能让你和孩子不能接受。可以告诉孩子毛发可能脱落以及应对的方法,以帮助孩子适应这一事实。

可以这样回答:

"医生说治疗可能让我的头发脱落。头发会长回来。但是在开始的时候可能与以前的头发不太一样。在头发还没长回来以前,我会戴假发、头巾或帽子。"

4. 问题四 "放射治疗让你有放射性吗?"

有些孩子会担心父母接受放射治疗后会有放射性,他们不敢接触父母。告诉孩子这不是事实。

可以这样回答:

"放射治疗不会伤害我,这是一种 X 光,你碰我不会不安全。"

六、参观医院

癌症的治疗需要多次前往医院。如果允许的话,孩子可以到医院或诊疗中心探访父

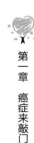

母。如果他们不愿意,则不宜勉强。

如果他们希望到医院看父母,如下的准备可以帮助访问顺利进行:
- 事先告诉孩子当他们进入病房时,会看到的情况。
- 让他们自己决定希望停留多久。
- 请亲友陪同孩子一起去,当孩子想离开的时候可以带他们回家。
- 到病房参观。问护士有关其他的设施,如餐厅在哪里。
- 孩子可能对医院中的各种机器运作感兴趣。可以向他们解释如何让床起落,如何用按钮唤请护士,餐膳的服务和那些为自己服务的人。如果孩子关心或感兴趣的话,可以告诉他们各种过程。这样可以帮助孩子接受父母住院的事实,让他们心里比较舒服和安全。
- 如果孩子有些犹豫是否去医院,他可以不进病房,只在医院的休息室见面。
- 准备书、玩具或绘画用品给孩子,让他们不至于无聊。
- 交换礼物。可以准备并包装一些小礼物,在他们探望时送给他们。
- 访问医院后,问他们的感受。

七、保持联系

患者如果在医院接受治疗,或者需要长时间留在医院,他们可能有段时间需要与孩子分隔。

下面的建议可以帮助患者与孩子保持联系。即使患者住在家里,这些建议对加强其与孩子的联系也会有用:
- 鼓励孩子画图给自己;
- 鼓励孩子写一个故事来表达父(母)亲生病的经验,或者"当我生病时"的故事;
- 通过电话为孩子说/念一个故事;
- 手写一封信给孩子,孩子喜欢接到有自己姓名的邮件;
- 定时打电话给孩子;
- 录一段话给孩子;
- 给孩子一张惊喜的小字条,贴在他的午餐盒上。

治疗期间的家庭生活

一、找到平衡点

在接受癌症治疗期间,患者很难预测自己的感受会如何,但是可以做一些事来维系日常生活的步调和习惯。

在面对癌症治疗的副作用和维持日常生活中,患者需要找到一个平衡。孩子下课的时候,如果父母无法接送参加课外活动,可以请朋友帮忙。如果找不到外援,也许孩子的课外活动必须暂停,在做这些决定的时候,也请让孩子参加决议。

二、尽自己能力去做

当癌症像炸弹般投入生活时,多数的父母会尽其所能地让生活稳定和正常。但是癌症和治疗常常会让患者力不从心。父母因为无法陪孩子一起做平常视为理所当然的活动而心里感到难过,但是有的时候实在打不起精神来,什么事都做不成。

这个问题没有一个简单的答案。当患者的精神比较好的时候,不要花时间去做家务,而是与家人一起做一些开心的事,让大家有机会能够共度一段快乐时光。在精神不好的时候,如果无法参与他们的活动,可以在一边做拉拉队,帮他们打气。当身体很不舒服的时候,不需要隐藏自己的不适,让孩子知道自己的感受。

三、保护家庭时间

治疗期间,当生活的秩序显得混乱和不稳定时,如何维系家庭共处的时间就更显得重要。如下是一些对患者的建议:

- 如果有一些朋友表示愿意帮忙做家务以减轻自己的负担,可以请一个亲近的朋友协调,为大家安排合适的时间。
- 在吃饭时间关掉电话,专心与家人在一起。
- 减少客人探访的时间。
- 安排时间好让孩子有机会告诉自己一天中做了哪些重要的事。
- 当精神好的时候,安排一些让大家都开心的活动。
- 可以与孩子一起看一本有关身体的书籍。可以指出癌症在哪里,身体如何产生变化。
- 与小孩子扮演角色。用一个娃娃为道具,告诉孩子自己的身体发生了什么事。用另外一个娃娃扮演家中的另一个成员。在这类的游戏中,孩子常常表露他们心中的感觉。
- 选一些其他癌症病人的故事并念给孩子听,与其他的癌症病人和他们的家人见面。可以安排自己的孩子和其他癌症康复者见面。
- 与孩子分享一些对自己有意义的诗词和歌曲,选择或共同想一个能鼓励大家的标语。将标语写在醒目的地方,以激励每个人。
- 相处的时候不一定需要说话,与人安静沉默地相处,可以让孩子学习到自在、温馨、亲密和宁静的美感。譬如说,不用言语阅读、画画、缝织等。

四、情绪温度计

身体的健康和情绪在治疗期间或之后都会波动。有的时候患者不一定愿意告诉家人自己的感受,他们也可能不愿意开口询问。

设计一个情绪温度计可能会很有帮助。这个简单的方法可以让患者有机会表达自己每天的感受。在设计这个情绪温度计时,可以请孩子参与意见。

首先，患者决定哪些是自己最常出现的情绪，然后在温度计上依照次序排列，再做一个指针，指出当天自己的情绪温度，让大家知道自己当天的心情。把温度计放在一个大家都可以看到的地方，譬如在冰箱门上。

可以按照自己的情绪设计温度计，以下的意见供患者参考：
- 感觉疼痛——接受温柔的拥抱；
- 感觉疲惫——感谢有人愿意帮忙；
- 我需要一些空间；
- 我需要一个拥抱；
- 感觉很好——让我们做一些开心的事。

五、让孩子帮忙

在父母接受治疗的时候，多数的孩子愿意帮忙做家务表示对其的关心，父母可以让孩子做一些可以胜任的工作，表示自己对他们的需要和信任，可以增加他们的信心和良好的自我感觉。年纪小的孩子也可以帮忙，譬如拿报纸、午餐，让他们觉得有参与感和感到特殊。年纪大一些的孩子，请他们帮忙做家务事是很合理的，但是要先与他们沟通。一般来说，十几岁的女孩子帮忙做家务事很自然，但是这可能影响到他们正常的社交活动，譬如无法与朋友见面或没有时间在网上交谈。这可能让他们觉得在已经很困难的时期，更加为难。所以与青春期的孩子商量很重要，家务最好由大家平均分摊。

六、管教和纪律

在生病和压力共同来袭的时候，如何管教孩子可能是一个难题。当孩子得不到父母足够的注意时，他们可能会不听话，这个时候如果疏于管教，可能给孩子一个信息：家中出现了很大的问题。父母为了孩子和自己，始终如一的管教非常重要。

父母可以告诉孩子自己了解、关心他们，但是不能够接受他们不合理的行为。对他们值得嘉奖的行为予以鼓励，并且让他们知道自己特别感谢他们在这个时期的合作。请记住在生病以前，管教孩子也不都是顺心如意的。

与不确定感共存

患得癌症后的诸多挑战之一就是不确定感。诊断癌症后，许多人希望有一个明确的方向，想要知道什么时候会发生什么事情。但是癌症的旅程并不是那么明确。

对这种不确定感，父母可以告诉孩子："医生很确定这种治疗会产生的效果。我会随时告诉你们新的发展。"

七、孩子的情绪可能会反弹

不同个性的孩子对父(母)癌症的反应可能非常不同。愤怒、哭闹或翻天覆地地叫嚷都有可能。如果他们的反应非常强烈,父母则需要听取专家的意见。当孩子不知道如何面对时,他们的恐惧可能会转为愤怒,这也许是找出他们情绪症结的好机会,不要强制他们闭嘴或生自己的气。

治疗结束后

一、病人的感受

1. 情绪效应

治疗结束应该是放松和庆贺的时候,但是许多病人在此时的情绪却很复杂。治疗结束,有些人觉得失落。因为有了时间和精力,就容易想东想西,开始思索癌症代表的意义。

这段不确定的时期生活可能有许多的变化,譬如关系破裂、工作的改变、饮食的调整和生活方式的变化。在适应"新生活"的阶段,与家人持续的沟通非常重要。

对癌症病人来说,最大的恐惧可能就是癌病复发。定期的检查,甚至小疼痛都可能引起这些恐惧,这都是可以理解的。

2. 身体效应

治疗在结束后,对身体的影响可能会延续很长的一段时间,有些影响甚至是终生的。疲惫是多数癌症病人普遍的后遗症,疲惫的感觉可能会影响日常的生活和作息。

很多人需要处理这些暂时或永久的副作用,譬如开刀的伤痕、淋巴水肿、绝经、不孕和性问题。

二、孩子的感受

像成年人一样,孩子可能不了解为什么家庭的作息不能回到癌症以前的情况。在父母生病的时候,他们了解自己必须做一些调整,但是父母的病好了,为什么不能回到从前,重新过正常的日子。

孩子也可能有如下的想法:
- 期待父母回到从前。多数的孩子能够了解癌症治疗会带来疲惫。
- 变得黏人。治疗期间的分离使不少孩子感到焦虑,这种情绪可能持续到治疗之后。
- 担心父母的癌症会复发。与患者一样,癌症复发也是孩子所恐惧的。

给患者的帮助孩子适应的建议：

- 庆祝癌症劫后余生，感谢孩子对自己康复作出的贡献。认可家庭成员在这个过程中对自己付出的照顾与牺牲。这对青春期的孩子尤其重要。
- 对自己的情绪与身体的状况采取公开的态度，让孩子知道自己不可能很快地恢复到从前的情况。使用情绪温度计（参考第39~40页），让家人知道如何对待自己。
- 不要隐瞒自己的恐惧，譬如在复诊前可能感觉紧张。如此可以鼓励孩子表达他们的担心与害怕。
- 向孩子解释家庭生活方式需要有些改变，同时与他们讨论如何越过障碍。
- 鼓励孩子开心地生活。他们在恐惧中生活了几个月的时间，现在需要自己的允许再度放松。
- 参加一个志愿组织。许多癌症病人都有孩子，大家可以就如何与孩子谈话交换经验，除了分担自己的感受，也间接地让孩子受惠。

三、回答治疗结束后主要的问题

1. 问题一 "癌症会复发吗？"

患者希望告诉孩子一切噩梦都已经过去，但是癌症的不确定性在治疗后仍然存在。

可以这样回答：

"治疗已经结束，我们都希望癌症也同时结束，不再回来。医生会密切观察我的情况。如果癌症复发，我会告诉你们。"

给一个正面信息的同时，这也是听孩子对"如果"这些假设性问题关切的时机。与孩子讨论他们的恐惧和关切是帮助他们适应的好方法。

2. 问题二 "为什么你还是那么疲倦？"

癌症康复者在治疗结束几个月后仍然觉得疲倦。这对孩子来说有些不能适应，因为他们希望那个有活力的父（母）回来。

可以这样回答：

"我现在感觉好多了，我的体力会逐渐恢复，也许需要几个月，甚至一年。不要担心，我相信自己的情况会越来越好。"

3. 问题三 "为什么我们不能回到以前？"

可以这样回答：

"当我的身体逐渐好转的时候，我的情况会越来越好。到时候我们可以找一些新鲜有趣的事，大家一起玩。"

"我们一起度过了很多困难，我知道这段时间每个人的压力都很大。也许生活不会完全与我生病以前一样，但是只要我们共同努力，我们总能找到一个大家都能接受的方法。"

当癌症拒绝离开

癌症走向末期时与孩子交流,让人失去言语。处理这种复杂的私人情绪非常困难。这个章节给患者一些建议如何向孩子解释这些困难的情况。

一、病人的反应

当癌症到了末期,面对死亡和复杂情绪的冲击,这可能是患者癌症旅途情感淹没性的时刻。

许多人表示当医生告知癌症已经到了最后阶段,心中的打击和震惊超过了当初得知患上癌症。严重焦虑和沮丧是自然的反应,如果患者能够表达心中的感情,对面对死亡会有很大的帮助。

二、孩子的反应

患者对末期癌症的反应会影响全家对这个事实的接受能力。如果患者很沮丧和焦虑,全家也会有相同的感受。而且末期癌症病人的家人其情绪的低落往往大于病人。在沟通有困难的家庭这种情况更加普遍。许多人避免谈论末期的癌症,因为他们不知道要说些什么。

当癌症到了末期,孩子的反应可能与刚刚诊断患得癌症后相似,只是更紧迫。

1.12 岁以下的孩子

- 他们开始为身边没有父/母的问题担心。
- 他们可能认为是自己的行为使得父/母的癌症走向末期。

2. 青春期的孩子

- 青春期孩子最大的问题是当他们在走向独立的时候,因为父母的癌症被迫返回家庭。
- 他们可能会隐藏自己的情感以保护父母。

三、打开沟通的大门

当癌症到了末期,与孩子的沟通显得更加重要。与诊断癌症的时候一样,孩子会感觉家中有大事发生,所以不告诉他们会增加他们的沮丧与不安。

父母可以告诉他们:"你可以提出任何心中的疑问,不必担心我是否会害怕。"

四、孩子需要什么样的信息

当癌症无法治愈,孩子需要知道父母还能存活多少时间。至于说些什么有赖于患者患上哪种癌症、你现有的信息以及孩子的年纪。

有些癌症,医生可以相当准确的预测患者还有几个月的时间可以存活。虽然如此,许多癌症末期的病人可以存活的时间比医生预测的更久,甚至几年。

五、不同年纪对死亡的反应

为了准备让不同年纪孩子面对死亡,我们先谈死亡对不同年纪孩子代表的意义。

1. 3 岁以下的小孩

小孩会感觉到家中有事发生。他们分不清楚睡觉与死亡的不同。虽然他们无法区分死亡与睡觉,但是 3 岁的孩子也会追悼与哀伤。

2. 3~5 岁的小孩

学龄前的孩子知道死亡的概念,但是对死亡的永久性仍然模糊。譬如,他会问已经过世的父/母什么时候会回来。

对这个年龄层的孩子解释死亡,另外一个困难的原因是他们对时间的概念与成年人不同。他们只了解现在发生的事情。譬如,了解再睡五个晚上的觉,就会到他的生日,但是不了解生命终结的意义。

对这个年龄的孩子不要用"睡觉"来形容死亡。因为这可能造成他们对睡觉的焦虑。

3. 6~12 岁的小孩

小学生知道什么是死亡,但是没有足够的成熟度去处理,所以他们的情绪可能造成行为的改变。

4. 13~18 岁的小孩

青春期的孩子对死亡的了解与成人差不多。但是在处理情感上也许没有成人那么成熟。

六、面对孩子提出对死亡的态度

1. 诚实的沟通

如果死亡是即将发生的事,最好的方法就是尽可能的诚实。这不是一件容易的事,患者不需要一个人处理。医护人员以及癌协中心的工作人员都可以帮助其告诉孩子。

对于死亡采取坦诚的态度,让家庭中的每一个成员都有机会去表达他们对彼此的关心,这也是一个解决争端的机会和消除冲突的方法。能够弥补过去的争执对大一些的孩子特别重要。

另一个对死亡采取诚实态度的好处是,让患者有机会想出一些有创意的方法帮助患者的孩子,譬如,当父/母去世后,有的孩子希望有一样东西象征自己与父母亲的联系。这可能是一件首饰、一条被子、一块手帕。在去世前,让孩子尽量能与这些象征的事物建立联系。在诚实的沟通下,让父/母亲有机会帮助孩子开放地讨论身后事。

2. 探索孩子可能提出的问题

当孩子问父/母他们是否会死,在问题的背后,他们想表达的意思可能是:"我怎么办?"

孩子主要的关切之一是父/母中一人过身后,谁会照顾他们。这个问题在单亲家庭中更为迫切。

对孩子来说,在此时担心自己的处境非常正常。如果能够的话,在回答他们的问题以前,可以探索一下他们的内心感受,可以问他们:"有的时候你是否感觉害怕?""你是否常常会想到这个问题?"

孩子问题的背后,有的时候有隐含的问题,有的时候则没有其他的想法。探察他们的想法,是了解他们提问后面感受的好机会。

七、在现实与希望之间找到平衡点

有些父母亲担心如果他们谈论死亡,可能会让孩子失去希望。其实开诚布公、诚实以待的交流中,仍然可以给予孩子希望。

1. 癌症拒绝离开时回答主要的问题

与孩子谈论死亡,令许多父母亲感觉痛苦。如果无法和孩子谈,可以找一个了解自己和孩子的朋友、医护人员或者孩子的老师倾谈。父母需要确定自己的孩子对这个人有信心,而这个人也可以在情感上支持孩子。

最主要的是以清楚、简单、实在的信息回答孩子。即使情况没有改变,也需要重复给孩子同样的信息。同一个问题,孩子可能会一再地询问,耐心地回答他们很重要。

回答这些问题的方法有赖于患者患得的是哪种癌症以及治疗的效果。一些癌细胞已经扩散的病人仍可存活多年,另一些人的大限即将到来,急需为未来准备。无论是哪一种情况,孩子仍然会担心谁会来照顾他们。所以可以早些为这个问题做准备。

2. 可以这样回答

"如果你担心妈妈的治疗不成功,或者有天我不在你身边会怎么样?我已经与婆婆/阿姨谈过这件事,他们会在这里照顾你。"

"你能够好好地生活,受到最好的照顾,对我来说非常重要,我已经与爷爷/妈妈谈过可能发生的事,我也会与你坐下来好好的讨论。"

"一个你爱的人生重病,会让你觉得很不安全,但是爸爸/婆婆现在都非常健康,他们会好好照顾你。你不需要担心,我们会确保你受到最好的照顾。"

虽然没有人知道一个人什么时候会死,但是孩子需要逐渐了解发生了什么事,以及为什么会发生。当死亡的信号已经非常明确,孩子需要知道:"我想爸爸剩下来的日子不会太多了。""我想他会一天比一天衰弱。"

"虽然爸爸会离开我们,但是我们全家会更团结地在一起;我们会彼此照顾;爸爸对我们的爱也会永远和我们在一起。"

孩子需要知道他们的家庭生活中哪些事情会改变?为什么会改变?同时要向他们保证生活中的很多事情不会改变:"我们每个星期天仍然会一起去游泳。"

当我们同在一起

当癌细胞开始扩散到身体其他的部分,生命中充满了高度的未知性,许多家庭在此时寻找新方法以珍惜生命中共处的每一分钟。把精力花在重要的事情上。如果愿意,可以将家务放在一边,尽量把时间花在与孩子在一起。时间的"质"比"量"更重要。

---

3. 帮助孩子准备一个没有自己的生活

准备的过程苦甜参半,这是父母给孩子的礼物。

- 写信给孩子,留给他们长大后阅读。在信中告诉孩子自己的感受。
- 和对他们的爱与不舍。收集一些便条放在"百宝箱"内。
- 整理一些旧照片,做一个相册,纪念大家在一起的时光。
- 为每个孩子做一卷录音/录像带。这卷录音/录像带可以在将来孩子重要的日子播放,譬如二十岁生日或者他们结婚时。让孩子在祝福中,感受到自己对他们的爱。

 # 当死神叩门

一、亲人过世后回答孩子主要的问题

用简单直接的解释会很有帮助,譬如:

"人死去后身体就不再有用。死去的身体没有任何感觉,不会感觉痛苦、快乐、饥饿和悲伤。死去的身体和睡觉不一样,因为它不会醒来。死去的身体通常会放在一个特制的长方形,被称为棺材的大木盒里,木盒子埋在土里或者火化,也就是放入焚化炉内燃烧。"

"大家对妈妈去世都非常伤心,你也许会生气为什么妈妈要离开我们。这是因为妈妈生病了,不是任何人的错。"

对死亡的婉转的说法常常对孩子有反效果。譬如说,如果告诉孩子一个过世的人是睡着了,他们会担心晚上睡着了就不再醒来。如果说过世的人"走了",而孩子没有看到遗体,他会以为亲人就这样走开了,而有被遗弃的感觉。确切的解释常常很困难,简单和直接的说法,如:"我死的时候……"可能更合适。

二、葬礼

年纪较大的孩子可以考虑在葬礼活动中他们参与的方式。可以和年纪较大的孩子做一些事前的安排计划。葬礼除了是道别,也是对死者生平的缅怀。

亲人过世后遇到死者的生日、忌日都让人难过。在这些日子,可以计划一些特殊的仪式,譬如安排一个小小的聚会,由往生者亲友谈谈生前让人记忆深刻的小故事。

三、结束

患得癌症后,不确定感成为生活中的一部分。告诉孩子这就是生活,这就是生命的本质,承认这个挑战不容易,但是也让人珍惜此时此刻,齐心协力渡过难关。

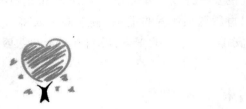

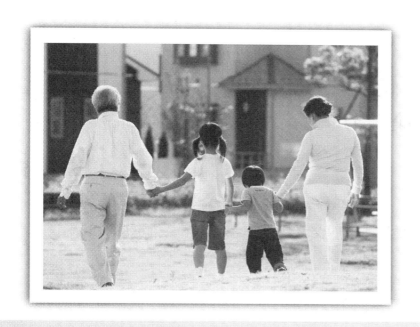

第二章 癌后的日子

第一节 患了癌症怎么办

是不是所有的癌症治疗方法都有令人不适的副作用　／051
患者的家人和朋友可以扮演什么角色　／051
何时向肿瘤专科的医生咨询　／052
在得到癌症诊断结论后去询问另一个医生的意见是否为一个好主意　／052
讨论治疗方案时患者应该考虑什么　／053

是不是所有的癌症治疗方法都有令人不适的副作用

不一定!

针对癌症的治疗虽然有副作用,但它们大多数是可预测的。专业的医生知道何时、如何防止及减轻副作用,而且随着新技术、新工艺的发展,新一代的化疗药物和放疗方法的副作用显著减少。总之,帮助患者对付副作用也是肿瘤专科医生工作的重点之一。

选择治疗方法时,也会将潜在的副作用考虑进去。所以大多数副作用并不像听上去那么可怕。建议患者朋友们在开始治疗之前向医生详细询问可能出现哪些副反应,一般会采取的应对措施有哪些,治疗期间自己在工作上、生活上会受到多大程度的影响,是否需要暂停或减少多少工作量,等等,了解清楚并做好充分的生理和心理准备后,再开始进行治疗。

 ## 患者的家人和朋友可以扮演什么角色

在治疗癌症的历程中,自信和毅力很重要。患者要经常提醒自己抱着积极正面的态度,因为不论是在癌症诊断、治疗之中或之后,积极正面的态度可以帮助改善患者的生活品质甚至治疗效果。如果身体状况允许,最好能够经常与亲友联系和保持一定的社交活动。这样做,可以强化患者的自我感觉和面对癌症的力量。正面的态度也可以帮助其接受更多的信息,以及与医生之间积极的互动。

朋友和家人的支持对患者的康复至关重要。无数研究发现癌症患者的康复和家人朋友的支持息息相关。同时还要了解自己身体的局限,有时需要休息一下,才能保证有充足的精力与人交流。不要对此有负疚感或责备自己。

伴侣、家人和朋友能够仔细、耐心地聆听患者的感受,并给予无微不至的照顾,对患者会有很大的帮助。

对一个刚刚得知患了癌症的人建议:

首先,了解癌症诊断的细节:找出癌症的名称、肿瘤的大小和位置,从哪里开始以及是否发生转移。初步了解它的演变过程及速度,借以了解其恶性程度。询问可供选择的治疗方案,每一个方案的成功率以及预期副作用。没有这些咨询,患者无法对问题获得正确的理解和期待。

其次,找一名亲友同去见医生:关心则乱,处在人生危机的时刻,多数人处理信息或解决问题的能力会大幅度降低。所以,找一个可以知心、信赖和喜欢的人一起去看医生,他可以帮助患者解读信息,同时也可以成为其代言人。

何时向肿瘤专科的医生咨询

癌症的类型很多,并不是所有的癌症都需要肿瘤专家的意见。譬如,有一些癌症,像基底细胞癌(皮肤癌),可以通过外科手术处理,复发的可能性非常低①。其他的癌症,像某些甲状腺肿瘤,最好先由甲状腺专家治疗,因为此类癌症,这些专家经手的案例比肿瘤专家更多。像白血病(俗称血癌),血液科专家绝对是该病的权威。而对于绝大多数癌症而言,是需要向肿瘤科专家咨询意见的。当然,如果患者有私人保健医生,那么更简单了,直接向他/她询问,对你的癌症类型而言,他/她是最好的专家。

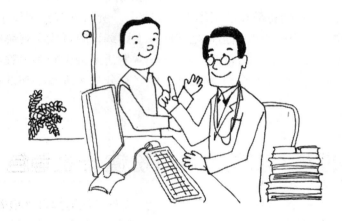

在得到癌症诊断结论后去询问另一个医生的意见是否为一个好主意

从另一个肿瘤专家那里得到多一个的意见是合理的,可以作为第二意见,但不要浪费时间咨询三个或四个不同专家的意见,他们的看法可能相同。如果第二意见相似,那么很可能所有其他的癌症专家都会给患者类似的建议。

---

① 万德森:《临床肿瘤学》(第3版),科技出版社2010年版,第538~539页;顾伟程:《现代皮肤病性病治疗学》,北京科技大学、中国协和医科大学联合出版社1999年版,第640页;石磊、赵天恩:《皮肤基底细胞癌和鳞状细胞癌的研究进展》,载于《国外医学皮肤病性病学分册》,2002年第28期,第313页。

讨论治疗方案时患者应该考虑什么

同医生讨论治疗方案时,患者要明白以下几点:

治疗是循序渐进的:传统上,外科手术是大多数癌症的主要治疗方法。但是现在的趋势是用较小型的手术来治疗癌症。譬如,对上一代人说,患乳癌的妇女要接受全乳切除手术。今天,大多数案例中,乳房被保留,只切除癌细胞和部分周边安全的组织,手术后再施予放射治疗,有时加化疗和激素治疗①。大量研究发现,这种方法和大面积切除的手术有着同样的效果。

治疗方案有差异:了解一下自己的疾病和疗法。放射治疗对有些癌症有效,而化疗或激素治疗对另一些癌症有效。有些癌症可能只需要一种治疗方法,而大多数肿瘤则需要多种联合疗法。另外有些癌症只需简单的观察而不需治疗。有些癌症症状不明显,引发的问题也不多,疼痛很少或甚至没有,它们甚至在长时间内不活跃。在这样的情况下,治疗通常不会提高生活品质。另外一些癌症则有侵袭性而且会造成极大的不适甚至功能障碍。问清楚如果不治疗会怎样,将治疗及不治疗的结果预测比较一下。

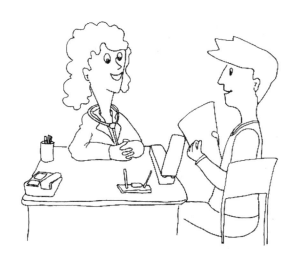

治疗有副作用:明白副作用及治疗的好处。然后权衡一下,自己是否能容忍副作用来换取治疗效果。每种治疗的目的可能不一样,只有自己才能决定是否愿意接受或愿意接受哪些副作用来达到治疗的目的。譬如,如果是一个年轻人且癌症可治愈,其可能愿意忍受非常剧烈的短期副作用来换取根除癌症的机会。但是,如果已经85岁了且癌症不可能治愈,其目的只是活一到两个月,则可能不愿接受治疗。

---

① 万德森:《临床肿瘤学》(第3版),科技出版社2010年版,第340~343页;杨明添、戎铁华、黄植蕾等:《可手术乳癌6363例临床分析》,载于《癌症》,2005年第24期,第327~331页;Roses, D. F. Breast Cancer. NewYork:Churchill Livingstone,1999:312.

第二节　癌后的心理

大部分人获知自己患上癌症时,都会感到彷徨不安和不知所措,心情混乱及情绪起伏不定。情绪的反应因人而异,情绪也没有对错,面对不同阶段的情绪是患者适应疾病过程的一部分。伴侣、家人也会有类似的感受,在适应期间与你一样,需要不断地获得支持和指引。

1. 震惊和不相信

"我不相信!""这不可能是真的!"

在诊断出癌症后,你往往会有这些实时反应,包括:变得麻木、呆滞,无法相信所发生的事实。震惊后最常见的反应是难以吸收新信息,因而不断提出相同的问题,让对方一再重复告诉你相同的数据。由于这种不肯相信自己患病的感觉,使患者很难与家人朋友谈论自己的疾病,另一些人则会强烈地渴望与周围的人讨论自己的疾病,这也许是帮助他们去接受癌症消息的方法之一。

2. 否认

"我没事!""我没有得癌!"

有些人不愿意谈论自己的疾病,也不愿意接触有关癌症的任何信息,这是他们面对癌症的方法。如果你有这样的想法,只需用坚定的语气告诉周围的人,你不准备谈自己的疾病,起码暂时不想谈论。有些时候,反而是你的家人、朋友不大愿意谈及你的疾病。他们表面上忽视你得了癌病的事实,尽量少谈你的忧虑、疾病,或者转变话题。

3. 愤怒

"为何偏偏选中我?为什么偏偏要现在发生?"

愤怒可以掩饰恐惧或悲伤的情绪。你可能把一切不满发泄到亲人、好友甚至照顾你的医生或护士的身上。有宗教信仰的人,也可能对上帝或神感到愤怒。

患者对疾病感到痛苦是可以理解的,所以你不必对愤怒的想法或者不稳定的情绪感到内疚。亲人或朋友未必了解你的愤怒不是针对他们,而是针对你的病。

4. 恐惧和不安

"我会不会死?""会不会痛?"

"癌症",这个可怕的名词,围绕着恐惧和误会。几乎所有刚刚获知患有癌症的病人,最大的忧虑就是:"我会不会死?"事实上,如果能够及早发现或检验,许多癌症可以被治愈。即使癌症不能被治愈,现代的疗法通常也可以控制病况多年,不少的病人可以过着几乎是正常的生活。

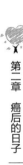

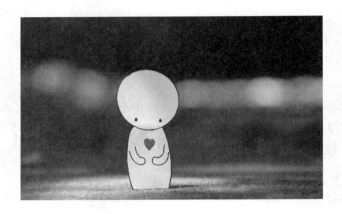

"我会感到疼痛吗?""会不会痛到不能忍受?"这些都是常见的恐惧。事实上,许多癌症病人在治疗过程中并不觉得疼痛。对于那些感到疼痛的人,现代的科技和药物都能够减轻或有效的控制疼痛。其他减轻疼痛的方法包括放射治疗和隔离神经。

也许你会觉得医生不能够完全回答你的问题,或者他们的答案很模糊。他们常常无法很确定的说癌性肿块是否已经全部被切除。医生从过去的经验中知道大约有多少人能够从某一类的治疗中获益,但是无法肯定的预测某一个病人的未来。

不确定的未来会使人产生不安的情绪,但是恐惧常常比现实更可怕。得到有关的疾病信息可以帮助你安心。与家人亲友谈论你的病情,可以减少因为紧张不安而造成的不必要的忧虑。

当诊断患得癌症或足以致命的疾病时,许多人感觉他们需要先将身后事处理得当,以确定如果自己离世时,家人仍能够得到照顾,这样做可以让他们感觉心安。

5. 埋怨与内疚

"如果我没有……就不会得癌症。"

有些人将患病的原因归咎于自己或其他的人,尝试为疾病找出借口。对他们来说,找出患病的原因,心里会好过一些。事实上,连医生也不知道癌症确实的起因,所以你也无须自责。

6. 怨恨

"又不是你得癌症,你怎么知道其中的痛苦?"

怨恨和烦躁是可以理解的,在患病及治疗期间,由于不同的理由,这种情绪可能常常涌现。亲人也可能抱怨你的病打乱了他们的生活秩序。

如果能够坦诚地讨论自己的感受,通常对每个人都有帮助,将怨恨的情绪压抑在心底,反而会令人愤怒和内疚。

7. 退缩和自我孤立

"别理我!"

在患病期间,情绪抑郁也可能使人不愿意说话,有时候患者需要一段时间独处,以便整理自己的思维和情绪。但是对渴望与你分担的家人或朋友来说,此举可能令人难堪。如果你能告诉他们,虽然你现在不想讨论自己的病情,但只要你准备好了,便会与他们谈论,这样可以使他们安心。

如果是因为情绪抑郁而不愿意说话,可请医生开一些抗抑郁的药物,或者转去看看临床心理学家或精神科医生。沮丧对于癌症患者是很普遍的情绪,不要觉得需要支援是代表无法应付癌症。

8. 学习应对

癌症治疗后,需要一段很长的时间去面对情绪问题。你不但需要接受患癌的事实,还要应付癌症治疗对身体所带来的副作用。

癌症的治疗虽然导致很多令人不快的副作用,但很多患者在治疗期间仍然过着正常的生活。当然,你须请假进行治疗,也需要在治疗后休养,重要的是按照自己的步调生活,尽量多休息。

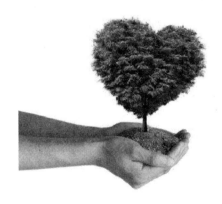

即使对自己的疾病感觉到应付不来,也无需感到挫败。多与其他人分担你的感受,会使他们更容易伸出援手。

第三节 癌症与饮食

病从口入——不良的饮食习惯　/ 059
健康的饮食习惯　/ 061
治疗如何影响饮食　/ 062
癌症各阶段的饮食　/ 063
中西医的观点　/ 063
处理治疗的副作用　/ 065
增加体重的食谱　/ 070
常见的问题　/ 072
向医生提问　/ 073
附录：卡路里/脂肪计算表　/ 074

食物除了提供我们的生理需要以外,在我们的家庭生活和社交中也占了非常重要的部分。许多癌症患者都会遇到饮食方面的疑问,这本书可以供你参考,重拾饮食的乐趣。

许多专家正努力研究致癌的原因,而近年的研究显示适当的饮食可以避免至少1/3的癌症个案(包括大肠癌、乳腺癌及前列腺癌),主要的做法是从平日的饮食习惯开始。

健康均衡的饮食,不但使你觉得舒服,也增强你身体的免疫能力。
"吃得好"的好处包括:
- 帮助你适应治疗产生的副作用;
- 加速被破坏的组织和伤口的愈合;
- 提高免疫系统对抗感染的功能;
- 维持健康的体重,增加良好的自我感觉。

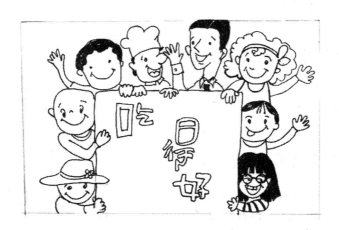

病从口入——不良的饮食习惯

以下是美国和英国的癌症专家指出饮食习惯可诱发癌症出现的机会:

一、肥胖与癌症

研究显示:肥胖女性在停经后,因为女性荷尔蒙的分泌受到影响,患乳腺癌及子宫癌的机会增加,此外,因为吸取过多热量,肥胖者患结肠癌的可能性也较高。

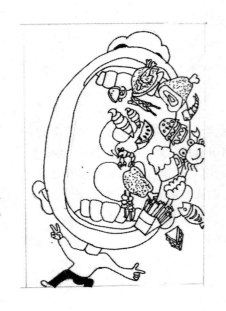

二、红肉、脂肪与肠癌

红肉是一个营养学上的词,指的是在烹饪前呈现出红色的肉,具体来说猪肉、牛肉、羊肉、鹿肉、兔肉等所有哺乳动物的肉都是红肉。很多营养专家都认为其他肉比红肉要健康,因为红肉中含有很高的饱和脂肪。肉类脂肪能刺激胆汁的分泌,以帮助消化。但是过多的胆汁会加速大肠黏膜增生,使得肠壁膜受致癌物质侵扰。红肉在高温烹调时,某些脂肪酸会转化为致癌物质"异环式芳香胺",所以偏吃红肉及过量进食脂肪对身体有害无益。

与红肉相对是便是白肉。白肉广义上是指肌肉纤维细腻、脂肪含量较低、脂肪中不饱和脂肪酸含量较高的肉类。食用白肉可以降低患结肠癌、乳腺癌、冠心病等疾病的危险性,延长寿命。白肉可以包括禽类(鸡、鸭、鹅、火鸡等)、鱼、爬行动物、两栖动物、甲壳类动物(虾蟹等)或双壳类动物(牡蛎、蛤蜊)等。虽然三文鱼、煮熟的虾蟹等都是红色,并不能算做红肉。

三、缺乏新鲜水果、蔬菜与肠癌

新鲜的蔬菜及水果都含有丰富的维生素及矿物质,可以加强身体的免疫系统,如缺乏蔬果类中的纤维素,会增加有害物质在肠脏内的时间,产生细胞病变的化学作用。

四、酒精、黄曲霉毒素与肝癌

酒精进入肝脏后,可能改变上皮层的新陈代谢,使致癌物质容易侵入。酒精会抑制体内免疫系统的功能,使癌细胞容易扩散。黄曲霉毒素是真菌黄曲霉孢子所产生的毒素,是一种极有害的致癌物质,能导致肝癌。这种真菌在潮湿或不卫生的环境下生长。谷类、储存在湿热的环境中的豆类、粟米、花生等食物,便容易滋生真菌产生黄曲霉毒素,为了保障健康应避免吃发霉的食物。

五、硝酸盐、亚硝胺与胃癌

统计数字显示,中国人及日本人是食道癌及胃癌的高危人群。这与饮食习惯中过多的盐分及防腐剂有关,硝酸盐常被用做保持肉质鲜味及减少变坏的防腐剂。当硝酸盐在口腔、胃部及大肠中转化成亚硝酸盐后,即与胺结合,变成致癌物质亚硝胺。再加上腌制食物中的额外盐分,会损害胃壁膜,促进亚硝胺的吸收,因而导致胃癌。

六、烧焦食物与肠癌及胃癌

肉类串烧香气四溢,十分诱人。不过在高温下,肉类的蛋白质便会分解,若遇上煤炭燃烧产生的一氧化碳,会形成异环式芳香胺(Heterocyclic aromatic amines)——这是致癌物质。研究指出,经常进食烧焦食物是导致肠癌及胃癌的元凶。

健康的饮食习惯

"均衡饮食"是防癌饮食的基本条件。

每天的饮食应该包括全谷类、瘦肉、鱼、蛋、豆及奶,这些食物是防癌营养素:硒、锌及维生素 E 的主要来源。防癌饮食的关键也在于多吃新鲜蔬菜及水果,吸取足够的维生素 C,因维生素 C 是抗氧化物,不但能增强细胞防癌能力,也可降低癌细胞的攻击力。

所谓均衡饮食,本书提倡 4∶3∶2∶1 的营养配比:

---

4 份碳水化合物:米饭、面食、植物根茎块类等
3 份瓜果蔬菜:苹果、香蕉、猕猴桃、菠菜、西兰花、卷心菜等
2 份白肉:鱼肉、鸡肉、鸭肉、黄鳝肉等
1 份红肉:猪肉、牛肉等

良好的饮食习惯及均衡的营养可以预防癌症。世界癌症研究基金会定下 14 项预防癌症的饮食与健康建议,作为减少患癌症机会的指引:

(1)合理膳食:膳食中应有充分的营养,并且食物要多样化,以植物性食物为主。植物性食物中应有较多的各种各样的蔬菜、水果、豆类和粗加工的谷类等。

(2)控制体重:避免体重过轻或过重。在成年后,限制体重变化不超过 5 公斤。

(3)坚持体力活动:终身坚持体力活动,如果工作时的运动较少,每天应进行 1 小时快走或类似的运动,并且每周进行至少 1 小时出汗的剧烈运动。

(4)多吃新鲜蔬菜及水果:一年四季,坚持每天吃 400~800 克的各种蔬菜和水果。

(5)多吃淀粉类食物:每天吃 600~800 克的谷类、豆类(豆科植物)、薯类食物,限制精制糖的摄取。

(6)饮酒:建议不饮酒,反对过量饮酒,尤其是烈酒。即使要饮酒,亦要限制分量,男性一天不应超过两杯葡萄酒,女性不应超过一杯。

(7)肉类食品:如果喜欢吃肉,红肉摄取量每天应少于 90 克(相当于 2 两半),多吃鱼、家禽代替红肉。

(8)脂肪和油:限制高脂食物,特别是动物内脏的摄取,选用植物油并节制用量。

(9) 少吃盐：成人每天食盐量少于 6 克，限制腌制食物、调料用盐及其他调味品。

(10) 食物储存：真菌毒素可污染食物，故不吃室温下储存时间过长的食物，保存食品亦应避免霉变。

(11) 保持食物新鲜：在家中用冰箱和其他恰当的方法保存易腐烂食物，吃不完的食品要冷藏。

(12) 食品添加剂及残留物：食物中的添加剂、污染物和其他残留物有严格的法规管理，它们的存在是无害的，但乱用或使用不当可能影响健康。

(13) 烹调方法：不吃烧焦的食物，烤鱼、烤肉时应避免肉汁烧焦。尽量少食直接在火上烤的鱼、肉。

(14) 营养补充剂：对于遵循本建议的人来说，一般不必食用营养补充剂，食用营养补充剂对减少癌症危险可能没有什么帮助。

治疗如何影响饮食

治疗方法	副作用
化学治疗	恶心与呕吐 失去胃口 口腔溃疡、吞咽困难 味觉改变 腹泻 便秘 体重增加或降低 疲倦
放射治疗	失去胃口 恶心和呕吐 味觉改变 腹泻 疲倦
手术治疗	不同的手术可能带来不同的副作用
激素治疗	不同的激素会带来不同的疗效和副作用
免疫治疗	恶心和呕吐 失去胃口 口腔溃疡、吞咽困难 味觉改变 腹泻 便秘 体重增加或降低 骨髓及血液干细胞移植 口腔溃疡 呕吐 腹泻

癌症各阶段的饮食

从治疗到康复的各阶段,身体可能有不同的需要,注意事项如下:

1. 治疗期间

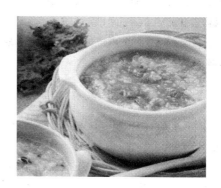

- 少吃多餐以代替每日三大餐。
- 如果你的体重不断下降,吃高蛋白、高热量的补充剂,适当的维生素及矿物质。
- 适量运动,以改善食欲,帮助消化和预防便秘。
- 在服用维生素前,先询问医生的意见,有些含有高度的抗氧化剂,可能对化疗有影响。

2. 治疗后恢复期间

吸取充足的营养是治疗癌症重要的一环,并做适量的运动,以加强肌肉的活力,减轻因为治疗造成的损害。

3. 预防癌症复发

保持健康的生活方式,吃得适当,定时复诊。

4. 癌症晚期

- 维持一个有素质的生活,保持均衡的营养;
- 配合病情,建立一个健康的饮食习惯;
- 运动对增加食欲有帮助;
- 饮食有困难的人可服用营养补充剂。

 ## 中西医的观点

一、饮食概念

1. 西医

营养师会根据病历、化验报告、用药记录、血液检查报告、排泄和饮食记录,来评估患者的营养状况。营养师衡量患者生理及心理的需要、饮食的观念和习惯、生活方式、服用药物、维生素和运动量等因素,制订个人营养调理计划。

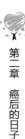

2. 中医

辨证施治是中医防治癌症的原则,具有食疗作用的食物与药物一样,均有自己的偏性,具有酸、苦、甘、辛、咸五味、寒、热、温、凉四气。在食用时也要根据病情和体质,遵循一定的食疗原则选用。随便乱进补,非但治不了病,且有害无益,故在食疗时宜辨证、辨病施食,因人、因时、因地制宜。

不要轻信广告和宣传,一味迷信滋补品的作用,而应请教医生和专家,有针对性地选择服用,以避免盲目跟从。

3. 注意食物的性味

食物与药物一样,有寒热温凉的性质、有酸苦甘咸味道,饮食时应根据患者寒热虚实来加以选择。

如果癌症患者表现热性症状,有口干、舌红、苔黄、便秘、发热等,就不能进食热性食物,如羊肉、牛肉、荔枝。适宜进食有清热作用的食物,如雪耳、猪肉、甘笋等。如果表现寒性症状,有恶寒、口淡、舌淡白、大便通畅等,就不能进食寒性食物,如芥菜、苦瓜及生冷的食物,适宜进食一些鸡肉、龙眼、榴莲等食品。

4. 保护脾胃功能

中医特别注重脾胃功能(消化系统)、消化吸收功能的强弱,对于体力的康复,具有十分重要的作用。

一般来说,癌症患者经过抗肿瘤治疗后,脾胃功能减弱,加上思虑过度、食欲不振、营养不足、免疫力低,易使身体康复能力减慢。

因此,中医会根据患者脾胃功能状况而给予适当的食疗或药治,以促进食欲、帮助消化、保持大便通畅。

同时要有均衡营养、饮食有节制、定时定量或少食多餐,寒温适度、饮食卫生、解除思想顾虑,配合适量运动,以增强体质,身体便可以早日康复。

二、对戒口的态度

1. 西医

从营养学的角度,要有健康的身体,需要有足够营养、均衡而又适当节制的饮食习惯。避免进食可能诱发癌症的食物,如腌制、发霉和腐烂的食物。避免煎炸肥腻。切忌吸烟或咀嚼烟草。

2. 中医

从中医的角度,戒口是依据癌症的症候特点和患者的体质而有所不同。例如热性或阴虚体质,不宜煎炸、辛辣燥热刺激的食物,如大蒜、辣椒等,以免动火生痰、散气耗血,导致病情加重。寒性或阳虚体质,不宜生冷寒凉的食物,如绿豆、蜜瓜、马蹄等,以免损伤脾胃引起呕吐、腹痛、腹泻等不适。

同时癌症患者还需要忌食"发物",指具有发毒或诱发疾病恶化的食物,如虾、蟹、鹅、鸭等,以及避免甘肥厚味、不洁霉腐、烟熏腌制、烟酒等食物。

针对性的戒口可以减轻病情,但切勿过分,以免造成营养不良。

三、对进补的观点

1. 西医

从营养学的角度,为配合治疗需要,进补有其必要。营养师会为患者作个别营养分析,选择食物的种类及进食的分量,或用辅助食物补充欠缺的营养素,增强身体的免疫功能,以承受治疗对身体带来的冲击,减轻副作用。

2. 中医

所谓"进补"是指运用药或食物,来补养人体气血阴阳的不足,治疗各种虚症。应用药补或食物可提高人体的免疫功能,对于预防癌症的发生及抑制肿瘤生长都有一定的效果。同时可以减轻放疗或化疗的副作用,以及手术后的虚弱现象。但必须根据中医理论,适当运用,因为药补或食补种类有很多,每个人身体状况不尽相同,使用时最好先请教中医师,以免误服而产生不适的后果。

处理治疗的副作用

一、食欲不振

- 少量多餐代替三餐,只吃几口也胜过不吃。
- 身边常常准备一些小食。
- 吃有营养的食物。
- 进食前做一些运动以刺激食欲。
- 吃些开胃小点,以刺激食欲,如瓜粒、菠萝粒、酸梅汤,也可喝果汁、柠蜜、西洋菜蜜、木瓜奶昔、西瓜汁、梨汁、马蹄汁等。
- 多吃蛋、奶和高热量、高蛋白的营养品,增强患者的抵抗力。
- 中医建议的健脾开胃食物包括:薏米、山楂、大枣、莲子、无花果、猴头菇、冬菇、谷芽、麦芽等,可加适量的瘦肉。
- 质地较软的食物或许比较容易入口。
- 如果不想准备食物,可请亲友代劳。
- 有胃口的时候,尽量多吃和选择自己喜欢的食物来刺激食欲。

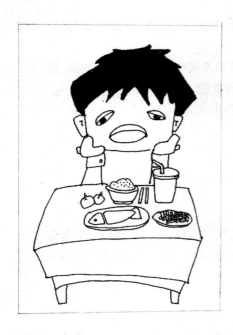

- 尝试做一些新的菜式,并加入西红柿、黄瓜、柠檬等色彩丰富的食物作装饰,以增进食欲。
- 在你每天感到最舒服的时候,食用最丰富的一餐。
- 插一瓶花,铺一张美丽的桌布,播放柔和的轻音乐,以增加进餐时的气氛。
- 进食时穿宽松的衣服,可减少束缚。
- 用餐时保持轻松愉快的心情。
- 保持口腔清新,可吃一些口香糖(有腹胀的患者除外)。
- 餐后刷牙漱口。
- 停止抽烟,因为香烟会降低食欲,改变食物的味道。

二、嗅觉和味觉的改变

- 如果食物没有味道,加盐、大蒜、糖、酒、芝士、火腿、芹菜、洋葱、香草、腌菜或香料,都可以加重味道。
- 如果食物太甜,加盐或柠檬汁。
- 如果食物太咸,多加糖。
- 如果进食红肉时感觉有苦味,可用鸡肉、鱼肉、奶类食品、鸡蛋、花生酱和豆类食品代替。
- 如果吃东西时感到有苦味,可以加一些甜酱、海鲜酱、甜酸酱;或喝果汁、蜜糖水等可以掩盖其味。
- 如果食物有金属味、用塑胶厨具或餐具可以减少苦味,不要用罐装饮料或金属杯。
- 食用酸性的食物可以帮助减轻口腔内的金属味道,例如果汁。
- 先用调味料腌制肉类食品可以增加美味。
- 如果食物的味道令你不想进食,试吃一些冷盘,如熏蹄、醉鸡等食物。
- 装饰食物,增加食欲。
- 用吸管绕过味蕾。
- 经常刷牙漱口,保持口腔清洁,可以帮助味觉恢复正常。

三、口干

- 吃硬糖、棒棒糖、口香糖可以增加唾液,但需要经常漱口,避免蛀牙。
- 甜食或柠檬水类的饮料帮助产生唾液(但不适用于口腔疼痛者)。
- 在食物里拌入汤汁、肉汁以助吞咽。
- 避免吃太咸的食物,因为会引起口干。
- 吃润滑的食物,如豆腐、稀饭等。
- 随身携带饮料,吸啜少量水分,保持口腔湿润。
- 酒精会引起口干,避免用含酒精的漱口水及其他含酒精的饮料。
- 中医认为在治疗期间出现口干舌燥,可以进食清热滋阴生津的食物。如梨、竹蔗、西瓜、马蹄、甘笋、草莓、罗汉果、乌梅、猕猴桃、柑橘、蜜糖、豆浆等,榨汁或煲水饮,金银花、菊花、甘草泡茶饮用可减轻口干。

四、口腔溃疡及喉咙疼痛

- 避免会刺激口腔的食物,如很烫、很辣、很咸(腌制的食物)或酸的食物(醋、橙或西红柿),不要喝葡萄酒和烈酒。
- 稀释果汁,譬如芒果、梨和桃汁。避免有刺激性的橙汁或西柚汁。
- 尝试软性或流质的食物。
- 避免进食干、脆或粗糙的食物,譬如炸薯片、干果、饼干、烤面包等。
- 将蔬菜切细切碎,或用搅拌机打碎后,加清汤、奶或绞肉,使之美味又易下咽。
- 如果有口腔溃疡,可用吸管饮食。
- 含冰块可缓解口腔的疼痛。
- 保持口腔清爽干净可以预防感染。
- 饭前饭后使用生理盐水(1000ml 的凉开水中加入一平茶匙的食盐)漱口。
- 可用医生处方的漱口水,在进食前使用,以减轻口腔疼痛。
- 如果吞咽困难的情况持续一段时间,询问医生是否可用引流管喂食。
- 在医护人员指导下,使用深蓝脂质体喷剂,减轻口腔干燥。

五、恶心

- 少吃多餐,如果不吃任何东西,恶心的现象会更严重。
- 如果早上起身时觉得恶心,吃少量苏打饼、咸饼干、土司。
- 缓缓吃,慢慢喝,细细地咀嚼。
- 尝试吃酸的、咸的食物,譬如薯片等。
- 有气的饮料也会有帮助,但腹胀的人士则避免喝有气饮料。
- 吃冷盘或三文治等室温的冷食,热食有时会增加恶心的感觉。

- 避免油炸、油腻的食物。
- 避免气味强烈的食物或煮食的气味。
- 如果化疗或放疗引起恶心,在治疗前两小时不要吃东西。
- 记录恶心何时发生,为何发生,根据这些记录改变饮食习惯。

六、呕吐

- 定时服用医生处方止恶心或止呕的药物。
- 尽量避免可能造成恶心的情况发生,因为恶心会引起呕吐。

呕吐后,处理空腹和胃部不舒服,可分为四个阶段:

第一阶段:
- 如果呕吐不止,不要强迫自己吃任何东西。
- 不时喝少量的液体,如有气的矿泉水、姜汁汽水、冻果汁、苏打水或冰块。
- 如果无法喝下液体,呕吐又持续了24个小时以上,你可能会脱水,应该去看医生。

第二阶段:
- 如果不再呕吐,但是仍然感到恶心,仍需不时吃少量的食物,因为饥饿可能使恶心恶化。
- 喝冰冻的饮料,如半杯脱脂牛奶加半杯水可以帮助稳定胃部的不适,也可以喝一杯放了雪糕球的柠檬汁。

第三阶段:
- 如果你可以喝饮料,吃少量固体食物的时候,吃一些饼干、多士、麦片、白粥、清汤或炖蛋。
- 喝少量牛奶或脱脂奶或奶酪。

第四阶段:
- 避免吃难消化或油腻的食物,如炸鸡、浓汁或浓汤等。

七、便秘

- 多喝饮料,每天至少喝六杯水、果汁、淡茶或汤。清早起身时喝一杯温水很有帮助。
- 多食高纤维食物,如全麦面包、全麦面条、糙米、蔬菜和带皮的水果。
- 在食物中加入麦麸。
- 饮用西梅汁。
- 每天做运动,如走路,有助于胃肠道蠕动。
- 请医生开具倾泻剂的处方。

八、腹泻

- 请医生开具止泻剂的处方。
- 多喝饮料,以补充因腹泻而失去的水分。
- 避免饮用咖啡和含酒精的饮品,并限制牛奶和奶制饮品的分量。
- 慢慢进食,少吃多餐,以容易消化的食物为主。
- 可吃煮透的蛋、白面包、白面条、白米。
- 避免进食一些油炸和任何会产生过多胃气的食物,如豆类、椰菜、西兰花、椰菜花、洋葱、青椒等。
- 避免高纤维食物,如全麦面包、全麦面条、糙米、果仁。
- 减少水果和蔬菜的分量,以减少摄取纤维。
- 可吃炖煮过的水果、新鲜的香蕉或果汁(西梅汁除外)。

九、产生气体/腹胀

- 放慢饮食的速度,少量细嚼。
- 避免吃产生气体的食物,譬如豆类、洋葱、马铃薯、牛奶、酸奶和有气的饮品。
- 治疗产生气体常用的天然方法,是饮一小杯加两茶匙薄荷水的饮料,你也可加一茶匙的糖,增加甜味。
- 温和的运动如步行,有助减轻腹胀。
- 假如疼痛加剧或持续,请看医生。
- 忌食口香糖,进食时少讲话以免吸入过多空气。

十、体重增加

不少乳腺癌患者在接受化疗期间体重增加。

初步的研究显示,1/3 的乳腺癌患者,接受化疗三个月后体重增加,1/2 的人在六个月后体重增加。主要原因是吃了过多高脂食物,也有些人则是因为在化疗期间疲惫不想运动造成。激素治疗也可能是造成体重增加的原因。

如果你的体重增加,最好在化疗结束后再减肥。医生建议在化疗期间做进食记录,提醒自己不要吃得太多。

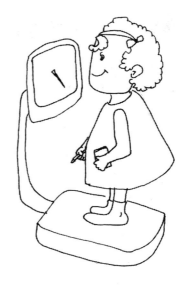

十一、体重减轻

有些治疗会使你体重减轻,所以如何吃得好很重

要,以下的建议会有帮助:

- 如果胃口不好,尽量少吃多餐,进食点心或每两小时喝一次营养补充饮品。
- 随身携带小食。
- 煮汤、粥或麦片时,以全脂奶代替水。
- 用高蛋白奶代替水,烹煮布丁、炖蛋及各种甜食。
- 在蔬菜、面食或土司中加牛油。
- 在三文治及沙律中用蛋黄酱或其他沙律酱。
- 在冷热饮料、生果中加糖、糖浆、蜜糖或葡萄糖。

十二、血压下降

- 摄入充足的蛋白质,如奶、蛋、鱼、瘦肉、豆制品等。应以植物油为主,烹调中少用油炸、煎、熏等方法,以蒸、炒、炖汤为好,使食物保持清淡可口。粗细混吃,多吃蔬菜及新鲜水果。不吸烟、不饮酒。
- 口服化疗药患者多饮水,每日至少2500ml,促进药物代谢以及毒素的排泄。
- 血小板低:花生依+红枣(去核)煲水喝,可加适量冰糖,因为花生依是补血小板的上好药。要是买不到花生依,你可以用莲藕、花生、鸡或猪脚、瘦肉煲汤,莲藕也是补血小板的。
- 白细胞低:可以买些鳖来煲汤,也可以煲龟汤。河蟹、黄鳝、黑鱼、牛肉有升白细胞的作用。
- 红细胞低:可以用鸡血藤、乌鸡煲汤,平时也可以用红枣(去核)或五红汤煲了当水喝。
- 五红汤:指红豆、红糖、红皮花生、红枣、枸杞。

增加体重的食谱

一、营养早餐

- 白米粥加蛋花和肉片;
- 瑶柱鸡丝粥;
- 鱼/肉粥加豆类/花生/红米等;
- 菜肉汤粉/面/米粉;
- 蛋花碎肉咸麦片;
- 蛋花麦片加营养补充饮品;
- 奶酪拌早餐麦片;
- 多士加牛油,果酱或糖浆;
- 芝士三文治加牛奶一杯。

二、午、晚餐

- 营养炒饭(菜、蛋、瘦肉);
- 青豆/洋葱/西红柿/虾仁炒蛋;
- 大豆芽甘笋丝炒鸡丝;
- 香柠猪扒;
- 鱼香茄子煲;
- 玉米豆腐碎肉煲;
- 奶油津白;
- 姜葱蒸鱼;
- 三文鱼饼。

三、浓汤

骨汤及老火汤一般太过肥腻,营养仍留在汤渣中。喝汤时应去油,也要吃渣。要争取营养,也可尝试西式浓汤,并加入蛋、豆类、牛奶或营养补充饮品及高热量补充剂调制,增加蛋白质和热量。

汤类建议:

- 青红萝卜猪肉汤;
- 清补凉煲鸡汤(去皮、去膏/脂肪);
- 碎猪肝菠菜汤(可加入碎花生);
- 西红柿鱼汤;
- 鱼蓉粟米豆腐羹。

四、小食

如两餐之间感饥饿,可选下列小食充饥:

- 肉类及豆类:茶叶蛋、果仁等;
- 五谷类:三文治(鸡蛋、火腿、芝士、花生酱)、焗番薯、粟米、栗子;
- 蔬果类:车厘子西红柿、提子、苹果、西柚、木瓜、果汁、干果;
- 奶类:鲜奶、豆奶、芝士、酸奶酪、奶昔;
- 咸/甜品:粥、汤粉/面或浓汤、糯米、炖蛋、杏仁茶、核桃糊、芝麻糊、海带红绿豆粥、腐竹鸡蛋糖水等。

五、饮品

- 假如你无法吃固体的食物,可以用营养补充饮品代替正餐。

- 在正餐之间饮用这些饮品,可以帮助增加体重。有些人以全脂奶冲泡"阿华田"、"美禄"或巧克力加上奶油。
- 你也可以用高蛋白奶混合打碎的水果或水果酸奶酪,再加 2~3 茶匙的高热量粉末补充剂,做一些营养丰富的奶昔。如果在奶昔上再加一个雪糕球,除了美味外,也会提供热量。

> **营养补充品**
>
> 如果你食不下咽,营养补充品就变得非常重要。这些可以代替正餐的营养补充品成分丰富,包括蛋白质、维生素、矿物质和卡路里。这些营养补充剂有各种不同的品牌,各有不同的作用及类别,可分完全营养饮品、高蛋白补充剂、高热量补充剂和营养补充饮品。

常见的问题

一、怎样的生活方式才能减少癌症风险?

现代城市人的生活方式,包括衣食住行,都存在致癌的风险。要降低患癌的风险,需从饮食上注意。

养成良好的饮食习惯,如:多吃新鲜蔬菜水果及坚果类,少吃脂肪及肉类,已经能够降低患癌的机会。吸烟能引致肺癌、口腔癌、喉癌、食道癌、膀胱癌、胰脏癌及子宫颈癌,已是不争的事实,故不吸烟已可减少患癌的风险。

食物的烹煮方法,如高温煮食、煎炸亦是致癌因素,大量进食高脂肪肥腻食物,引致肥胖,加上少运动,也是癌症诱因。

经过腌制的食物如咸鱼,是已知的致癌因素,简单如母乳育婴,已经可以减少乳腺癌风险。明白以上的种种原因,注意饮食,相信可以降低患上癌症的机会。

二、尝试中药偏方或健康食品时要注意的事项

所谓健康食品,有部分无足够科研证明其疗效,而且有些甚至会危害健康,长期服用,可能有风险。

不论中药或西药,都应该经医生诊断,因人而异,对症下药。未经中医诊治,尝试中药偏方,非常冒险,所以应该避免。"用西药,看西医;用中药,看中医",正是很浅显的道理。

三、不同的癌症患者在治疗时,要如何注意饮食?

一般来说,癌症患者在治疗过程中,食欲及营养吸收方面,比常人差,如何摄取热量以增加体力都很重要,同时需要增加蛋白质的吸收,帮助身体复原。

高热量食物包括碳水化合物如粥、粉、面、饭,高蛋白质食物如蛋白、鱼类、豆类,以及各种补充热量及蛋白质的冲剂。

四、什么食物含有激素,激素是致癌还是治癌?

根据医学研究,暂未发现因为食物吸收激素而致癌。药用的激素是经医生处方应病情所需而采用。

五、为什么常觉得要呕吐?

癌症治疗引起的呕吐,最常见的原因是化疗或药物,刺激神经系统的呕吐中心而引起。现已有药物可以减少呕吐。

不同的病情亦可能引致呕吐,较严重的例子是肠胃病变,如肠阻塞,又如脑部有肿瘤引致头颅内压上升,引起呕吐。

六、口腔溃疡什么时候会康复?

口腔溃疡是由于化疗药物,或头颈部放射治疗,破坏了口腔黏膜的生长。黏膜表层剥落,而底层细胞来不及生长补充,造成了口腔溃疡,非常痛苦。愈合过程中亦可能因为真菌感染(如念珠真菌),引致口腔溃烂。

所幸的是,口腔黏膜细胞生长快速,药物或辐射的影响过后,通常一至两个星期后有明显进步,如受真菌感染,可用抗真菌药,大多数人会在一个星期内复原。

七、饥饿疗法是否可以减缓癌细胞生长的速度?

正统医疗没有饥饿疗法,也没有科学根据证实饥饿治疗可以减慢肿瘤生长。治疗癌症过程当中,身体消耗大,急需补给营养增强抵抗力以对付肿瘤。

 向医生提问

(1)癌症治疗是否会影响我的饮食习惯?
(2)治疗期间,在饮食方面要注意什么?
(3)我为什么不能正常饮食?

（4）我的体重为什么会增加/减轻？
（5）为了完成化学疗程，我应吃些什么以维持白细胞数量？
（6）这些副作用会消失吗？需要多长的时间才会消失？
（7）吃药对减轻副作用有帮助吗？
（8）我可以做些什么来帮助自己？
（9）我应该服用营养补充剂吗？
（10）治疗结束后，哪些食物对我有帮助？

附录：卡路里/脂肪计算表

食物	卡路里	脂肪（克）	食物	卡路里	脂肪（克）
橙子	58	0.2	白饭	220	0.5
苹果	89	0.5	炒饭	464	18
咖啡	52	1	叉烧饭	574	14
啤酒	147	0	排骨饭	535	13
虾饺	37	2.9	白面包	134	1.8
芋角	113	9.9	菠萝包	235	7
烧麦	42	3.5	鸡尾包	221	7.5
叉烧包	94	2.9	即食面	382	0.6
莲蓉包	118	1.1	馄饨	283	10.5
牛肉肠粉	79	2.3	干炒牛河	1237	101
薯条（细包）	210	10	午餐肉	110	10
汉堡包	270	10	炸鸡翅	103	7
鱼柳包	370	18	老火汤	50	4
西多士	379	15	水豆腐	53	3
蛋挞	209	12	炒菜	88	6.8
意式薄饼（片）	311	15	焓菜	28	0

第四节　性与癌症

有关"性"　/ 076
性器官　/ 077
性欲的不同阶段　/ 078
癌症及其治疗如何影响性反应　/ 080
如何解决由癌症治疗所引起的性问题　/ 085
如何面对身体形象的改变　/ 086
克服困难的方法　/ 087
癌症对性生活的影响　/ 088
癌症如何影响你的角色和人际关系　/ 088
健康的性生活　/ 089
让爱情和性生活长存　/ 090
性与癌症的常见问题　/ 091
恢复正常状态　/ 092

"性"是生活中的一个部分,对癌症患者而言也一样。不过确诊癌症后,"性"对患者来说可能是另一个需要面对的挑战。虽然癌症治疗方法有相当的进展,存活率大大增加,但是被诊断患了癌症,仍然令人有不安的感觉。不少医务人员不会主动提及癌症治疗对性生活可能产生的影响,许多癌症患者也不知道怎样去面对这个话题。

癌症手术和其治疗可能导致身体内部或外观的改变,造成情绪上的困扰,这些心理变化有时候甚至超过癌症及治疗对身体造成的影响。不少人认为身体与心灵是互相关联的,若了解相互的影响,便可以促进我们身心康复的过程。当癌症影响性生活的时候,我们需要重新评估性生活的质量。如果生病以前的性生活不好,在患癌后也难有改善。虽然如此,也有些伴侣因为携手共同对抗癌症,反而增加了彼此了解,让感情升华至另一个新的境界。

癌症和治疗可能会破坏生儿育女的计划,原本你认为在未来应该发生的事情,现在变得不再理所当然了,你也会担心自己在配偶面前不再有吸引力,这一类的问题往往比性生活受到影响更为严重。

性生活可以带来生理上的满足,但是更多的人认为被需要、被接受、被疼爱和与所爱的人在精神上合二为一的感觉,比美好的性生活更为重要。有的时候与伴侣谈谈心中的感受就已会觉得够满足。得知患癌或在接受治疗期间,如何存活是最重要的事情,在此时多数的人对性生活都缺乏兴趣。内心中的愤怒、沮丧和哀伤也常常抑制了对性的需求。有些人说:"能够活着就值得感恩,不应该为缺乏性生活而烦恼焦躁。"

癌症患者可能第一次近距离面对死亡,需要重新考量自己和伴侣、朋友和亲戚之间的关系。当我们开始怀疑自己生命有限时,不管这个忧虑是否合理,我们对性的态度就会有所改变。我们希望这本书给你一些建议,并且告诉你在困难的时刻如何处理自己的身体和情绪。

有关"性"

性是非常个人的感受,对不同人有不同的意义,而每个人的性态度和表现都不相同。在不同时间、地点和情况下,我们对性的感受和表现也可能不一样。

本书会讨论癌症及其治疗对性的影响,同时会教你如何应付有关的问题。每个人都是独一无二的,在谈论性生活时,你只需要着眼于自己的需要和期望,无须顾虑何谓"正常"。性需要可能不断转变,你可以因需要和感受,寻找能令自己愉悦和满足的交流方式。

性生活是非常私密的领域,通常不会与陌生人公开谈论,与医护人员讨论性生活或许会让你感到尴尬。希望本书能帮助你进一步了解性行为,并帮助你向医护人员直接提出性的相关问题。很多人在谈论性行为时,往往无法找到正确的字眼表达。我们讨论与性有关的部位和器官时,常会使用俚语或含糊带过,这样其实会导致困惑及误解。本书会为你提供与性有关的正确用语。尴尬使我们难以启齿,影响表达。将心中的疑问写下再与人讨论,或直接把问题交给对方看,都可避免尴尬。

性器官

在一段关系的初期,性生活往往比较热烈和激情,但随着彼此日渐熟悉,激情便逐渐变为互相依赖的情感,性行为或对性的态度也会有所改变,原本令对方兴奋和满足的行为可能再也起不了作用。

无论是你或伴侣患上癌症,都应对性生活抱着顺其自然的态度,并重新思考如何享受性的乐趣,这比苦思何谓"正常"的性生活更实际。在了解癌症治疗可能对身体造成哪些影响前,先让我们了解身体的性敏感地带及它们对刺激的反应。

一、女性的身体

女性的性器官多在体内,而在体外的则有外阴唇。打开外阴唇可以看到较薄的内阴唇,内外阴唇的上端连接在一起,像防护罩般遮盖着阴核,阴核平时只有豌豆般大,受刺激会胀大。阴核之下是尿道口,然后是阴道口,阴道口和肛门之间的部分称为会阴。

女性体内的性器官包括子宫、子宫颈、输卵管和卵巢。女性的乳房和乳头都属于敏感的性器官,被刺激会变得敏感和坚挺。此外,颈、膝盖后部、臀部及大腿内侧也是较为敏感的部位,被触摸可引发性欲,故也被称为性感区。

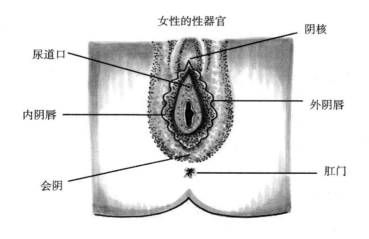

二、男性的身体

男性的性器官较明显，主要的部分都在体外，如阴茎、睾丸，在体内则有前列腺。除非曾割包皮，否则阴茎顶端会被包皮覆盖。阴茎顶端的内侧脊状部分是男性最敏感地方，以湿润的方式爱抚能有效达致兴奋。阴茎上端连接尿道，精子和尿液都会经阴茎排出。

阴囊位于阴茎的尾端，被皱褶皮肤所覆盖，内有睾丸。睾丸制造的精子会与其他液体混合成精液，当中只有10%是精子，其余液体的主要作用是滋养精子，并协助精子游向卵子。

前列腺位处盆腔深处，包围着尿道的前段。前列腺可制造精液，并在高潮时产生快感。阴茎、睾丸和肛门是男性的敏感区，胸部和乳头也很敏感，而其他敏感地带则因人而异。

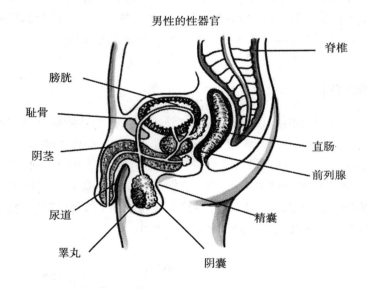

男性的性器官

 # 性欲的不同阶段

男、女对"性"的反应天生就不同，但也受到不同文化的影响。一段关系中双方对性的反应和期望也是会改变的。

一、对性的渴求

男、女的性需求通常不一样，例如大部分女性在经期、怀孕期、哺乳期及停经后的性需求都有所不同，部分女性的性欲强弱亦取决于与伴侣的关系。

二、性刺激阶段

当看到喜欢的人、被爱人触摸、触摸性器官或性幻想时,便会进入性刺激阶段,产生性兴奋,身体准备随时性交。

三、兴奋期

身体处于高度兴奋的状态,全身的感观都会变得非常敏锐。

四、性高潮

达致性高潮时,身体会出现一系列有节奏的收缩,此时男性射精,而女性的盆腔、子宫和全身肌肉则会收缩,这些生理上的变化和心理上的快感会让人感到满足。虽然癌症及其治疗可能阻碍性高潮出现,但总有办法解决。

五、性欲退却

这是性刺激和高潮过后的阶段,此时身体会恢复原来的状况。男性通常无法在短时间内再度兴奋,但不少女性若有实时的刺激,可以再次达到性高潮。不过当年龄渐长,无论男女,能一再兴奋的情况将越来越少。

六、情绪对性欲和性冲动的影响

当性欲被唤醒,对性的渴求和冲动会令我们做出不同的行为。降低性欲的因素包括:

- 疲倦;
- 压力;
- 情绪改变(如焦虑);
- 改变避孕方式;
- 不满意自己的身体;
- 人际关系出现问题;
- 过往性经验的创伤;
- 过量的药物或酒精;
- 对一成不变的性生活感到厌倦。

心理状态对性欲有极大影响。如果你因担心癌症治疗影响人际关系而感到沮丧或焦虑,性欲便很难被唤起。

七、生理对性反应的影响

在不同的性阶段,身体需要做出各种配合,如在性刺激、兴奋、高潮阶段,身体需确保血液供应充足、盆腔附近的神经运作正常,以及体内激素供应平衡。

癌症及其治疗如何影响性反应

一、性欲失调

许多人在癌症治疗期间都会对性失去兴趣,原因显而易见,因为他们的当务之急是求生,"性"并非首要考虑。心理上的痛苦、焦虑、沮丧,以及担忧人际关系、经济或工作出现问题,都可能影响性欲。此外,癌症及相关的治疗也可能令患者感到疲倦,如果伴侣的性需求跟患者不同,性生活便可能雪上加霜。每个人对癌症治疗的反应都不同,性生活受影响程度亦难以预测。有些人需要重新适应身体和情绪的改变,并发掘一些新方式享受性的乐趣。

即使治疗的副作用较严重,也不代表性生活一定会受到很大影响。就算性生活的模式与前不同,伴侣间只要坦诚沟通,互相支持,一样可以享受美满的性生活。部分患者担心癌症会通过性行为传给伴侣,这种想法并不正确,实在无须杞人忧天。癌症及其治疗可能对性生活造成以下影响:

- 影响身体享受性的乐趣;
- 影响患者对身体的看法;
- 影响患者的感受,包括恐惧、悲伤、愤怒和快乐;
- 影响患者的自我形象和人际关系。

以上四个方面互有关联,任何一方面出现问题,其他方面也会受影响。一个人生病,伴侣的情绪和对性的感受也会受影响。这些影响可能只是暂时性的,不过即使是长期影响也有方法适应,最重要的是你愿意摸索和学习。许多癌症患者表示,在癌症治疗后的几个月,甚至几年内都觉得疲惫不堪,一点力气也没有,以致"性"趣尽失,完全没有动力进行性行为。在大部分关系中,双方的性需要通常都有差异,而癌症可能令差异加大,以致情况变得更复杂。

二、外科手术

任何形式的外科手术,即使不涉及生殖器,都可能影响性生活,若治疗是针对生殖器影响就变得更明显。

1. 外科手术对女性的影响

(1)子宫切除手术。

子宫切除手术包括切除子宫与子宫颈。切除子宫后,医生会将阴道上端缝合,阴道会因而缩短。阴道缩短并不会对性行为造成很大影响,但术后伤口愈合需要时间,部分患者或担心行房会影响伤口。此时伴侣要特别温柔,最好能尝试不同体位,女性在上的体位有助女方控制阴茎插入的深度。子宫切除手术或会破坏阴核附近的神经,影响女性达到性高潮。多数女患者在手术后仍有性高潮,但感觉可能与前不同。医生动手术时都会非常小心,以免伤及阴核的神经。

(2)卵巢切除手术。

如果两个卵巢都被切除,患者便会停经,可能会引起热潮、情绪暴躁、阴道干涸和性欲下降等的症状,有关的情况较更年期停经迅速和强烈得多。医生会为这类患者做激素补充治疗以舒缓症状。至于采取哪种激素替代疗法,则需与医生详细讨论。

(3)全乳切除或硬块切除。

全乳切除不但会改变患者的自我形象,也可能影响她们的"性"趣,尤其是那些靠刺激乳房引发性欲的女性。不少患者在进行全乳切除后,觉得自己不再是完整的女人,她们需要逐步化解手术带来的身心困扰与创伤。硬块切除虽然只涉及乳房的肿瘤及周围部分,但仍然会影响女性对自己身体及乳房的感觉。

(4)腹腔会阴切除手术。

腹腔会阴切除常用于治疗大肠癌。这个手术可能会影响连接子宫、阴道和阴核的神经,虽然医生在进行手术时会尽量避免伤及神经,但术后部分患者性高潮的感觉会与前不同。

(5)外阴道手术。

阴道手术包括切除内外阴唇、阴核及部分淋巴结,这种手术并不常见。患者术后仍会有性高潮,但如果切除了阴核,产生性高潮的机会就不高了。

2. 外科手术对男性的影响

(1)前列腺切除手术。

切除整个前列腺后,患者可能会出现不举的情况。随着手术技巧不断进步,伤及神经的机会已经减少,但不举的后遗症仍有可能出现。

(2)腹腔会阴切除手术。

腹腔会阴切除手术可能会影响控制性功能的神经,阻碍患者勃起及享受性行为。虽然患者不会射精,但仍可能有性高潮。

(3)睾丸切除手术。

睾丸癌患者通常只需要切除一个睾丸,故不会造成不育或影响性行为。术后行房时,要避免对手术部位施加压力。部分患者表示,性高潮时阴囊收缩可能会造成些微不舒服,射精的数量也较以往少。如果需要切除两个睾丸,则可能造成不举及不育。

3. 外科手术对男性及女性的影响

(1)造口。

如果因为治疗大肠癌、膀胱癌、恶化的子宫颈癌或卵巢癌而需要在腹部建立造口,有可能对生殖器附近的神经及血液供应造成永久性损害,导致男性不举;造口亦可能影响女性的性欲和高潮;在某些性交体位下,造口也可能引起不舒服。性交前需更换造口袋、担心造口袋在性行为期间渗漏等问题,容易令患者"性"趣大减。如果你有这方面的忧虑,不妨告诉造口护士,他们可以为你提供有用的建议。

(2)切除淋巴结。

切除淋巴结可导致手术部位肿胀,例如乳癌患者切除腋下的淋巴结后,手臂常会肿胀;若切除腹股沟的淋巴结,则可能引致腿部肿胀,这种情况称为淋巴水肿。淋巴水肿会令患者觉得不舒服,性交体位要做出配合,以免手臂或腿部受压。

三、放射治疗

放射治疗利用高能量射线破坏癌细胞,同时尽可能减低对正常细胞的伤害。放射治疗最常见的副作用是疲倦,即使休息过后体力仍难以恢复。这种情况可以持续几星期或几个月,期间患者大多不会有兴致享受性生活。

1. 放射治疗对女性的影响

(1)放疗与怀孕。放射治疗会对胎儿造成严重损害,如果你未到更年期,在接受放射治疗前需检查是否怀孕,而治疗期间也必须避孕。如果在治疗前已经怀孕,则需与医生详细商讨继续怀孕的风险。在部分情况下,患者可以待婴儿出生后才展开放射治疗,但这取决于癌症的种类、癌细胞的扩散情况、怀孕的周数等,并非适用于所有患者。

(2)盆腔放射治疗。直肠癌、膀胱癌或子宫颈癌通常要在盆腔进行放射治疗,有可能损害卵巢和影响雌激素的分泌,甚至令卵巢永远停止制造雌激素。医生会为你使用雌激素补充剂,以减少停经后的各种不适症状。此外,放射治疗还可能导致阴道溃疡、出血,情况可维持数周至数月,阴道或会因此而变窄或失去弹性,以致性交困难。

你可以使用阴道扩张器使阴道逐渐扩大,同时以润滑剂保持阴道壁湿润和柔软。定期行房也可预防和减少阴道收窄。如果治疗并无对阴道造成任何不良副作用,性生活将不受影响,但仍要继续采取避孕措施。

2. 放射治疗对男性的影响

放射治疗会令患者感到疲倦,故在治疗期间及之后性需求会下降。

(1)射精感到刺痛。放射治疗有可能刺激尿道,导致患者在射精时刺痛,但通常在治疗结束后几星期,这种现象便会消失。

(2)阳痿。盆腔位置的放射治疗可能造成男性不举,若治疗范围在生殖器附近,则有可能减少睾丸素的分泌,因而降低性欲。前列腺癌、直肠癌和膀胱癌的患者接受放射治疗后,性功能或会受影响。部分前列腺癌患者在接受放射治疗后会出现阳痿,通常治疗初期情况不明显,但其后可能会渐趋严重。不举可能由神经受损引起,或因阴茎的血管受损,导致供血不足,影响勃起。

(3)干射精。有些患者在性交时虽然仍然有快感及能够勃起,但却无法射精,精液会反流到膀胱。这种现象称为干射精。反流至膀胱的精液会与尿液混合,令尿液变得浑浊。干射精对健康并无影响,但会造成不育。

四、化学治疗

1. 化疗对性生活的影响

化学疗法是利用抗癌药物杀死癌细胞,其副作用包括疲倦、恶心、呕吐、虚弱、乏力等,这些症状会影响患者的性欲,适当的药物治疗有助缓解副作用。化学治疗结束后,通常性欲便会恢复正常。然而,化疗引致的头发脱落、体重降低可能令你自觉不够性感。此外,有些止呕药也可能令性欲下降,不过只要停药,性欲便会恢复。

2. 化疗对女性的影响

某些化疗药物可能会损害卵巢,影响激素分泌,以致月经紊乱,但这并不代表患者已经丧失生育能力。疲倦或激素水平转变可能削弱性欲,如有需要,可请医生开处方药物改善情况。化疗可能导致患者提早停经,相关的症状如潮热、烦躁、失眠、阴道干涸、性交后轻微出血等亦会随之而出现。此外,化疗期间阴道较易受细菌感染,药物治疗有助控制感染。

(1) 化疗与怀孕。如果在治疗前已经怀孕,需与医生详细商讨继续怀孕的风险。在部分情况下,患者可以待婴儿出生后再开始化学治疗,但这取决于癌症的种类、癌细胞的扩散情况、怀孕的周数等,但并非适用于所有患者。

(2) 化疗期间的避孕措施。化疗可能降低生育能力,但女性患者仍然有可能怀孕,而男性患者亦有可能令配偶怀孕。化疗药物会对胎儿造成影响,所以不论男女,在化疗期间都要采取适当的避孕措施。化疗的副作用如恶心和腹泻会减低避孕药的效用,因此在化疗期间及治疗结束的一年内,患者都需要继续使用避孕方法。

(3) 不育。化疗可引致暂时或永久性不育,故在接受治疗前,必须与医生详细讨论有关风险。伴侣一同参加讨论是相当重要的,若双方都清楚治疗可能出现的副作用,便可分担彼此的忧虑和内心感受。

3. 化疗对男性的影响

化疗引致的疲倦和呕吐可能令你"性"趣尽失,但只要治疗结束,性欲就会恢复正常。有些化疗药物可能减少精子的数目,或影响精子的受孕能力,但不会影响勃起及达致高潮。如果你仍希望生育,在化疗前可将精子冷冻储存起来,以便日后使用。

化疗造成不育可以是暂时性的,部分患者治疗结束后身体可重新制造精子。但有时完成治疗后不育的情况仍然持续,患者可能需要几年的时间才能恢复生育能力。治疗结束后,定期计算精子的数量可检查生育能力有否恢复。如果患者处于青春期,也应留意不育的风险,宜在治疗前先储存精子。

五、激素疗法

激素疗法是利用药物控制激素分泌,主要用于治疗受激素水平影响的癌症。

1. 激素疗法对女性的影响

乳房和子宫内膜的癌细胞都会受激素影响,激素治疗对这些癌症很有疗效,而副作用也比化疗少。

三苯氧胺(Tamoxifen)可防止雌激素(estrogen)刺激乳腺癌细胞生长,乳癌患者通常在手术后开始接受治疗。少部分患者在服用三苯氧胺后会出现类似停经的症状如阴道疼痛、干涸、收窄、失去性欲等,但多数人都没有这些副作用。至于其他激素疗法则可能造成疲倦、阴道干涸,影响性欲等问题。部分未进入更年期的乳腺癌患者或会注射诺雷德(醋酸戈舍瑞林注射剂)。此药会抑制卵巢的激素分泌,服药期间月经会停止,性欲亦会下降,更有可能引致各种更年期症状,但停药后性欲就会逐渐恢复正常,其他的副作用也会慢慢消退。

2. 激素疗法对男性的影响

如果癌细胞已经扩散到前列腺外,便可能需要降低睾丸素分泌,常用方法包括切除睾丸、补充雌激素,或两者并用。激素药物可以口服或经皮下注射,口服药物的副作用较小,但通常双管齐下效果较显著。

抑制睾丸素分泌可对男性的性生活造成很大影响,例如性需求减少、不能持续勃起,甚至不举。如果睾丸被切除,更会削弱男性的自我形象。其实精子数量减少并不会令男性雄风大减,患者无须担忧。对于患者来说,谈及癌症治疗对性生活的影响可能难以启齿。不妨跟患者信任的医护人员交谈,或请他为患者介绍这方面的专家,可减少尴尬。

虽然癌症及相关的治疗有可能影响性生活,但受影响程度其实取决于患者的个别情况及多项因素。就算性生活真的出现困难,仍有很多方法帮助患者重拾性生活,接受性康复辅导便是解决方法之一。

六、不育对身心的影响

若因为手术、化疗或放疗导致不育,患者难免情绪低落。对计划生儿育女的患者打击就更大,有些人甚至觉得失去了自己重要的一部分,自我形象严重受损,而生理上的转变如不举或停经,可能进一步打击患者的自信。

面对可能无法生育的问题,每个人的反应都不同:有些人认为全力应付癌症更为重要,故很快就能接受;有些人在治疗初期似乎能平静地接受事实,但完成治疗后才感受到不育对自己造成的打击,必须重新整理生活。记着,无论你的反应是哪一种,都无对错之分,最重要的是接受治疗前应与医生详细讨论,了解各种治疗的利弊。如果你或伴侣出现剧烈的情绪反应,可与专业辅导人员倾谈。此外,医生可以为你介绍辅助生育的专家,相信能帮你面对和解决不育的问题。

如何解决由癌症治疗所引起的性问题

一、性欲不协调

如果暂时不想有性生活,只需要明确地告诉伴侣,但表达的方式要很小心,以免让他觉得被拒绝。你可以告诉他,虽然不想行房,但仍希望能拥抱和依偎着对方。如果你的伴侣觉得沮丧,不妨试着自慰,独自或双方一起进行都有帮助。

如果你觉得疲惫乏力,可尝试换一种做爱的方式,如采取一些能支撑身体或对体力要求不高的体位会比较舒服。此外,行房的时间宁短勿长。无论你的选择是什么,都应该与伴侣充分沟通和取得共识。如果你与伴侣的关系紧张,可通过心理辅导寻求解决办法。

二、行房时疼痛

接受盆腔手术或放射治疗后,行房时可能感到疼痛,因为治疗药物或会致阴道干涸。痛楚难免会影响性欲,勉强忍痛也会引起恐惧感,导致阴道干涸,紧张更会阻碍性高潮的产生。性交疼痛的原因有很多,最好直接告诉伴侣哪些姿势让你觉得痛,再一同摸索最适合的体位或做爱方式;同时要将有关情况告诉医生,以查明疼痛的原因及采取适当的解决方法。做爱时,应由怕痛的一方控制插入的深度和速度,可减轻痛楚;而在接近射精时才插入,也有助缩短做爱时间。如有需要,可在行房前先服用止痛药;以枕头或坐垫支撑身体,也比较舒服和省力;采取侧躺的体位可减少对伤口造成压力,减轻痛楚。

三、阴道的问题

激素疗法、盆腔位置的化疗或放疗都可能引致阴道出现问题,如阴道干涸或收窄、溃疡、感染等,因而导致性交疼痛。

1. 阴道干涸

如果阴道干涸,可涂抹润滑剂。市面上有多种润滑剂可供选择,有些产品在药房有售,部分则需要医生处方。

2. 阴道狭窄

盆腔手术或放射治疗可能令阴道狭窄,使用阴道扩张器可以预防阴道壁黏合,通常与润滑剂一同使用。此外,定期的正常性行为也有助预防阴道狭窄。

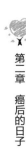

3. 阴道溃疡

放射治疗有可能会造成阴道溃疡,导致轻微出血,这种情况可能维持数星期甚至数月。如果在性交后有不正常出血,必须告诉医生,以便查明原因。

4. 阴道感染

接受放疗或化疗后,阴道较容易感染,这是由于阴道的酸碱度改变,以致细菌迅速繁殖。如果下体有乳白色的分泌物或阴道瘙痒,便可能是患上了阴道炎。阴道炎很容易处理,通常涂抹药膏就能治愈。不过,阴道炎可通过性行为传播,所以伴侣也需要接受药物治疗。如果治疗没有导致任何阴道方面的副作用,性交是绝对安全的,但你必须采取避孕措施,详情可向医生询问。

四、性欲减退

女性患者如有性欲减弱的情况,可借助药物来增强性欲,协助达致性高潮,同时也能润滑阴道,减少性交时的疼痛。

五、手术后阳痿

盆腔手术或放疗可能造成阳痿,但手术并非导致阳痿的唯一因素。研究显示,不少男性患者在手术后出现的性功能障碍其实与生殖器无关,心理因素的影响也不容忽视。就算手术后出现不举的现象,也不代表性生活就此停止,因为部分人在一段时间后,勃起功能会恢复。其实阴茎即使未能完全勃起,也可以令伴侣获得性满足。采取伴侣在上的体位,有助引导阴茎插入。除了一般的做爱方式,口交、互相触摸、自慰或使用震动器都可引发性欲。

治疗阳痿的方法有很多,然而,能够勃起不一定同时能引起性欲。除了服用药物外,使用真空泵和注射药物也可改善阳痿,请与医生讨论各种方法的利弊。

如何面对身体形象的改变

每个人对自己的外表都有一个固定的印象(即"身体形象"),但却未必跟真实的外表相同。在一生中,我们的外表会随着时间不断改变,即使没有患病,外表也不会一直固定不变。身体形象的改变可能令人极度沮丧,其负面影响甚至超越癌症治疗。外表出现的改变令很多人措手不及,认为自己外表不正常,感到羞辱、难堪、自卑和愤怒,其他人的反应更会加深这些负面的感受。

一、隐藏改变

有些外表上的改变如结肠造口、全乳切除虽然可以衣服遮掩,不过患者始终担心会被别人发现,故导致焦虑不断加深。切除了乳房或身上多了一个造口,患者对身体的看法便会有所不同。如果暂时未能接受这些改变,行房时不必裸体,穿上内衣或衣服能提供安全感;做爱时将灯光调暗也有助建立信心;此外,行房时要注意别压迫伤口或造口。

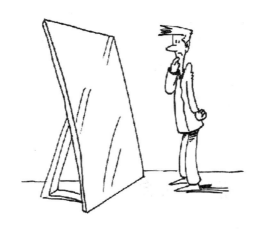

二、说出你的感觉

不要隐藏内心感觉,说出恐惧有助阻止负面情绪滋长。越能勇敢面对负面情绪,就越能脱离心理创伤。仔细想想自己最害怕的是什么,然后想办法面对,此行为有助重建自信。如果你是患者的伴侣,可能也需要一些时间才能适应和接受他身上的改变,同时也要想办法克服内心的恐惧。

克服困难的方法

一、性生活

没有一种方式能适用于所有人,不妨多做尝试直至满意为止。
- 与伴侣就性生活多沟通;
- 互相按摩可增加"性"趣;
- 参考性学书籍以增加性知识和技巧;
- 多做性幻想;
- 与伴侣分享自己的性幻想;
- 以游戏或角色扮演的方法表达性幻想;
- 鼓励伴侣在床上采取主动;

- 告诉伴侣你喜欢哪些性刺激；
- 多使用性玩具。

二、不育

如果面对不育的事实，你应该：
- 与伴侣多沟通；
- 接受治疗前，先与医生详细讨论治疗的利弊；
- 与辅助生育专家商讨，是否需要在化疗前先储存精子；
- 参考性学书籍以搜集不育的信息；
- 参加病友会或癌症康复会；
- 考虑生育以外的选择，如领养等；
- 向心理辅导专家求助。

癌症对性生活的影响

自我感觉对性生活有极大的影响。如果你觉得沮丧、焦虑，担心癌症治疗，或忧虑与亲人的关系，通常难以产生性欲。确诊患癌后，情绪难免会有起伏，恐惧、焦虑、痛苦、愤怒和妒忌都会抑制性欲。手术后由于身体出现变化，不少患者都担心被人拒绝。

治疗期间患者通常会感到筋疲力尽或失去"性"趣；也有些人性欲比患病前更强，性生活不足反而令他们感到烦躁，但同时又为有了这种感觉而内疚。情绪变化不但会影响患者本身，亦会直接或间接影响身边的人。

自我感觉良好对性生活有正面影响。若本身自信不足，癌症会进一步打击信心，性方面的自信也会被削弱。如果能坦诚表达心中的感受，对平复情绪是很有帮助的。倾诉对象可以是家人或亲友，最重要的是他能耐心聆听、不会妄下判断或教你怎么做。

癌症如何影响你的角色和人际关系

生病时，人的感受、爱情或性关系都会受到影响。如果患癌前伴侣间的关系已经不好，确诊癌症后情况也多数不会改善。不过，有些夫妻在面对癌症时反而能够多加谅解，建立互相扶持的关系，合力对抗癌症。癌症及其治疗还有可能改变患者的家庭角色，因为他们在治疗期间或之后都较容易疲倦，很多事情都无力应付。

一、角色的改变

有时亲友过于热心地帮忙，反而会令患者觉得家人不再需要他们，或失去在家中的地位，丧失对生活的掌控权。而对一些人来说，履行母亲的责任，或作为养家的父亲也代表了他们在性方面的自信。

二、计划的改变

每个人对改善性生活都有自己的一套计划和时间表。有些人期待子女离家后，夫妻间会有较多二人世界时间，也可以重新拉近彼此的关系。然而，当期待已久的机会即将到来之际，癌症却突然出现，失落感之大可想而知，感到哀伤和痛苦也是很正常的。

三、如果你单身

并非所有人都有伴侣分担感受，就算单身也可以得到亲朋好友的爱和支援，而性生活也不需要减少，当有需要时，仍可借爱抚身体获得快感和满足。

在展开一段新关系时，你或许会犹豫应在何时及怎样告诉对方自己患癌，尤其当身体因手术而出现变化，而又不愿让人知道时。其实，每个人的情况都不一样，所以并无标准的做法，你只需要考虑这段新关系能否提供安全感，如果答案是肯定的，就要尝试克服内心的恐惧。

四、与朋友的关系

有时，朋友会因为不懂如何面对你的病而不与你联络，这种情况可能令你自我情绪低落。此时不妨把社交重心放在那些能耐心聆听和支持你的朋友身上。

健康的性生活

癌症患者面对性问题时各有不同的关注点，例如因为失去身体的某部分而感到哀伤或愤怒，但时间有助平复情绪。不论你有没有性伴侣，患癌都不代表性生活的终结，因为癌症对性的影响可能只是暂时性的。

一、沟通与信息

良好的沟通是健康性关系的重要一环。在接受治疗前，不妨多搜集应付副作用的信息，以做好准备。同时，你也可和伴侣商讨解决办法。

二、承认需要

承认自己和伴侣的性需要对维持性生活健康也相当重要。治疗期间受影响的不只是患者,伴侣眼见所爱的人受煎熬,有时甚至比自己生病还要难过。

三、伴侣

有时,问题可能出在你的伴侣身上。他或许因为担心你受伤或不舒服而不敢与你亲近;有些人则误以为性交会传染癌症;你的伴侣也可能因为你患病而失去了"性"趣;部分人则因为被拒绝而苦恼。

四、性欲的改变

癌症患者的性欲或会改变,伴侣如果有心理准备,并表示接纳和支持,对他们是莫大的安慰。面对治疗的压力时,适当的身体接触不但能满足患者的性需要,有时更会激起性欲。当患者不想做爱时,伴侣可以通过自慰获得快感,虽然这未必是最理想的方法,但也可以解决性需要,同时亦能化解两人性欲不协调的问题。双方如果能真诚地沟通,即使没有性接触,也能保持亲密。

五、重新开始

健康的性观念首要的是对自己诚实。患者有权选择表达情感的方式以及最合适自己的性行为。

患病后,患者应该:
- 与伴侣的关系更坦诚;
- 积极实现心中的计划;
- 对生命的看法更实际。

六、专业协助

恢复正常生活包括重新定义性生活,如果觉得性生活不顺利,应及早寻求协助。性治疗师或临床心理学家对处理两性问题非常有经验,应可为患者提供实用的建议。

让爱情和性生活长存

癌症引起的性问题可以是暂时性或永久性的,不过即使是永久性问题,也有办法克服。

接受治疗后,患者可能因身体的变化而感到失去掌控感,从而产生悲伤、愤怒等情绪,这些反应会随时间逐渐减退。也有患者在几个月,甚至几年内都虚弱无力,以致完全失去"性"趣。

对癌症患者来说,重拾"性"趣非常重要。在恢复性生活的初期切忌操之过急,应以温柔和缓慢的方式进行,如互相爱抚。虽然这未必能引发高潮,但除了性高潮外,还有很多东西能引起性欲,简单如伴侣温柔地爱抚手术部位,已是对患者的极大安慰。此外,拥抱、亲吻和轻抚都可以让患者的身心得到抚慰,这些活动可以是互动的,不一定由伴侣独自负责。

不少患者的伴侣都认为,自己在性关系中需要担任主动的角色,其实癌症患者并不需要把主动权完全交给伴侣。虽然在治疗过程中,性生活可能面对一定的困难,但只要找到适合自己的形式,"性"也可以成为治病良方。

灵活、开放的性关系,对改善性生活很有帮助。由于以往习惯的活动、体位或互动方式可能不再适用,必须多尝试以不同的方法感受性的欢愉。

癌症和治疗不只影响患者本身,患者的伴侣目睹所爱的人经历手术和各种治疗,有时比自己患病还痛苦。在治疗期间,患者和伴侣难免会有情绪起伏,这时不妨一起参考一些关于性的书籍或光盘,想想如何重新建立彼此的性生活。

不少夫妇习惯隐藏情绪,此行为对双方关系百害而无一利,应该让伴侣了解你内心的愤怒、痛苦或其他负面情绪,以开放的态度沟通,对改善性生活和对抗癌症都有积极作用。

性与癌症的常见问题

(1)性行为会导致癌症吗?

通常不会。只有极少数癌症(如子宫颈癌、外阴道癌、直肠癌和阴茎癌)会经性接触传播,这几种癌症与人乳头状病毒有关,但也只有极少数的人在感染这种病毒后发展成癌症,而且其他因素如遗传基因、吸烟、年龄及身体状况与癌症的关系更密切。

不过,有些人始终觉得"性"不是好事,患癌是对过往性经验的一种惩罚。曾有癌症患者问:"我是否因为之前有过暧昧的性关系而遭到上帝处罚?"如果你也有类似的想法,应与临床心理学家详谈。

(2)我会从伴侣身上染上癌症吗?

不会。即使伴侣有癌症,也不会因为性而患癌。

(3)性生活会令癌症恶化吗?

性生活不会令癌细胞扩散或复发。性生活、爱情与关怀都能帮助患者抗癌。不少患者在治疗期间感到沮丧、愧疚或恐惧,而且自觉不受欢迎,此时如果伴侣能表现出体贴和关心,对患者的情绪会有正面积极的作用。

(4)治疗期间应否避免行房?

化疗期间和之后的一个月内,最好避免性生活或使用安全套,因为精液和阴道分泌或会带有化疗药物,可能对阴道造成刺激,令女方感到刺痛,而使用安全套同时亦有避孕作用。接受盆腔手术的女性患者在身体复原前,最好避免行房。

部分癌症(如子宫颈癌、膀胱癌)会导致性交时阴道出血或血尿。如果出血情况严重,就应该暂停性生活,直到没有出血的情况为止。

(5)有没有较适合癌症患者的性交体位?

这要视身体哪部分受癌症影响而定,如果在女性的盆腔位置,就需要较有耐性地尝试和发掘最合适的体位。很多乳腺癌患者在切除乳房后,都不喜欢伴侣在上或面对面的体位,遇有这些情况可采取女性在上的体位。其实,只要双方充分交流,耐心地尝试,终能找出最适合自己的做爱方式。而随着身体状况改变,做爱方式也需要改变。

(6)切除乳房后,我觉得很难堪,但仍然想做爱,怎么办?

坦诚的讨论能令双方心情变得轻松,故不妨坦白将想法告诉伴侣,大部分人对疤痕的反感都不大。如果你觉得难堪,可调暗房间的灯光;有些患者在切除乳房后,觉得戴着胸罩行房比较性感,同时又能遮掩疤痕。此外,义乳也有助遮盖疤痕;穿上伴侣喜欢的性感内衣亦能增加性趣。

恢复正常状态

患者和伴侣在面对癌症时都需要付出大量的心力。患癌后,你对人生的看法、与别人的关系,以及对工作和家庭的态度都会变得不一样。这些转变可能令你疲于奔命,但也可以视为重建人际关系的契机。不少患者都表示,患病后人生态度变得更成熟,与伴侣的关系反而比以前更坦诚,他们亦更勇于尝试一些一直不敢做的事,包括性事。

癌症会令人认真地面对与伴侣和家人的关系,受惠的除了患者本身及其伴侣外,子女和身边的朋友在目睹亲人积极面对致命疾病时,也同时提升了自己。

癌症患者要恢复正常性生活并非易事,如果觉得过程不顺利,应尽早求助。根据性治疗师或辅导人员的经验,逃避问题只会令双方关系逐渐恶化,到了不得不寻求协助时却为时已晚。如有需要,医生可以为你转介辅导员或性治疗师,当然你也可以直接向有关辅导人员求助。

附: **各种癌症治疗对女性性生活造成的影响**

治疗	降低性欲	润滑度减少	性交时疼痛	不易有性高潮	不育	外表形象问题	可能的副作用
骨盆放疗	★★	★★★★	★★★★	★	★★★★	★	
化疗	★★★⑤	★★★★	★★★★	★★★★	★★★★	★	早期头发脱落,体重减轻
子宫和卵巢切除	★	★★★★①	★★	★★	★★★★★	★★★	自觉不是完整的女人
结肠/直肠癌在会阴部/腹部切除术	★★	★★★①	★★★	★		★★★	不能适应造口袋

续表

治疗	降低性欲	润滑度减少	性交时疼痛	不易有性高潮	不育	外表形象问题	可能的副作用
子宫颈部位的治疗			★★				
切除双侧卵巢	★★	★★★★①	★★★★①	★	★★★★★	★★★★	自觉不是完整的女人
乳房切除和放疗	★★★			★★★		★★★★	如果只切除部分的乳房，做乳房整形手术/义乳可能会对性生活有帮助
反雌激素（乳房与尿道癌）	★★★	★★★★	★★★	★	★★★	★	
喉部切除术	★③			★★④		★★★	可遮掩颈脖的伤口
造口术	★★★	★★★	★	★★★		★★★	造口袋、气味和难为情可能影响性欲
心理治疗	★★★★②	★★★	★	★★★			焦虑和沮丧可以使形象问题更为严重
截肢	★					★★★★	严重程度取决于切除部位的重要性及个人感受
其他肿瘤治疗	★					★★	体重减轻，外表改变和头发脱落

注意：
①性交时阴道干涩和疼痛，自觉不性感可能也是原因之一。
②一些治疗沮丧的药也可能造成性欲降低。
③做爱时无法或难于说出性感的话语。
④颈部的造口会降低呼吸量，可能会造成性高潮不易。
⑤暂时的影响。

符号代表的意义：极少★　不太可能★★　有时★★★　时常★★★★　总是★★★★★

各种癌症治疗对男性性生活造成的影响

治疗	降低性欲	润滑度减少	性交时疼痛	不易有性高潮	不育	外表形象问题	可能的副作用
骨盆放疗	★	★★★	★	★★★	★★★	★	

治疗							注解
化疗	★★★②	★	★	★	★★★★	★★★★	早期头发脱落,体重减轻
前列腺切除	★	★★★	★★★★★	★★★	★★★★★	★★	失去肉眼可见的射精,失去生殖力,使人觉得减少了阳刚性
结肠/直肠癌在会阴部/腹部切除术	★	★★★	★★★★	★★★	★★★	★★★	不能适应造口袋
移除睾丸	★★★★	★★★★	★★★	★★★	★★★★★①	★★★★★	自认不像男人,有被阉割的耻辱感
前列腺癌的激素治疗	★★★★	★★★★	★★★	★★★	★★★★★	★★★	
造口术	★★★	★★★		★★★		★★★	造口袋、气味和难为情可能影响性欲
截肢	★	★		★		★★★	严重程度取决于切除部位的重要性及个人感受
喉部切除术	★③	★		★④		★★★	可遮掩颈脖的伤口
心理治疗	★★★★	★★★★		★★★		★★★	焦虑和沮丧可以使形象问题更为严重
其他肿瘤治疗	★	★		★		★★	内在器官的影响有限,但体重减轻外表改变对患者和家属可能有极大影响

注意:

①切除一个睾丸不影响生育。

②暂时的影响。

③做爱时无法或难于说出性感的话语。

④颈部的造口会降低呼吸量,可能会造成性高潮不易。

⑤一些治疗沮丧的药也可能造成性欲降低。

符号代表的意义:极少★ 不太可能★★ 有时★★★ 时常★★★★ 总是★★★★★

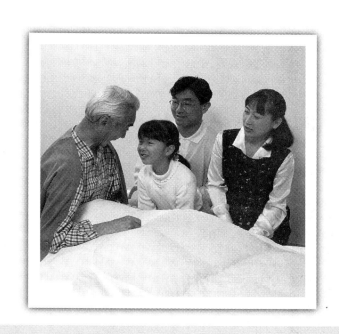

第三章　给癌一个笑脸

第一节　肿瘤疼痛与症状

什么是疼痛　／097
肿瘤疼痛的原因　／098
关于止痛药的常见忧虑　／098
治疗疼痛的药物　／100
治疗疼痛的方法　／104
非药物镇痛的方法　／105
患者和家人可以做的事　／107
其他舒缓疼痛的方法　／107
缓解其他副作用　／108
描述疼痛　／112
服药表　／113
疼痛日记　／113

本章节将为患者讲解肿瘤及治疗可能引起的疼痛,并会提供一些缓解疼痛的方法。

几乎所有肿瘤患者都有共同的顾虑:会不会痛?答案是:1/3的肿瘤患者几乎未经历过疼痛,而对于受疼痛影响的患者来说,若能深入了解疼痛的原因,并配合有效的治疗,疼痛通常都能够控制。只要亲友、医护人员和患者共同努力,疼痛其实并非想象中难以应对。

此外,疼痛与病情好坏并无太大关系,即使有疼痛也不代表病情严重或恶化。

每个人对痛的反应都不一样,即使患上同一种病,个人的经历和感受也不尽相同,因此应按照个人的需要进行治疗。

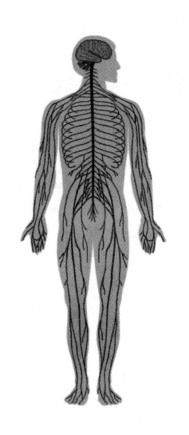

什么是疼痛

疼痛是组织损伤或潜在组织损伤所引起的不愉感觉和情感体验。疼痛应当被视作一种个体的体验,因此它是主观的。疼痛可视为疾病进展、突发感染或某种治疗并发症的信号。当神经受到剧冷、剧热、肿瘤或肿瘤四周组织的压迫或刺激时,便会产生疼痛。

一、现代概念

(1)疼痛是除呼吸、血压、体温、脉搏外的第五生命体征。
(2)急性痛是一种症状,而慢性疼痛是一种疾病。

二、疼痛分类

1. 急性痛

急性痛顾名思义来得急,去得快。通常是烧伤、割伤或扭伤引起。伤口愈合后疼痛自然会消失。急性痛的生理作用是让患者注意伤口,例如脚踝扭伤后,疼痛令患者减少走动,好让脚踝有机会休息和复原。

2. 慢性痛

肿瘤的疼痛通常属于慢性痛,即长期的疼痛,一般不会因为休息而减轻,需要针对性的治疗才能缓解。

肿瘤疼痛的原因

一、生理因素

- 肿瘤周围的组织或神经受压;
- 身体受感染而发炎;
- 放射治疗或手术后的伤口;
- 癌细胞转移或扩散,最常见的是骨痛;
- 有时远离肿瘤原发位置的部位也会感到疼痛,这是因为神经可以将痛感传送到身体不同部位,所以胸部肿瘤引起的疼痛可能传至肩部或手臂,这类情况称为"牵涉痛"。

患者经常误将新出现的疼痛视做病情恶化或肿瘤扩散的征兆,其实疼痛与病情并无必然关系。头痛、肌肉疼痛、胃痛等问题在患病前也偶然会出现。不过一旦发现新的部位疼痛,应及时通知医生,以便他们评估情况。

二、心理原因

负面情绪如恐惧、焦虑、情绪低落、疲累等都可能令疼痛加剧。情绪困扰会影响生理健康,例如负面情绪令哮喘、心脏病和胃溃疡等症状恶化。治疗这类疼痛不单需要处理生理问题,亦要治疗心理问题。

三、人际关系的影响

疼痛可能源于工作环境或社交生活,若朋友或同事刻意回避患者的病情,难免会令身心受创。

关于止痛药的常见忧虑

许多人对使用止痛药都有顾虑,特别是吗啡这类强效止痛药。在向肿瘤患者介绍常用的止痛药物前,先讨论一下人们对服用止痛药的常见顾虑。

一、一痛就服药

很多人认为除非痛得不能忍受,否则最好不要服用止痛药。这种观念只会让患者承受不必要的痛苦,同时令疼痛难以受控。各类疼痛都有针对性的止痛药,长期服用止痛药不一定会降低药效,有些人连续几个月都服用同一种止痛药,因此不需要到忍无可忍时才服药。

二、按医生指示定时服药

服用止痛药的目的是缓解疼痛,所以即使疼痛未发作也必须定时服药,因为身体需要一段时间才能吸收药物,如果药力未发挥作用疼痛就来袭,便要承受不必要的痛苦。通常止痛药的效力足以维持到下次服药,如果未到服药时间已经觉得痛,请与医生商讨是否需要提高剂量或更换止痛药。

三、服用吗啡不代表肿瘤恶化

初期医生会先开处药性较温和的止痛药,再视情况逐渐加强药力;若感到剧痛,就可能需要使用强效止痛药(如吗啡),不过这绝不表示肿瘤病情加重。吗啡是常用的止痛药,剂量会随疼痛的程度而调节。

四、止痛药可与其他的药物合并使用

止痛药可与消炎、安眠、肌肉松弛、抗癫痫或抗抑郁等同样有镇痛效果的药物合并使用。

五、使用止痛药不会"上瘾"

另一种常见的忧虑就是"上瘾"。其实不用担心,使用吗啡止痛并不会令患者对药物造成心理上的依赖,因此不会导致上瘾。疼痛病人对阿片类药物产生躯体依赖性,是病人对镇痛治疗的需要,不影响继续合理使用阿片类止痛药。

医生会按照患者的个别需要开处适当剂量的吗啡,并只会在疼痛加剧时才会提高剂量,疼痛减轻后即会逐步减药。

六、服用吗啡有期限吗?

服用吗啡并无时间限制,若止痛有效可长期服用。

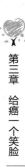

七、止痛药的剂量是否有上限？

医生处方的剂量不会超出安全范围。阿片类止痛药虽没有剂量上限,但在短时间内急速增加剂量会有危险。如果需要增加剂量,一定要与医生商议。

市面上有很多止痛药可供选择,应根据疼痛的类型和严重程度选择适合的药物。除药物治疗外,亦可考虑其他缓解疼痛的方法,如放射治疗、化学治疗、针灸、催眠、音乐疗法、放松练习等。最重要的是找出适合自己的镇痛方法。

治疗疼痛的药物

肿瘤患者的疼痛多属于慢性疼痛。世界卫生组织建议慢性疼痛患者应定期使用止痛药,这不但可以令疼痛症状减轻,还可以防止疼痛恶化。如果疼痛加剧,可引起焦虑、紧张、难以入睡等问题。

一、使用止痛药的方式

- 口服药(最普遍的用药方式);
- 药水(专为吞咽有困难的患者而设);
- 含片;
- 栓剂;
- 药贴;
- 针剂;
- 静脉注射或经喂胃管给药。

二、针对不同痛症的药物

止痛药的类型有统一的国际标准,称为"三阶梯止痛疗法",这个标准列出对轻度、中度及重度疼痛适用的药物。

癌痛止痛原则:按阶梯给药、口服给药、按时给药、个体化给药。

每种止痛药都有其特殊的作用机理,所以可以同时使用不同类别的止痛药。

1. 常规止痛药

(1)肿瘤三阶梯止痛原则。阿司匹林、扑热息痛、布洛芬等是最常用的止痛药,具有止痛、消炎和消肿的功效。

购买止痛药时,应留意包装上的成分说明,如有疑问应向医务人员查询。虽然这类药物药性温和,但也必须按照建议剂量服药,切勿过量服用。如果患者正服用止痛药,一定要告知医生,以便他安排相应的治疗。

由于不同药物的止痛作用不同,有时患者也许需要同时服用一种以上的止痛药,例如阿司匹林可局部止痛,而其他药物则可同时阻碍脑部接收疼痛信号。

(2)副作用。这类消炎止痛药可能影响胃黏膜,导致消化不良,甚至胃出血。饭后服用,可减少对胃部的刺激。有需要时,医生会同时开出医嘱使用护胃药以保护胃黏膜。在一般情况下,不应空腹服药,也切勿与酒同服。

2. 中度药效的止痛药

(1)中度药效的止痛药介绍。这类药物需经医生处方,包括可待因、右旋丙氧酚,曲马多或丁丙诺啡等。它们可对脑部的痛觉受体发挥作用,减轻疼痛感,降低机体对疼痛的反应。

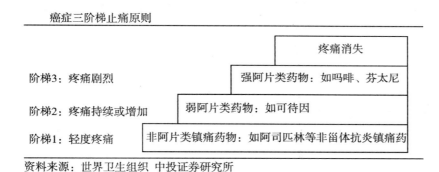

癌症三阶梯止痛原则

资料来源:世界卫生组织 中投证券研究所

(2)中度药效的止痛药的副作用。

昏睡:这类药物可能令人昏昏欲睡,服药后要避免进行需要精神集中的工作,例如驾车、操作机械等。

便秘:如有需要,可请医生开具缓泻剂与止痛药同服。

口干:部分药物会引起口干舌燥。

请谨记:这类止痛药绝对不能与酒一起服用。

3. 强效止痛药

(1)强效止痛药介绍。吗啡(Morphine,美菲康®,美斯康定®)或海洛因(Heroin)是最常使用的强效止痛药,其他药物还包括芬太尼(Fentanyl,多瑞吉®)、羟考酮(Oxycodone,泰勒宁®,奥斯康定®)、盐酸氢吗啡酮(Hydromorphone hydrochloride)、盐酸丁丙诺啡(Buprenorphine,舒美奋®)、美沙酮(Methadon)等。(注:因海洛因与美沙酮被公安部列入毒品目录,这里不做过多介绍。)

吗啡可与其他止痛药一并使用,医生需要为每位患者测试最适当的剂量。即使是同一种肿瘤,而且病情属同一阶段,不同患者需要的剂量也可能完全不同。通常初期使用的剂量较低,然后逐渐增加,直至达到最有效止痛的剂量。在治疗过程中,吗啡的剂量可能需要不定时调整。

吗啡的用药方式包括：口服药片、药水、栓剂或针剂。不少使用吗啡的患者都担心自己会上瘾，或受药物影响而变得神志不清，其实以吗啡止痛并不会令患者上瘾，但突然停用吗啡反而不好。

(2) 强效止痛药的副作用。

瞌睡：吗啡会令人昏昏欲睡，这种现象通常在几日后便会消失，但每个人对药物的反应都不同，所以用药后应避免驾车、操作机械或进行需要精神集中的工作。另外，使用吗啡期间不能喝酒。

便秘：如有需要，医生会开出医嘱使用缓泻剂改善便秘的问题，部分缓泻剂可软化粪便，有些可刺激肠道蠕动，选用哪一种则视个人情况而定。

恶心：部分人在使用吗啡初期会感到恶心，所以医生会建议他们在治疗的第一个星期服用止吐药。

口干舌燥：这种副作用虽然不严重，但会令人很不舒服。通常患者都无须服药，只要多喝水和含吃新鲜菠萝片就能改善情况。

如果止痛药剂量过高，有可能抑制呼吸，令血压下降及导致昏眩。如果出现这些症状，必须立刻通知医生。

(3) 存放强效止痛药。强效止痛药必须小心存放，应在药瓶贴上标签并将药箱上锁，或将药物放在儿童接触不到的地方。如果患者担心忘记吃药，可以写一张便条放在显眼处提醒自己，又或者写"服药日记"，详细记下服用的剂量和时间。未再使用或过期的药物应丢弃。

(4) 服药方法。吗啡通常每四小时服用一次，患者可以将吗啡溶入糖浆或果汁中服用；吗啡缓释片的效用可以在12小时内慢慢释放，比每四小时服药一次更方便。除药片外，吗啡药水也能在12小时内逐渐释放药力。

肿瘤患者多数使用口服吗啡，使用针剂的相对较少。针剂吗啡能迅速发挥药效，因此多用于缓解突发性的剧痛。

吞咽有困难的患者亦可使用给药泵，以便定时将吗啡注射到体内。注药泵体积小、质量轻、方便携带，不影响日常活动。

静脉注射一般较少人采用，因为注射速度需根据患者情况调整，使用起来较为不便。此外，注射方式还包括脊椎注射、皮下注射和肌肉注射；需要长期止痛的肿瘤患者较少采用皮下或肌肉注射，以免长期承受皮肉之苦。

(5) 主要的强效止痛药。

- 吗啡（Morphine）：吗啡是最常用的强效止痛药。用药方式包括：短效药片；长效药片；短效药水；冲剂；栓剂；肌肉注射针剂；与止呕药混合的针剂。

用药初期通常先服用短效药物，再逐步调整至有效止痛的适当剂量，其后便可转用长效药物。药片的效用通常在12小时以上，药水和针剂的药效则可在12~24小时内逐渐释放。

如果吞咽有困难，可以使用栓剂或针剂。吗啡栓剂可在24小时内逐渐释放药效。

吗啡与其他强效止痛药一样有副作用，如果无法适应这些副作用，请告诉医生，以便考虑转用其他止痛药。

- 芬太尼(Fentanyl):用药方式包括药贴及针剂。

药贴(多瑞吉®)只需将防水的药贴贴在皮肤上,药力便会慢慢渗浸。药贴一般每三天更换一次,每次贴在不同的部位。这种药贴的优点是方便,患者无需每天服药。

由于药力渗入皮肤需要时间(一般需6~7小时),贴上后未必能立刻止痛,此时可以针剂或短效药物达到迅速止痛的作用。

高温会加速芬太尼的吸收,靠近暖炉或洗澡时要特别注意,如果发烧更必须通知医生。

芬太尼的副作用与其他强效止痛药相同,但便秘的情况比较轻微。

- 氢吗啡酮:氢吗啡酮有短效和长效胶囊,副作用与其他止痛药相同。
- 美沙酮(Methadone):美沙酮有短效的药片和药水,以及肌肉或皮下注射的针剂。
- 丁丙诺啡:用药方式包括针剂、药贴和含片(6~8小时内在口中融化)。
- 羟考酮:用药方式包括短效药片、短效药水或长效药片。
- 二醋吗啡:用药方式包括药片、静脉注射、肌肉或皮下注射的针剂。

如果患者无法吞咽,皮下注射是最常用的方式,皮下给药泵可以持续将药物注射到体内,有效缓解疼痛。

4. 其他药物

有时医生会处方其他药物与止痛药同服,常用的有:

(1)非类固醇消炎止痛药(NSAID)。

这类药物除了止痛还可以消炎和消肿,对舒缓皮肤、肌肉或骨骼等肿瘤所引起的疼痛尤其有效,阿司匹林是当中常用的药物。

非类固醇消炎药可刺激胃部,导致消化不良、胃黏膜发炎,甚至胃出血,故切忌空肚服用。其他轻微的副作用包括体重上升、血压高和较易受感染等,但情况一般不会太严重,治疗结束后副作用自会逐渐消退。

常用的非类固醇消炎止痛药还包括布洛芬(Ibuprofen,芬必得®)、双氯芬酸(Diclofenac sodium,同杜叮®、扶他林®、思孚欣®、奥尔芬®、戴芬®、乐松®)和塞来昔布(Celecoxib,西乐葆®)。

(2)双磷酸盐类药物(Bisphosphonates)。可强化骨骼及缓解疼痛,对骨转移的患者很有帮助。患者可选择口服药或针剂。

(3)类固醇。类固醇可以减轻因肿瘤压迫或破坏神经而引起的疼痛,也能增加食欲。地塞米松和氢化泼尼松都是常用的类固醇。

类固醇容易令体重上升,长期大剂量使用可能诱发感染、影响血压及血糖水平。如果患者常感到口渴、小便次数频密,可能是血糖上升的征兆,应尽快通知医生。

有些人服用类固醇会变得烦躁易怒,也有人失眠。如果患者有失眠的问题,可以改为在早上服用类固醇。

在饭后或小食后服用类固醇可减低消化不良、胃黏膜发炎或出血等副作用出现的机会。此外,医生在有需要时亦会开出胃药以保护胃黏膜。

(4)抗癫痫或抗抑郁药物。抗癫痫药物[如加巴喷丁(Gabapentin,迭力®)]或低剂量的抗抑郁药物[如阿米替林(Amitriptyline)]都能够减轻因为肿瘤压迫神经而引起的疼痛。镇痛效果一般需7~10时才会出现,所以即使服药初期疼痛未见缓解也不要贸然停药。这类的药物通常与止痛药同时使用,患者一般需要持续服药数月。

(5)抗生素。由炎症引起的疼痛可利用抗生素治疗。

(6)肌肉松弛剂。如果因为肌肉痉挛而令疼痛加剧,服用肌肉松弛剂[如安定(Diazepam)]可改善情况。

治疗疼痛的方法

如果疼痛由肿瘤引起,可以利用外科手术、放射治疗、化学治疗或激素治疗等方法缩小肿瘤,减轻疼痛。

一、外科手术

手术可以移除部分或整个肿瘤,以消除对器官或神经干的压迫。有些可以用激光缩小肿瘤。当其他的手术无效时,脊椎手术对缓解疼痛可能也有帮助。

二、放射治疗

放射治疗有助缩小肿瘤,减轻疼痛和其他症状。放射治疗对抑制骨痛,尤其是脊椎、大腿、盆骨和肋骨的疼痛最有效。

放射治疗有助缓解疼痛,通常一两次的治疗已足够,但未必立刻见效,一般7~10次止痛效果才显现,期间医生会开处方止痛药暂时控制疼痛。治疗疼痛的放射量通常很低,除了稍微疲倦外,甚少出现其他副作用。

放射性同位素是轻度放射性物质,可以减轻骨痛。放射性锶89是最常用的同位素,经静脉注射到体内后会被受癌细胞影响的骨骼吸收,达到止痛的效果。

三、化学治疗

化学治疗也可以缩小肿瘤,缓解疼痛,但并非对每个人都有效,副作用也因人而异。患者可以与医生讨论用化学治疗疼痛的利弊。

四、激素治疗

激素治疗通过改变体内激素水平,达到缓解疼痛的效果,对部分肿瘤引起的疼痛有效。

激素治疗虽然也有副作用,但不算严重。患者可以与医生讨论治疗的利弊。

非药物镇痛的方法

如果患者的癌痛属于难以控制的一类,医生可能会建议患者到疼痛专科,接受其他镇痛治疗如阻塞神经传导、经皮神经电刺激(简称 TENS)、针灸、催眠疗法等,它们可单独或配合止痛药一并使用。

一、阻塞神经传导

原理是通过截断神经传导,阻止疼痛信号传至脑部。常用的方法包括冷冻疗法、射频消融术及长效局部麻醉。

二、经皮神经电刺激(简称 TENS)

以电流刺激神经,引发身体分泌天然的止痛药"内啡呔"。TENS 有助缓解痛症,对特定部位尤其有效。

三、针灸

作用与 TENS 类似,同样是刺激身体分泌内啡呔,达到镇痛的效果。部分患者认为这种方法有助镇痛。

四、催眠疗法

催眠有助止痛,但单独使用效果有限。自我催眠通常能减轻心理上的疼痛反应,同时能松弛神经。

五、放松练习

放松练习可以驱走恐惧和焦虑,对放松紧张的肌肉尤有帮助。其中的"渐进肌肉放松"技巧,要求练习者对肌肉的分布有基本的认识,再学习逐一收缩或放松这些肌肉。当神经紧张时便可以运用这些技巧消除压力,缓解疼痛。

六、瑜伽

瑜伽动作可以活动肌肉、润滑关节、加强身体的柔软度和弹性。瑜伽的呼吸法让患者吸入更多氧气,同时带来内心的平静,从而减轻疼痛。

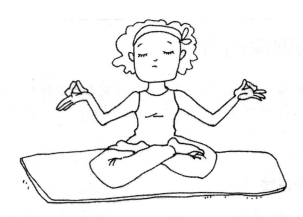

七、静坐

静坐方法有很多,目的都是安静心神。患者只需要找一个角落,舒适地坐下,然后专注观察自己的呼吸,期间仔细感受清凉的空气如何进入鼻孔,温热的鼻息如何呼出。如果思绪转到其他事物上,要将注意力收回,集中精神留意呼吸。患者也可以把注意力放在某种物件上,如一朵花、烛光等。

静坐令人身心平静,对减轻疼痛有一定帮助。

由有经验的导师指导静坐会事半功倍。刚开始静坐时,患者可能觉得难以集中精神,但只要多练习,很快就能掌握,负面情绪会逐渐散去。

八、冥想

冥想可以把轻松愉快的图像带入脑海,助患者忘却疼痛。想象一些快乐的影像和声音,在一定程度上可消除疼痛和不适。

冥想、静坐或松弛练习的目的都是消除压力和其他可能令疼痛加剧的因素。有些人单独运用一种技巧已能达到理想的镇痛效果,有些人则觉得合并使用效果较佳。

患者可参加训练班或从CD、DVD或书本学习这些技巧。

九、身体扫描练习

这种练习可促进神经自发性松弛。做法是逐一扫描身体的不同部位,当身体放松后,再通过想象沉重、轻盈、温暖等感觉转移注意力,从而忘却疼痛。当患者能够驾驭基本的技巧后,就能随时随地用做止痛。

十、深呼吸

和缓而有节奏的深呼吸有助放松,配合药物可缓解疼痛。做法如下:

(1)缓慢地深呼吸。
(2)呼气时慢慢放松身体;想象负面情绪和压力正逐渐离开身体。
(3)以自己觉得最舒服的速度继续呼吸。
(4)每次吸气和呼气都在心中默数,以训练集中力。吸气时想象将宁静和快乐带入体内,呼气时则驱走焦虑和不安。
(5)完成步骤(1)至(4)后,重复步骤(3)至(4)约二十分钟。
(6)最后以缓慢的深呼吸结束。

患者和家人可以做的事

得知患癌后情绪起伏是很正常的,但是这些负面情绪可能令疼痛恶化。

焦虑和抑郁是肿瘤患者最常见的情绪反应。"我该如何面对?之后会发生什么事?我会转好吗?治疗是否有效?"等问题会一一在脑中涌现。

焦虑可引起口干、肌肉痛、心跳加速、消化不良等生理反应。抑郁则会引致失眠、难以集中精神、疲累、瞌睡等问题。情绪低落所引致的生理症状可能在确诊后的几日或几星期内出现,如果情况持续超过3~4星期,就需要就医了。

心理治疗能够改善焦虑和抑郁,患者还可以从中学到如何应付肿瘤引发的压力。如果焦虑的情况严重,医生会开处抗抑郁药或镇静剂,以减轻症状。

切勿隐藏情绪,应坦白说出内心的恐惧和忧虑,别人才知道应该怎样帮助。有朋友帮忙料理家务、在有需要时为患者提供财务建议、听患者倾诉都是非常有力的支持,对改善情绪问题大有帮助。足够的情绪支援对控制疼痛是非常重要的。

其他舒缓疼痛的方法

很多人以为只有药物能控制疼痛,其实药物只是镇痛方法中的一种。一些简单方法也有不错的镇痛效果,患者可以单独或与其他治疗一并使用。

一、坐姿与卧姿

坐姿与卧姿都会影响疼痛的程度。坐下或躺下的前15~20分钟一般都会感到舒适,但维持同一姿势太久就容易感到不适,因此可请家人或朋友帮患者不时转换姿势。长期维持同一姿势还有机会导致皮肤疼痛和发炎,使用羊皮垫可减少这类问题发生。

经常整理和更换床上用品也很重要。躺在清洁、柔软、干爽的床单上会让人精神一振。

V形枕头或垫枕可减轻背痛和肩颈痛,床上还可放一个支架支撑被子,以免疼痛的身体受压。

二、脚部

脚部常被忽略。使用脚垫或小凳有助消除疼痛,穿着有鞋垫的短靴不但能保持双脚温暖,亦可发挥保护作用。

三、热水袋或冰袋

热水袋和冰袋都是有效的止痛用品。使用时需用毛巾包裹,切勿直接接触皮肤。交替进行冷敷和热敷止痛效果最明显,虽然这种方法未必能在短时间内发挥镇痛作用,但只要持之以恒就能看到效果。

四、按摩

即使不懂专业的按摩手法,轻轻按摩背部或四肢仍有助缓解疼痛。揉压疼痛的部位可干扰疼痛信号传往脑部,亦能松弛肌肉。按摩时涂上润肤油或水效果更佳。

五、分散疗法

看电视、听音乐或跟朋友聊天虽然不能直接缓解疼痛,但至少可以分散注意力。躺在床上什么都不做反而容易令人情绪低落;即使只是短时间的娱乐,亦足以令患者提起精神和应付疼痛。亲友的短暂探访既不会让患者太累,又能消磨时间,同时也让患者有所期待。

 ## 缓解其他副作用

副作用可由肿瘤本身引起,亦可因治疗而产生。药物治疗、非药物治疗或两者并用都能缓解副作用造成的不良反应。

一、饮食问题

食欲不振和恶心是不少患者面对的副作用,多在放射治疗或化学治疗后出现。他们的严重程度不一,有些人见到或闻到食物的味道都觉得恶心。如果过分担心病情的话,情况更会恶化。

选择简单的食物,少量多餐,可能比一顿丰盛大餐更容易让人接受。

若体重下降,医生或会开处一段短时间的类固醇,让患者恢复体重。

治疗结束后,很多患者体重都会逐步增加。在未恢复原本的体重前,不妨改穿较小码的衣服,让体形看起来不至于太消瘦。

二、恶心呕吐

若感到恶心或呕吐,止呕药可以帮到患者。定时服药可有效缓解症状。虽然暂时未有药物可完全消除抗癌药引起的恶心,但药物仍有助减轻症状。化学治疗引起的恶心通常只会持续几小时到几天,若情况持续应通知医生。

三、口腔疼痛

口腔溃疡可造成口腔疼痛,影响进食。某些抗癌药如甲氨蝶呤和丝裂霉素,可能引致口腔溃疡。

口腔疼痛是溃疡的先兆,使用漱口水有助防止溃疡形成,选购漱口水时可向药剂师查询。若患者服用的药物有可能引致口腔溃疡,医生亦会开处有预防作用的漱口水。

要预防口腔感染,平时必须保持牙齿清洁、饭后漱口,用软毛牙刷则能避免加剧牙肉的疼痛。

如果溃疡已经形成,可在患处涂上含麻醉剂的药膏,以缓解不适,喝冻饮或含冰块也能减轻疼痛。嘴唇痛的话就要用小匙或吸管饮食。如有需要,可请医生开处治疗口腔溃疡的产品,比如四强油。

服用抗生素期间口腔较易受真菌感染,形成口疮。药物治疗能有效治疗感染。

四、肠道问题

肿瘤患者常有肠道问题,当中以便秘和腹泻最常见。运动量少,加上食欲不振,很可能改变排便习惯。多吃水果、蔬菜、谷类和小麦等高纤维食物可促进肠道蠕动,有助预防便秘。多喝水和其他饮品、养成定时运动的习惯(如每天散步几次)也很有帮助。

若便秘持续超过三四日,可请医生开处缓泻剂。

至于腹泻则要减少摄取高纤维食物,以及避免生吃水果和蔬菜,碳酸饮料、辛辣的食物、奶类制品等也要暂时戒掉。腹泻容易令身体脱水,故必须多喝水以补充身体流失的水分。若腹泻持续超过48小时,应尽快就医及接受治疗。

五、呼吸问题

患者可能出现哮喘、气促和咳嗽等问题。这些症状或与肿瘤有关,也可能由肺部或胸膜腔感染、胸腔积液引起,如果是气管痉挛,气管解痉剂可以改善情况。

胸腔积液的处理方法是在局部麻醉下以针筒抽出积水。需要经常抽胸水的患者可考虑将一条引流管置于胸部,方便抽液。若因胸部感染导致呼吸困难,需接受抗生素治疗,炎症消退后呼吸自然恢复顺畅。

咳嗽多由痰引起,化痰药可除痰及缓解咳嗽。如果不清楚化痰药的功效,可请教医生或药剂师。至于气促亦有方法缓解,吗啡可改善这方面的症状。若患者正服用吗啡止痛,医生会调节剂量,以便同时治疗气促。

另外,呼吸问题还可能是胸部放疗的副作用。放疗可能令肺部发炎,故在治疗结束后的数周至数月内,或会出现咳嗽或轻微气喘的现象,类固醇治疗可改善情况。若呼吸出现问题,应尽快就医。

六、皮肤问题

瘙痒和大量流汗也是肿瘤患者经常遇到的问题。若皮肤瘙痒,应选用以天然纤维制成的衣物及床上用品,以防皮肤进一步受刺激。同时要避免使用肥皂和泡沫丰富的沐浴露,并在浴后涂上无香味的润肤产品,以免皮肤干燥、发炎。

药物治疗可改善晚间流汗的情况。此外,使用薄被及保持房间空气流通也很有帮助。

有些患者因为衣物摩擦而造成皮肤发炎或损伤。长期卧床或坐轮椅、血液循环差的人,由于膝盖、臀部、脚跟和脊椎底等部位的皮肤较薄,特别容易患上压疮,必须加倍小心护理。

若患者需要长时间坐或卧床,宜每隔半小时转换姿势。使用吹气坐垫、气垫床、羊皮垫、轻软的寝具,并以支架撑起被子,都有助预防压疮。

若皮肤疼痛,不妨轻揉或按摩。配以水或无香味的按摩油效果更佳。

皮肤较薄的部位要特别留意,慎防有伤口或发炎,因为这些都是压疮的征兆。一旦发现伤口,必须小心护理,除了要避免伤口受压外,还要保持伤口清洁,以免受细菌感染。伤口受感染的话则要定时用消毒药水清洗,并以无黏性的绷带妥善包扎。如有需要,医生会使用抗生素以控制感染。

如出现压疮的初期症状,必须立刻告诉医生,切勿拖延,因为压疮发展迅速,而且形成后较难治理。

七、膀胱问题

当肿瘤压迫或阻塞输尿管,便可能引起各种膀胱问题。男性前列腺胀大、盆腔神经在手术后受损、肿瘤压迫脊椎神经等都可导致排尿困难。若患上膀胱炎,则会有尿频和小便灼痛等问题,需接受抗生素治疗。

需要卧床或坐轮椅的患者也常出现排尿问题,容易令人尴尬和产生挫折感,因此身边最好常备便盆,或如厕时请家人协助。有失禁问题的患者可选用护垫。市面有售的护垫不仅体积细小,并不显眼,而且吸力强,可时刻保持干爽和舒适。

排尿困难或卧床的患者可借助尿管排尿,既能减低膀胱炎发生的机会,又不会引起不适。尿管只需每月更换一次,平时可以用衣服遮掩,别人不会察觉。

八、体内积水

下肢水肿：足踝和腿部水肿多数因为走动太少。下肢出现水肿无须紧张，服用利尿药便能消除水肿。

腹腔积液：某些肿瘤可能导致腹腔积液（腹水），处理方法是将引流管插入腹膜腔，让腹水排走。引流腹水通常需在医院进行，患者只需局部麻醉。放疗或化学治疗可防止腹水复发。

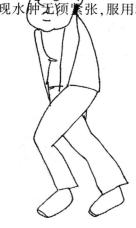

淋巴水肿：淋巴循环是人体的排水系统，若治疗需要切除淋巴结，便有可能导致身体局部水肿，例如切除乳房手术常会同时切除腋下的淋巴结，手臂便容易水肿。按摩水肿的部位有助消肿，穿着压力手袖亦能防止水肿加重。

九、无法安睡

睡得不好可能是情绪问题所致，也可能是因为睡眠习惯改变。如果日间感到疲累而经常小睡，到了晚上便较难入睡。另一影响睡眠的原因是疼痛，因此接受适当的镇痛治疗有助改善睡眠问题。服用安眠药虽可帮助入睡，但通常到了夜半三四点患者就会醒来，故服用安眠药只宜作为对付失眠暂时性的措施。

对于由焦虑、恐惧等情绪问题而引起的失眠，心理辅导或松弛练习能有效改善情况；养成定时作息的习惯也有帮助；睡前喝一杯热牛奶、在暖水浴中或枕头上加几滴薰衣草、天竺葵等香薰油，也能令精神放松，有利入睡；夜半醒来后无法再入睡也不要焦虑，与其在床上翻来覆去，不如听音乐、收音机、看电视或看书，累了自然就能入睡。

静坐和冥想也可以帮助放松和入睡。养成良好的睡眠习惯是很重要的，有需要可服用安眠药辅助入眠。其实即使不能熟睡，躺在床上休息也能恢复精神和体力。

长者和活动量不大的人所需的睡眠时间也相对较少。此外，日间经常小睡也会导致晚上失眠，可尝试限制自己只午睡一次，而且为时不要超过半小时。另外，就算晚上睡得不好，也要强迫自己在日间做适量的运动，例如在屋内或户外定时散步。多与朋友见面、聊天，或为自己安排不同的节目如阅读、做手工等，也能改善睡眠质量。类固醇可能影响睡眠，有需要的话可与医生商讨，将服药时间改在傍晚。

 描述疼痛

清楚描述疼痛的情况可以帮助医护人员找出成因，从而选择最适合患者的治疗。回答以下问题有助于仔细形容疼痛的状况：

- 哪里痛？

疼痛的部位可能多于一处,应逐一记下,例如:疼痛主要集中在某一个部位或散布在几个部位?疼痛是否从一个部位逐渐转移至其他部位?

- 哪种痛?

隐隐作痛?灼痛?酸痛?刺痛?抽痛?悸痛?割伤的痛?表皮的痛?发自体内的痛?猛烈的痛?撕裂的痛?难以忍受的剧痛?轻微的痛?持续地痛?间歇地痛?周期性的痛?蔓延性的痛?渗透性的痛?一碰到就痛?突然出现的痛?难以辨认的痛?

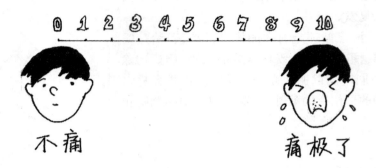

尝试以1到10来评估疼痛的程度:0表示一点也不痛,10表示非常痛,详情可参考下一页的"疼痛指标"评分表。除了以分数形容疼痛的程度外,患者也可以用文字表达,如一点也不痛,轻微的痛,中等程度的痛,严重的痛等。

- 与哪种痛相似?

尝试与一些患者经历过的疼痛如头痛、牙痛、背痛、腹痛、经痛、运动创伤、生育等作比较。

- 哪种方法能减轻疼痛?

患者或已经找到有效的镇痛方法,例如冷敷、热敷或服用止痛药。一些特定的姿势也能舒缓疼痛。此外,阅读、听音乐或看电视能分散注意力,让患者觉得没那么痛。

- 何时觉得痛?

白天觉得痛?晚上疼痛加剧?痛得无法入睡?常常痛醒?

- 疼痛有否影响日常生活?

弯腰或伸展腰背时会不会痛?长时间坐下会否感到不适?是否痛得无法集中精神?疼痛会否影响睡眠?疼痛令患者走得不远?

- 镇痛治疗有效吗?

接受治疗后完全不痛?几乎不觉得痛?还是很痛?

- 疼痛与以前不同?

患者可能发现疼痛症状时好时坏,疼痛的感觉也不尽相同(例如由钝痛变锐痛)。如果有这些现象应通知医生,并详细形容前后变化。疼痛出现变化不一定是因为肿瘤复发或恶化。医生掌握了患者的情况后会再进行一系列检查,以便找出疼痛改变的原因。详细描述疼痛对医生诊断病因是非常重要的,如果能以"疼痛日记"记录每日的情况就更有帮助。不少医院都有印制"疼痛记录表"供有需要人士使用。患者亦可以参阅本节的"疼痛日记"。

 ## 服药表

若患者需要服用多种药物,最好填写"服药表",表上应列明:
- 药物名称;
- 每种药物的作用;
- 药物剂量;
- 服用时间。

如有需要,医护人员会协助患者设计"服药表",有些医院更会提供现成的表。

为方便患者服药,医生会尽量简化服药方式,让患者能同时服用多种药物。如果其中一种药只需每日服 1~2 次,应尽量安排与其他药物同服。

举例说,早餐后服用吗啡、轻泻剂和阿司匹林;午饭和晚饭后则只服用吗啡和阿司匹林;睡前半小时再服吗啡、阿司匹林和安眠药。

另外,可借助一些用具提醒自己按时服药。药房有售的药盒通常分成多格,并标有日子和时间,患者只要将药分置在相应的格内,便可根据盒面的标示准时服药。

在"服药日记"中记下疼痛的症状及控制情况,有助医生评估镇痛治疗的成效。如果不想详细记录,也可以只简单记录疼痛有否在下次服药前发作。

如果疼痛持续加剧,或发展成另外一种痛,请尽快通知医生。若发觉止痛药快要用完,也要尽快通知医生以作补充。

 ## 疼痛日记

姓名＿＿＿＿＿＿

以下有不同记录的方式可供选择。

疼痛指标

以下的表格可以帮助患者评估疼痛的程度,并记录止痛药的效用。以 1~10 分表示疼痛的程度。

疼痛程度指标如下:

1	2	3	4	5	6	7	8	9	10
完全不痛									非常

日期	时间	疼痛评分 (1~10)	服用药物	服药一小时 后疼痛评分	疼痛时我 做了什么

2013/9/10	10:30AM	6	两颗阿司匹林	3	看电视

在家中使用的止痛药

药物名称	作用	剂量	时间

疼痛症状及服药成效
5月10日（星期一）
5月11日（星期二）
5月12日（星期三）
5月13日（星期四）
5月14日（星期五）

为治疗副作用所使用的药物

副作用	药名	剂量	时间	使用方法

疼痛症状及服药成效
5月10日（星期一）
5月11日（星期二）
5月12日（星期三）
5月13日（星期四）
5月14日（星期五）

非药物的止痛法
呼吸法效果：

第二节　毛发脱落

化学治疗与毛发脱落　／117
放射治疗与毛发脱落　／118
　　实际的建议　／118
　　选择假发　／119
　　如何选择假发　／119
　　如何佩戴假发　／120
　　其他的头饰　／120
　　转移目标　／121
当头发再度生长时　／121
　　患者的感受　／121

化学治疗或放射治疗可能引起毛发脱落或头发稀疏的问题，本节会教患者处理由此引发的生理和心理问题，同时提供有用的建议，例如怎样利用假发、帽子、头巾或头饰掩饰脱发。希望以下的资料能为患者和患者的亲友解答心中的疑问。

化学治疗与毛发脱落

一、化疗与毛发脱落

化疗的原理就是用抗癌药物破坏癌细胞，这些药物可以攻击癌细胞或抑制癌细胞生长，但在此期间有可能影响毛囊，导致毛发脱落。不过，等到化疗结束后，新头发便会在短时间内再次生长。在开始化疗前，医生会说明脱发的可能性及化疗可能引起的其他副作用。

并非所有化疗都会影响毛发生长，有些患者根本察觉不到脱发，也有人只是暂时性局部脱发，但也有人头发脱光。此外，少部分的人除脱发外，眉毛、眼睫毛、体毛或阴毛都会脱落。脱发的程度视乎药物的组合、剂量和个人对药物的反应而定。

脱发的现象通常在治疗开始后的几个星期内出现，有时在几天后便开始了。通常在梳头或洗头时头发脱落的情况最明显。

二、完成化疗后毛发会长回来吗

化疗导致的毛发脱落多数只是暂时性的，只要疗程结束，毛发就会再次生长，有时甚至疗程还没有结束就有新发长出。初期头发会比较稀疏，但3~6个月后便会恢复原貌。患者或许会发现新发的形态和颜色与之前不同。

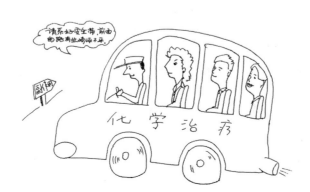

放射治疗与毛发脱落

一、放射治疗与毛发脱落

放射治疗是利用高能量射线杀灭癌细胞,在治疗癌症的同时尽量降低对正常细胞的伤害。

有别于化疗,放射治疗只会令接受治疗部位的毛发脱落。比如说,头部接受放射治疗便只会脱发;因治疗乳癌在腋窝进行放射治疗,则腋毛会脱落。

二、完成放疗后毛发会长回来吗

当放射治疗结束后,毛发会重新长出来,但可能不如以往浓密。毛发重生的速度视放射治疗的强度和长短而定,毛发通常会在治疗完成后的6~12个月内再次生长。

但是,部分患者在放射治疗后会出现永久性脱发,或新头发浓密程度不一。如有类似情况则可能要继续佩戴假发、帽子或头巾作掩饰。在接受放射治疗前,医生会与患者讨论永久脱发的可能性和其他可能出现的副作用。

实际的建议

如果患者正在面对毛发脱落的问题,不妨参考以下建议:
- 治疗前可考虑将头发剪短,以免长发的重量对头皮造成压力。
- 习惯长发的人可以分阶段剪短头发,以便慢慢适应新形象。有些患者在大量脱发时便会把头发剃光,以免头发参差不齐。
- 使用温和的护发用品(如婴儿洗发水),可保持头发和头皮滋润。
- 治疗结束后的半年内不要烫发或染发。
- 尽量轻轻梳头,如果头皮变得敏感易痛可使用婴儿发梳。
- 切勿使用过热的吹风机或发卷,以免令头发干燥或折断。
- 不要编辫子,以免进一步令头发受损和折断。
- 睡觉时可用发网、软帽或头巾包住头发,以免脱发掉到床上。
- 尼龙枕头套可能刺激头皮,应避免使用。
- 如果觉得头皮干燥、发痒或头屑多,可以涂上没有香味的润肤膏、杏仁油或橄榄油。
- 如果腋毛脱落,切勿使用有香味的止汗剂,可以用婴儿爽身粉作替代品。

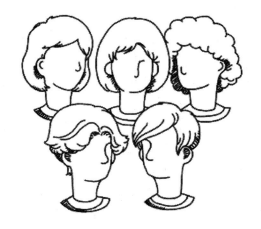

 选择假发

应付脱发最直接的方法就是佩戴假发。现在的假发品质大有改善,不但看上去自然,佩戴起来也很舒适,还有多种不同的款式和颜色可供选择,因此假发越来越受欢迎。

假发可分为真发、人造发和混合发三类。

选购假发时最好与亲友同行,他们的意见会对患者有帮助。当然,假发店的店员也能为患者提供实用的建议。

患者可以慢慢考虑,不需要立刻决定买哪一款。如果有固定的发型师,也可以请教他的意见。

男性假发的选择不及女性的多,男性患者可能要多花点时间才能找到适合自己的款式。

患者也可以在脱发前先买好自己喜欢的假发,那么即使脱发的速度比预期中快,也不会措手不及。

在完成放化疗后头发也会重新生长,在此之前,如果不想戴假发,可以选择戴帽子或头巾。

 如何选择假发

如果不想戴假发后外貌与以前差别太大,患者可以:
- 选择一个与自己头发浓密程度相近的假发,发量太多看起来反而更假。
- 如果有固定的发型师,可以让他/她帮助自己选择合适的假发,并可以修剪出适合自己的发型。
- 选择颜色与自己原本发色相同或淡一点的假发会比较自然,颜色过深反而更引人注意。
- 假发的尺寸要配合头部的大小。随着头发陆续脱落,假发或帽子的尺寸也要相应

- 缩小。
- 假发店店员会教顾客护理假发,如有疑问可请教发型师。
- 不时转换假发的颜色和款式可保持新鲜感,也能给亲友一个惊喜。
- 人造假发比真发便宜、轻便,也比较容易打理。人造假发因经过定型处理,洗涤后风干即可使用,平时可照常梳理和喷上发胶。
- 人造假发如果天天戴,寿命通常是3~4个月。当假发的固定带变得松弛,假发就容易脱落,这时就需要更换一个新的假发了。
- 切勿让火苗接近假发,以免烧焦发丝。
- 用真发制成的假发比较贵但寿命较长,也比较自然,不过需要小心护理。这类假发需定期交予专业人员梳洗及定型,平时则要按提示护理。
- 如果要上街买衣服或到医院复诊,最好选择容易穿脱的衣服如开襟的衬衫。套头的衣服容易令假发松脱。

 ## 如何佩戴假发

假发松脱是很多人担心的问题,其实固定假发的方法有很多,最常用的方式是利用粘贴物或双面胶在头部两侧固定假发。

选择不会引起头皮敏感的粘胶可减少不适。当要脱下假发时,可用稀释液轻轻擦拭粘胶,然后取下。最好经常改变粘贴的位置,以免引起局部头皮不适。

购买假发时店员会教顾客如何固定假发。要测试假发是否固定好,最佳方法是向前弯腰并用力摇头。

假发的衬里有时候会引起头皮不适,可以在假发下戴一条棉质的丝巾或头罩,这类产品在假发店有售。

 ## 其他的头饰

假发不是唯一掩饰脱发的方法,帽子也是一个受欢迎的选择。帽子的款式和颜色变化多端,既可保持头部温暖又美观。不妨多逛商场或帽子专卖店,总能找到适合自己的款式。

围巾是另外一种选择,而且有多种颜色和质地,既轻便又容易佩戴。棉质或软毛制成的围巾都是合适的质料,但绸缎容易滑落,最好还是避免使用。

大头巾也很普遍,而且佩戴舒服,在夏天尤其适合。商场或假发店均有出售。

了解过各种头饰的特点后,可能患者还是选择什么都不用。无论最终的决定是什么,自己觉得舒服是最重要的。

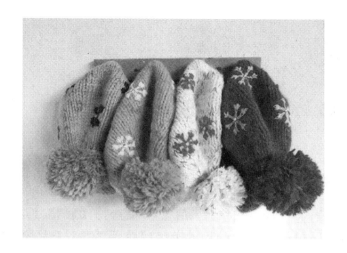

转移目标

以下是一些经历过暂时脱发的患者所提供的建议,或许有参考价值:
- 强调面部的其他特征,可以转移别人对头发的注意力。加强眼部、嘴唇及双颊的化妆,可以将别人的注意力转到脸上。
- 穿颜色鲜艳的上衣、领带、围巾亦可转移别人的视线。
- 佩戴饰物也有帮助,项链可以强调颈部的线条,用耳环搭配帽子或头巾也很好看。
- 脱发可能令患者不想出门,也不愿意与其他人接触,但随着与别人的接触增多,自信心就会逐渐恢复,这种良性循环能帮助其积极面对脱发。

当头发再度生长时

头发重新生长的初期会比较稀疏,但逐渐会变得浓密。

当头发长到可剪成一个发型时,就不用再戴假发了。很多过去一直留长发的人都发觉短发也很适合自己。发型师可为患者设计一个合适的发型。

在完成治疗后六个月内,应避免烫发及染发。

患者的感受

头发是外表非常重要的一个部分。脱发可导致极大的情绪波动,有人感到愤怒,有人因此而沮丧。在经历患癌的打击和治疗副作用的折磨后,还要面对脱发,很多人都无法承受,而且脱发更时刻提醒他们患癌的事实。这些反应其实很正常,患者可能需要较长的时间,以及无比的毅力和勇气,才可接受头发脱落的现实。

"第一次看到头发大把大把地脱落时,内心非常惊恐。我整天戴着假发,因为无法面对秃头的自己。"

也有些人觉得脱发没有想象中那么糟糕。

"脱发没那么可怕,我试戴各种不同款式的假发。许多人都喜欢我的新发型。甚至有个陌生人问我在哪里剪的头发,那天我戴的是假发。"

不少人在看望病人时第一次看见脱发的患者都感到不知所措,这种反应会让患者觉得难堪。如果患者觉得气氛尴尬,不妨主动打破僵局,开腔谈论自己脱发的情形。

患者可能觉得别人经常注视着自己的头发,其实他们根本不知道自己戴了假发。

有些人担心孩子看到亲人脱发会害怕,其实孩子的适应能力很强,很快就能接受这个改变。

与有脱发经验的患者多交谈,不但能了解他们面对脱发的心路历程,还可得到不少处理脱发的有用建议。

第三节　淋巴水肿

淋巴系统简介　/ 124
淋巴水肿的定义　/ 125
淋巴水肿的症状　/ 125
淋巴水肿的病因　/ 125
淋巴水肿的诊断　/ 125
淋巴水肿的治疗　/ 126
淋巴水肿的预防　/ 132

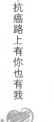

淋巴系统简介

淋巴系统由淋巴管道、淋巴组织和淋巴器官组成。
淋巴管道构成包括毛细淋巴管、淋巴管、淋巴干、淋巴导管。
淋巴组织是淋巴细胞浸润的网状结缔组织,主要包括弥散淋巴组织和淋巴小结。
淋巴器官有淋巴结、扁桃体、胸腺和脾。
淋巴系统主要有三大功能:平衡体液、吸收脂肪、机体防御。

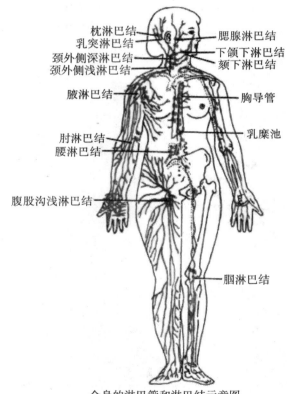

全身的淋巴管和淋巴结示意图

淋巴水肿的定义

淋巴水肿指淋巴系统受到破坏，使得淋巴液不能流通，积聚在皮下，形成淋巴水肿。

 ## 淋巴水肿的症状

淋巴水肿通常在淋巴系统遭到破坏后数年才出现，初时并无明显症状，可能是手臂觉得沉重和发胀，感觉迟钝，当发现手臂真的肿胀时，淋巴水肿已经形成了。有时是因为发现手表、手镯或戒指绷紧了，才发现手臂肿胀。偶然也会因水肿造成皮肤龟裂，渗出无色的淋巴液才发现，但这种情况非常罕见。

淋巴水肿通常见于四肢以及颈部，但也可见于其他部位。哪里的淋巴结受累及，哪里就可能发生水肿，例如胸部、腹部，罕见的甚至会发生在脸部。

患部可能出现下列症状：
- 沉重或肿胀的感觉；
- 皮肤紧绷或粗厚干燥；
- 关节灵活度降低；
- 患肢有不适甚至疼痛的情况。

 ## 淋巴水肿的病因

淋巴系统受到不可修复的破坏是导致淋巴水肿的主要原因，破坏淋巴系统的元凶包括疾病，如肿瘤、寄生虫感染；也包括医疗程序，如手术割除淋巴结以及放射治疗，都可能导致淋巴水肿，如果两种程序同时进行，淋巴水肿的机会更大。

要注意，淋巴水肿也可能是由肿瘤复发引起的，所以要请医生诊断。

 ## 淋巴水肿的诊断

主要有以下几种检查方法广泛应用于淋巴水肿的诊断。

一、间接淋巴管造影

以碘曲仑或碘酞硫为造影剂注入皮内，在 X 线透视下可见造影剂由初级淋巴管逐渐扩散到集合淋巴管，然后根据需要来逐段拍摄显影的 X 线片。该方法操作简便、快捷、损伤极小、不良反应少，对淋巴水肿的诊断有高度的特异性和敏感性，可了解病变的发展和转归,判断治疗的效果,也是鉴别脂肪水肿和淋巴水肿的最佳方法。

二、淋巴闪烁造影

以 ^{99m}Tc 标记的多相油酸脂质体为造影剂注入皮下,通过伽马闪烁相机将显影的淋巴管及局部淋巴结数据输入计算机进行处理,描绘出淋巴回流动态曲线,来测定淋巴回流速度,观察淋巴管是否通畅、有无侧肢循环建立、淋巴结的形态和数目,判断有无淋巴回流障碍、淋巴管缺损、畸形等。该方法伤创小、易操作,对淋巴水肿的诊断亦具有高度的特异性,是最适宜区别静脉性水肿和淋巴性水肿的方法之一,同时对由恶性肿瘤转移造成的淋巴结肿大有辅助诊断意义。

三、CT

无创、简单易行的方法,可清晰显示软组织的变化情况,诊断淋巴功能不全及严重程度。

四、MRI

除了可以清晰显示软组织的变化情况,还可以显示增生扩张的集合淋巴管、淋巴干、乳糜池及组织中乳糜返流的程度和范围,对各类型淋巴水肿可进行鉴别诊断,但不能评估淋巴功能。该方法与闪烁淋巴造影联合应用可提高肢体慢性淋巴水肿的诊断。

五、B 超

方便、快捷、价廉的方法,可显示正常或异常淋巴管的影像及其与皮肤、皮下组织、周围淋巴结的关系,还可提供异常淋巴循环通路,但该方法分辨率低,不能显示皮肤厚度的变化。

六、实验室检查

继发性淋巴水肿,在体内淋巴管内可找到微丝蚴或丝虫寄生发育成的成虫。

淋巴水肿的治疗

目前尚无根治淋巴水肿的方法,但有很多方法可以减轻症状,特别是肿胀,可能要治疗几个星期甚至几个月后才能明显地消肿。

四种疗法:

- 穿戴压力袖、压力袜、压力绷带等压力衣物给肿胀的部位施加一定张力；
- 活动四肢；
- 用按摩的方式帮助淋巴液排放；
- 空气压力治疗仪；

每天用上述疗法，可取得良好的疗效。

一、压力衣物

穿戴压力袖/袜可避免肿胀恶化。压力衣物可压住肿胀的部位，避免体液积聚；同时作为患肢的支架，可以帮助患处肌肉挤走肿胀淤积的体液。压力衣物经特别设计，使压力集中在手臂下半部，以方便排液。

压力衣物必须量身定做。太紧会妨碍四肢的血液循环，太松则难以控制肿胀。穿上后若觉得刺痛，手指或脚趾变色，那就是太紧，须立即脱下。

白天应全日戴上压力袖/袜，待晚上休息时才脱下。长途旅行，特别是飞行途中，更应全程佩戴。下机后，要等半个小时到一个小时才能脱下。

若肿胀严重或皮肤有凹陷压痕，压力袖/袜会束紧皮肤，不但不能缩小肿胀，反会增加痛苦。使用压力衣物时，一有疑问就要请教医护人员。

1. 如何穿戴压力袖/袜

- 指甲要短。穿脱压力衣物之前，先脱下首饰。
- 尽可能每天一醒来，还未下床就穿上。开始活动前一定要穿戴好，穿上身之前，先翻出压力袖/袜的夹里，要翻到手腕和脚跟处。把压力衣物套在患肢的手或足上，慢慢往上拉。不要抓住衣物的上缘硬往上扯，也不要翻转或者上卷，否则会妨碍血液流通，令肿胀恶化。
- 穿戴时可以用手套协助，以便借力，抓紧压力衣物往上拉。
- 压力衣服穿上后，要确保没有皱褶。
- 为了方便穿戴，患肢可以略涂些不含香料的爽身粉。若患肢的手部也肿胀，则除了压力袖，可能需要戴手套，而且手套要能覆盖到压力袖上。
- 洗完澡后四肢湿润，很难穿戴压力袖。宜待皮肤干爽后再尝试。
- 晚上脱下压力衣物后宜滋润皮肤。但早上起来不要涂膏油，以降低穿戴压力衣物时的难度。
- 穿上身时，要确保压力衣物的物料分布均匀，没有褶皱、团块。

每种压力衣物要有两件以供替换。压力袖/袜可以用六个月。不合身的话要立即更换。

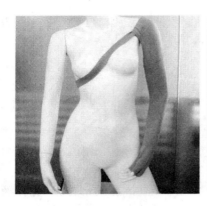 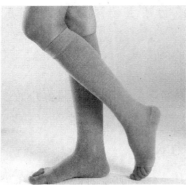

2. 压力绷带

患肢若严重肿胀甚至变形，难以穿戴压力衣物，治疗初期可使用弹性绷带。通常每天由医护人员协助包扎。可能要用 2~3 个星期，待体型比较正常后，再改用压力袖/袜。为了尽快消肿，通常同时用多种方法，譬如用按摩、绷带结合运动和护肤。

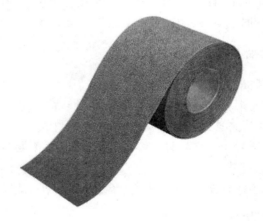

二、活动四肢

温和的运动是日常自我护理重要的一部分。穿着压力袖/袜做运动，收效会更好。做运动有三个好处：

- 有助于身体组织排液、消肿；
- 增加关节的灵活性；
- 改善姿势。

但运动勿过量，以免肿胀恶化，皮肤变红、湿热。运动量要温和，觉得舒服。慢慢地做，持之以恒地做。

做运动时一旦发现喘气、不适或肿胀加剧，应立即停止，通知医护人员。

以下简单的运动适用于手臂水肿，对着镜子做，注意身体姿态，确保肩膀水平：

- 轻松地坐下。手臂搁在垫子上,与肩膀同一高度。握拳,然后张开手掌,伸直手指。只要感觉良好就继续做。
- 托住手臂,在手肘处弯曲和伸直手臂。
- 尽量向上提升胳膊,然后放松返回原位。
- 用胳膊打圈,先由前往后转动,再由后往前。

以下运动适用于腿部肿胀,坐下把腿伸直,但膝盖后要有承托:
- 在脚踝处,移动脚趾往上、再往下。
- 在膝盖处,弯曲和伸直腿部。

三、按摩

按摩可以减少淋巴液在肿胀处聚积,得以自然散去,对治疗水肿十分重要,但方法要正确才能收效。

1. 人手淋巴液引流法(MLD)

MLD 对脸部、乳房、腹部、生殖器和躯干各部位的肿胀特别有效,但要请专业治疗师指导。

2. 自我按摩(亦即"简单淋巴液引流法 SLD")

这是一种简单的方法,患者在家可以自行按摩,主要是用手指轻轻朝一个方向推动皮肤。记得动作要轻柔。事后皮肤如果呈现红色,那下手就太重了。亲友也要学,可以帮助患者按摩其触摸不到的部位。详见下图:

按摩 1:手臂与腿均肿胀者适用
- 放松自己,手指放在颈部两侧,图中部位 1。
- 轻轻朝下和朝颈部后方推动皮肤。从图中部位 1 推动至图中 2、3 的部位,重复上述动作 10 次。
- 在图中部位 4,轻轻朝锁骨内侧凹陷处移动,直至两条锁骨相遇处。
- 重复上述动作 5 次。

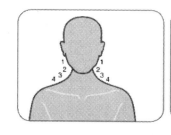
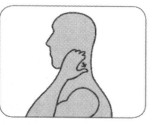

按摩 2:单臂肿胀适用
作用是刺激身体躯干的淋巴管,以方便多余的淋巴液排出推动皮肤时,永远朝向

身体没有肿胀的一侧。用单手做，做到其他部位时再换另一只手。

- 从非肿胀一侧的腋下开始做（部位1），用轻微的压力使皮肤朝腋下延伸。手掌平放，勿在皮肤上滑行，或用力挤压，否则会压住淋巴管，妨碍排液。重复10次。
- 在部位2，缓慢地轻轻将皮肤朝非肿胀一侧伸展，重复5次。
- 在部位3重复上述动作。
- 部位3对排液很有用，需要换一只手，在部位3重复上述动作5次。这次用手指轻轻伸展皮肤，朝向非肿胀一侧的腋下。
- 在部位4和部位5重复上述动作5次。

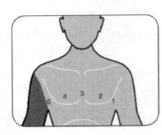 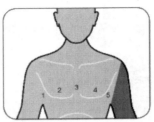

按摩3：单腿肿胀

作用是清理患腿的淋巴液通道，以便多余的体液流走。

- 由患腿一侧的腋下开始做（部位1）。用轻微的压力，使皮肤朝腋下延伸。手掌要平放，勿在皮肤上滑行。重复5次。
- 在患腿一侧，各在胸前水平（部位2）、腰部水平（部位3）、小腹水平（部位4）重复。
- 上述动作5次。轻轻往上牵起皮肤，朝腋下伸展。

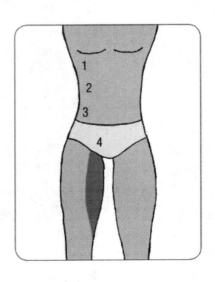

3. 手持按摩器

患者自行按摩时，若因为关节炎一类疾病，手指活动不便，可使用手持按摩器。用法与患者自行按摩大致相同。最重要的是轻柔，不要挤压皮肤，以免压住淋巴管，妨碍排液。但按摩器比较重，难以长时间手持，宜请亲友协助。

医护人员最了解患者是否适用按摩器。他们可以协助其选购，指导其使用。由于涉及一些技术问题，勿自行选用，以下资料仅供参考：

- 采用最低的设定。
- 使用时，皮肤上勿涂润滑膏油。
- 最好选购不带热垫装置的型号，一来重量较轻，二来较易使用。若只有热垫型号，使用时不要启动发热功能。
- 就如上述徒手按摩，轻轻地用按摩器在皮肤上打转。
- 按摩时避开异常或有损伤的皮肤。

每天至少用15分钟。

4. 深呼吸运动

自行按摩前后，宜用以下的方式做深呼吸，以此作为辅助运动，以便淋巴液排放：

- 放松地坐下或躺下。双膝微弯，双手放在腹部。
- 深呼吸以进一步松弛。
- 将吸入的空气引到腹部，要能感到腹部隆起。
- 像叹气般缓慢地呼出空气。呼气时，使腹部放松。
- 重复5次，稍微休息才起身或离座。

四、空气压力治疗仪

空气压力治疗仪操作简单、使用方便，价格优廉，上下肢均可进行使用，并可对压力模式、整体压力大小、分段压力大小、压力持续总时间、压力间隔时间等进行综合、灵活的调节。治疗时患者需取平卧位或侧卧位，不会消耗体力，亦不会引起任何不适或不良反应，而且治疗后效果显著，常作为首选治疗方法。

五、饮食

体重若偏高，治疗水肿会困难得多，原因是压力袖可能无法容纳患肢，或者会影响治疗的效果。因此，维持正常体重很重要。

有些患者对某些食物敏感。例如辛辣的食物会使一些患者的肿胀恶化，饮酒对一些患者也有类似的副作用。必须注意自己对食物的反应，若有异常请告诉医生。限制钠盐摄入，急性期适当限制氯化钠摄入，一般1~2g/d，以减少组织钠、水潴留。

淋巴水肿的预防

腹股沟或腋下进行过放疗或切除淋巴结,有水肿的机会较大。预防的方法是避免患处感染,特别是避免皮肤损伤,以致淋巴系统工作"过劳"。

一、皮肤护理

保护皮肤对防止淋巴水肿极为重要。皮肤上再小的损伤也会给细菌入侵的机会。因为淋巴液会在伤口汇聚,里面的蛋白质正好供细菌繁殖。感染的部位会红肿、疼痛,令你感到不适,甚至没有胃口。此时应暂停可能导致淋巴水肿的治疗,立即使用抗生素。同时抬高肿胀的部位,令患肢感到舒适,避免下垂。

严重的淋巴水肿会令皮肤变得粗糙,呈现橙皮状,容易受伤。只要注意润滑皮肤即可避免。必要时,可选适用的润肤膏。

二、预防感染

感染会令手臂积聚淋巴液,导致水肿。预防的方法是注意卫生、保护皮肤。
- 避免在患肢抽血、注射、量血压或静脉注射;
- 保持手和指甲四周的皮肤柔软、润滑;
- 做家务时戴手套;
- 缝纫时戴针顶;
- 如要去腋毛,请用电动刮胡刀;
- 户外活动时使用驱蚊水;
- 小心宠物的齿和爪,以免被抓伤或咬伤。

三、慎防灼伤

灼伤一旦感染,会积聚体液导致水肿。
- 在烈日下应涂防晒油,避免日光浴;
- 洗涤时避免温度过高,包括洗碗水、洗澡水、桑拿、泡温泉;
- 使用烤炉时戴手套,以免被灼伤;
- 煮食时戴手套,以免被滚水、热油或烤炉灼伤。

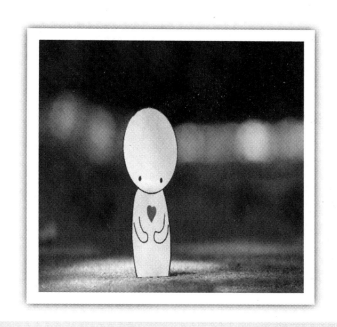

第四章　认知癌症

第一节 肿瘤诊疗相关检查

癌是什么　/ 135
健康体检　/ 136
病理学检查　/ 137
放射影像学检查　/ 137
介入诊断　/ 140
超声影像学检查　/ 140
内镜检查　/ 141
血液检查　/ 142
基因诊断　/ 144
血常规检查　/ 144
生化检查　/ 144

本节可以帮助患者认识一些常见癌症，并为其解答有关诊断和治疗这些癌症的疑问。

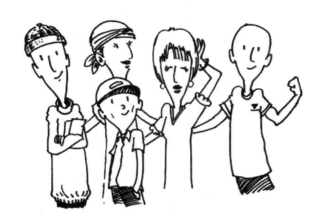

 癌是什么

我们身体的器官和组织是由千千万万肉眼看不见的细胞所组成的。不同部位的细胞，其形状和功能虽不一样，但其修补和增殖的方式都大同小异。

细胞正常的时候，分裂增殖得很有秩序，会自我控制。一旦失去控制时，就会不停地增殖，在身体里累积成块状，称为"肿瘤"。肿瘤分良性和恶性两种，恶性的肿瘤俗称癌。

良性肿瘤的细胞不会扩散到身体其他部分，因此不会致癌。但若良性肿瘤在原来的部位不停增生，可能会压迫邻近的器官，造成问题。

癌症是由身体细胞自动增殖的异性新生物，这种新生物由一群不随生理需要而自由发展的癌细胞所组成。癌细胞并无正常细胞的功能。由于它快速而无规律的生长，不但消耗人体的大量营养，而且破坏了正常器官的组织结构和功能。肿瘤细胞不断分裂，形成新的肿瘤细胞，并由原发部位向周围组织浸润和外部播散，这种播散如无法控制，将进一步侵犯重要器官和引起衰竭，最后导致死亡。

由于恶性肿瘤具有浸润性生长的特性，在一些情况下，肿瘤虽经过手术切除或放射治疗，但在组织内可能残留下一部分还具有活力的癌细胞，经过一个长或短的时期又继续生长增殖，在原来的部位重新长成相同类型的肿瘤，这个现象称为复发。

转移是指恶性肿瘤细胞脱离其原发部位，通过直接蔓延，淋巴道，血道和种植等途径扩散到身体的其他部位，甚至在多个器官内继续增殖生长，形成同样性质的肿瘤。

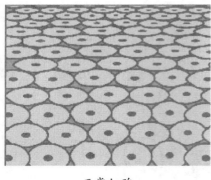 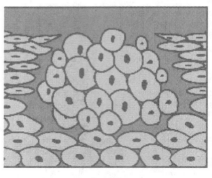

正常细胞　　　　　　　　　　　　　　癌细胞

癌细胞或恶性肿瘤有三个主要的特点：
- 迅速分裂，不受身体控制；
- 进入并破坏周围的骨骼和软组织；
- 经血液或淋巴系统扩散至身体其他器官。

所以癌细胞发现得越晚，治疗就越不容易。

医生可以抽取一小块肿瘤样本，在显微镜下分辨是良性或恶性，也就是通常我们说的"病检"。

癌症并非一种单一的疾病，成因也不止一个，治疗方法亦不止一种。癌症有超过两百种不同类型，每种也有其独特的治疗方法。

健康体检

健康体检，是指在疾病没有临床症状之前进行的体格检查。随着科学技术的飞速发展和人类生活水平的逐步提高，健康体检已被大多数人所接受。但怎样进行检查，需要进行哪些医学检查，目前还有许多人不明白，一般情况下，需从以下几个方面引起重视。

- 乳腺自我检查

一般情况下每月进行 1 次仔细的自我检查。在平时洗澡、更衣时也应多加关注。

- 乳腺体检

一般在 40 岁以前，平时多加注意，可每 3~4 年到医院检查 1 次，而 50 岁以后要每年进行 1 次。

- 胸部 X 线检查

若常有夜间咳嗽或胸部不适时，应及时进行胸部 X 线检查，常吸烟者，应每年检查 1 次。

- 直肠指检

40 岁以前每 3 年检查 1 次，40 岁以后每年 1 次。

- 大便隐血实验

50 岁以上者每年 1 次。

病理学检查

病理学检查是目前诊断肿瘤最为可靠的标准，同时，也是选择治疗手段的风向标。

一、细胞学检查

主要是通过收集相关的体液或分泌物（如胃液、痰液、胸腔积液、腹腔积液、尿液、阴道分泌物等），进行离心沉淀涂片或直接涂片，用特殊染色法在显微镜下找肿瘤细胞。

二、组织学检查

通过某种手段获取异常或病变的组织或淋巴结进行组织学检查，明确病理组织学类型，以获得诊断依据。常用的方法有：
- 微创或手术切除；
- 介入引导（如 CT 或 B 超引导下穿刺活检）；
- 通过特殊器械在异常或病变组织表面取得组织（如妇科检查时）；
- 内镜检查下（如纤支镜、胃镜、肠镜等）。

某些肿瘤患者，无法通过手术方式直接获得异常或病变组织，只能通过间接方式获得异常/病变组织，但由于肿瘤组织生长方式的特异性，有可能多次送检，都无法得到有效信息。

然而，随着医学技术飞速的发展，我们还可以通过其他检查手段，来明确诊断。

放射影像学检查

一、CT

CT 即计算机体层扫描，是用高度准确的 X 射线束圈围绕身体的某一部位做断面扫描，由灵敏的检测器记录下大量的 X 射线衰减信息，再由模数转移器将模拟量转换成数字量，然后输入计算机，调整处理数据后合成矩阵图像，再由图像显示器将扫描部位的断面解剖结构图像显示出来。

CT具有较高的密度分辨率，能准确地发现肿瘤发生的位置，且克服了结构的重叠现象，能获得人体内部解剖断面影像，并可在同一层面上显示多个脏器，对病变组织与周围组织的关系、血道、淋巴道的转移播散等能准确、客观地判断。它也可应用于放射治疗的定位作用。

有时候为了能更加清晰地显示图像，提高病灶的显示率和检出率，可能会使用一种含碘的显影注射剂，这种显影剂能够确保图像更清晰。如果患者对碘过敏，请提前告知医务人员。

CT的应用也有其局限性，对软组织病变范围的显示、中枢神经系统、颅颈结合部位病变的显示不如MRI。

二、MRI

MRI即磁共振图像，是利用原子核在磁场内产生共振的原理，加上射频脉冲激励产生信号，以计算机处理重建成像的一种技术。它具有多参数成像，对比度好、任意方位断层、可读性好、无损伤、无骨性伪影、较高的时间分辨率等优点。

MRI应用与CT类似，可用于病灶的定位、定性，且同CT相比具有以下优势：

- 对中枢神经系统脑、脊髓解剖结构的显示；
- 肿瘤病变范围，肿瘤周围水肿；
- 对软组织肿瘤、头颈部肿瘤、骨肿瘤的临床分期。

MRI有极强的磁力，在进入检验室前，必须除去所有的金属用品。MRI成像速度较慢，环境较密闭，噪声大，所以有下列情况者，不可进行MRI检查：

- 装有心脏起搏器、血管瘤夹者；
- 铁磁性植入物者，如枪炮伤后弹片残存、眼球内金属异物者；
- 人造心脏金属瓣膜植入者；
- 金属关节、金属假肢者；
- 体内胰岛素泵、神经刺激器者；
- 妊娠3个月内者；
- 幽闭恐惧症者；
- 顺磁性物质，如假牙等；
- 有金属避孕环者，取环后可行检查；
- 在检查中不能保持体位者；
- 检查过程中有生命危险的急诊及危重病人。

有时候为了能更加清晰地显示图像，提高病灶的显示率和检出率，可能会注射一种显影注射剂，这种显影剂能够确保图像更清晰。

如果需要同时做多种注射造影剂的检查，请告知检查预约人员，把检查时间隔开，避免造影剂之间的相互影响。

三、正电子发射计算机断层显像(PET-CT)

PET-CT 具有计算机体层扫描和正电子发射断层扫描的双重作用,可以清晰地显现身体细节的图像。通过利用肿瘤组织的一些特有的生物学或生理学及生物化学代谢特点,将一种含有放射性物质的葡萄糖溶剂(示踪剂或显像剂)注入体内,肿瘤细胞无法像正常细胞移除这种葡萄糖,它会在全身可疑部位上聚焦,经 PET 显像显示肿瘤的位置、形态、大小、数量及显影剂分布,突出病灶。对肿瘤良恶性的鉴别、临床分期、疗效观察、复发及转移监测、寻找恶性肿瘤原发灶上有显著帮助。

四、骨 ECT

ECT 即发射型计算机断层仪,是将放射性药物注入体内,利用药物经组织代谢后在不同组织器官与病变部位之间形成的不同的放射性深度差异,将探测到的这些差异,通过计算机处理后成像。

全身骨成像和 PET-CT 骨断层显像对骨肿瘤特别是骨转移性肿瘤的诊断有独特价值。

五、X 射线检查

随着医学飞跃发展,检查手段也日新月异。X 射线检查在临床诊断的重要性,虽然在逐步降低,但在疾病诊疗的过程中,也有着特殊的地位,特别是某些特殊的检查技术,更是占有一席之地,而且由于其简便、经济、无创,被广泛应用于疾病的早期筛查。

1. 普通检查

包括透视和 X 射线摄影(平片)。

2. 特殊检查

(1)体层摄影;
(2)钼靶 X 射线摄片技术,主要用于软组织及乳腺摄片;
(3)荧光缩影摄片。

3. 造影检查

(1)支气管造影,随着 CT、MRI 及支气管纤维镜的广泛应用,应用减少;
(2)食管钡餐检查;
(3)胃十二指肠钡餐检查;
(4)胃双重对比造影法;
(5)十二指肠低张力造影;

(6)小肠造影;

(7)结肠钡灌肠检查,对结肠息肉病变及早期结肠肿瘤有很大帮助。

 ## 介入诊断

肿瘤介入诊断是以现代医学影像设备为导向,利用介入方法对肿瘤进行诊断。

一、经皮穿刺活检

在影像设备(如 X 射线、B 超 CT、MR 等)的导向下,利用活检针经皮穿刺进入肿瘤病灶内取得病变组织,以明确其病理性质。其定位精确、成功率高、损伤小、安全可靠、操作简便,是一种微创介入诊断技术。

二、经导管血管造影诊断

1. 经导管注入造影剂进行数字减影血管造影(DSA)诊断

采用微创 Seldinger 技术,经皮股动脉穿刺将导管选择性或超选择性插管至肿瘤供血动脉,再经导管注入造影剂进行数字减影血管造影,能清楚地显示肿瘤供血动脉和肿瘤染色情况,对良恶性肿瘤的诊断及鉴别诊断有一定帮助。对诊断明确的恶性肿瘤还可以经导管进行灌注化疗或栓塞化疗,如肺癌的动脉灌注化疗和肝癌的栓塞化疗。还可以帮助寻找肿瘤出血的血管及指导栓塞止血,如消化道肿瘤、盆腔肿瘤的栓塞止血。

2. 血管插管造影 CT

主要用于发现肝肿瘤,特别是小肝癌、微小肝癌。

 ## 超声影像学检查

超声影像检查是利用探头发出的超声波探测人体、诊断疾病。

一、B 型超声诊断

检查人员手持传感探头,在病人的检查部位移动,探头发出超声波进入检查部位,将声波转化为影像,在屏幕上显示身体内部的结构。此检查过程中没有痛苦。

二、腔内超声诊断

将特殊的超声检查探头送入检查腔道内,更近距离地探查需要受检的部位。
(1)经阴道腔内超声;
(2)经直肠腔内超声;
(3)其他腔内超声技术。

三、声学造影

在普通超声基础上,经静脉注射超声造影剂,在探头扫查区域可以高于普通超声波 1000 倍的谐波信号,极大弥补了普通超声分辨力的不足。近年来,在肝脏占位性病灶上已广泛使用。

四、高频超声诊断

(1)乳腺肿瘤超声诊断;
(2)浅表淋巴结超声诊断。

五、介入性超声

介入性超声是在实时超声引导下,完成各种穿刺活检、抽吸、插管、注药或治疗等操作,因其定位准确、简便、安全、创伤性小,在疾病诊疗中占有重要地位。

在超声引导下,还可以进行胸腔、腹腔、心包、肝胆管、肾盂等定位、穿刺和置管引流。

内镜检查

内镜是直接观察、诊断和治疗人体体腔或管腔内疾病的重要手段。

以前需要手术才能看到的一些人体狭小的体腔和特殊的管腔,现在通过各种种类的内镜,就可以直观地看到相关情况,不仅可以实施造影、采取体液、组织标本进行生化、细胞学和病理组织学检查,也可以通过内镜达到某些治疗的目的。它不但大大提高疾病的诊疗水平,同时也显著减轻了对人体的伤害。

常有的内镜检查有:

一、消化系统

- 食管镜;
- 胃镜;

- 十二指肠镜；
- 胆道镜；
- 子母型胰胆管镜；
- 小肠镜；
- 结肠镜。

二、呼吸系统

- 鼻窦镜；
- 喉镜；
- 支气管镜；
- 胸腔镜；
- 纵隔镜。

三、生殖泌尿系统

- 宫腔镜；
- 阴道镜；
- 输尿管镜；
- 膀胱镜。

四、腹腔镜

五、其他

如关节镜、血管镜、电子（纤维）乳腺导管镜、脑室镜等。

随着内镜技术的提高，内镜检查在临床的应用越来越广，不但对人体的身体损害较小，而且只要内镜能达到的部位皆可应用内镜，但内镜检查却始终是一种侵入性的检查，也存在相应的检查禁忌症，在选择应用时，仍需谨慎。

 # 血液检查

一、肿瘤标志物

肿瘤标志物是指特征性地存在于恶性肿瘤中的物质，或由肿瘤细胞异常产生的物质,或是宿主对肿瘤反应产生的物质。

良性疾病时一些标志物的含量也会发生改变,恶性肿瘤时标志物的含量也可能正常,因此,肿瘤标志物主要用于肿瘤的辅助诊断,以及疗效观察、复发监测、预后评价。

常见的肿瘤标志物有:

- 癌胚抗原(CEA),是一种广泛的肿瘤标志物,可在多种肿瘤中表达,主要用于大肠癌、乳腺癌及肺癌等的临床辅助诊断。
- 甲胎蛋白(AFP),主要用于肝癌的早期诊断。
- 癌抗原125(CA125),主要用于卵巢癌的诊断。
- 前列腺特异抗原(PSA),诊断前列腺癌有较高的特异性。
- 组织多肽抗原(TPA),主要在乳腺癌、消化道肿瘤、泌尿系统肿瘤及呼吸系统肿瘤中敏感性较高,是一个增殖分化标志。
- 人绒毛膜促性腺激素(HCG),用于绒毛膜癌的诊断和监测。

二、凝血功能

通过检查与机体出、凝血相关的指标,判断在进行手术、微创操作以及机体受到创伤时,机体能否正常开启凝血途径,保护机体。同时,在机体正常状态下,凝血指标的异常,也可导致不良后果。

三、血型/交叉配血试验

血型指血液成分(包括红细胞、白细胞、血小板及血浆蛋白)表面的抗原类型。常见的血型有:A型、B型、AB型、O型。正确血型的输注,能有效避免输血时发生溶血反应,保证输血安全。

除了ABO型系统外,血型还存在许多亚型,最常见的就是RH血型,包括RH(+)和RH(-)两大类。

因此,除了血型相同外,还需要将献血者的红细胞和血清分别与受血人的血清和红细胞交叉混合,观察有无凝集反应,以保证受血者的输血安全。

四、输血前病原

检查机体是否接触过或已感染血源性传染病的病原体、机体内是否已产生保护性抗体;在献/输血时,保证血液质量,保护受血者安全。同时,在进行创伤性操作时,起到积极预防血源性传染病病原体播散的作用。

五、其他相关血液检查

根据患者诊断、治疗的需要,可能还需要进行其他相关的血液检测。

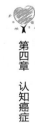

基因诊断

基因诊断又称 DNA 诊断，是最新的诊断方法，是通过直接探查基因存在状态及功能的方法对疾病进行诊断的。

肿瘤的基因诊断目前主要集中在肿瘤转移标志物、肿瘤抗药基因、突变的癌基因、肿瘤相关的病毒基因等几个方面。肿瘤的基因诊断依据其分子标志进行诊断。一般情况下，分子遗传性标志主要用来诊断淋巴瘤、白血病、乳腺癌、胃癌、肺癌、前列腺癌、膀胱癌、胰腺癌、结肠癌、肾癌、神经母细胞瘤、脑癌等。病毒性标志主要用于诊断宫颈癌、鼻咽癌、肝癌等。组织性标志主要用于诊断甲状腺癌、黑色素瘤、肝癌、前列腺癌等。肿瘤性标志主要用于诊断头颈部癌、肺癌、胃癌、乳腺癌、黑色素瘤、结肠癌等。

 ## 血常规检查

最基本的血液检验，治疗前、后用于评估身体基本状况。
- 白细胞，抵抗病原入侵，保护机体不受疾病侵袭；
- 红细胞/血红蛋白，机体运输氧气、二氧化碳及其他人体新陈代谢需要的物质；
- 血小板，机体的凝血和止血"革命砖"。

 ## 生化检查

通过检测血液中的各种离子、糖类、脂类、蛋白质以及各种酶、激素和机体的多种代谢产物的含量，间接判断身体各重要脏器的健康程度。治疗前评估身体各重要脏器是否处于正常功能运行状态，治疗后评价对机体功能的影响程度。常检测的指标有：
- 肝功能；
- 肾功能；
- 电解质；
- 血糖；
- 血脂。

第二节　颅脑肿瘤

大脑　/ 146
颅脑肿瘤　/ 147
什么会导致颅脑肿瘤　/ 148
颅脑肿瘤的症状　/ 149
医生如何诊断　/ 151
治疗方法　/ 152
治疗的副作用　/ 155
积极防治　/ 157

大脑

脑位于颅腔内,形似核桃,为淡粉红色,大小约为两只紧握并拢的拳头,成人平均重量为1400g。可分为端脑、间脑、中脑、脑桥、延髓和小脑六个部分①。

- 大脑:大脑占了脑部大部分的体积,掌管所有高层次的精神功能。大脑由左右两个大脑半球组成:右半球掌管身体左边的活动,左半球掌管身体右边的活动。每个大脑半球又分为四个叶:额叶、顶叶、颞叶和枕叶,分别掌管身体不同的活动。
- 小脑:后脑的一部分,掌管身体下意识的动作和平衡。这些动作和平衡并不受人的意志控制。
- 脑干:脑干是中枢神经系统中位于脊髓和间脑之间一个较小部分,自下而上由延髓、脑桥和中脑三部分组成②。脑干控制血压、呼吸、心跳、眼睛活动和吞咽等人体基本功能。它位于脑的底部,与脊髓和大脑半球相连。

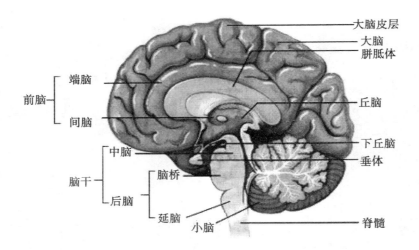

一、脑细胞

与人体其他器官一样,脑是由细胞构成的。脑细胞主要包括神经元和神经胶质细胞。每个人出生的时候,脑部大约有400亿个神经元。骨骼、肝脏、肌肉等其他器官

---

① 柏树令:《系统解剖学》(七年制),第323页。
② 柏树令:《系统解剖学》(七年制),第324页。

或组织损伤后可因细胞分裂增殖很快得以恢复,只有脑细胞不可分裂。脑细胞处在一种连续不断地死亡且永不再生增殖的过程,死一个就少一个,直至消亡殆尽。这是一种程序性死亡,也叫凋亡。

神经元通过神经网络对身体各部分发出信号,称为神经刺激。神经刺激彼此沟通,传递给身体其他部位。神经刺激像电流,当有需要时,身体可以随时发出或切断。

神经元得到多种不同的神经胶质细胞的支持,包括星形胶质细胞、少突胶质细胞和室管膜胶质细胞。

二、脑部控制身体的功能

- 呼吸;
- 血液循环;
- 维持体温;
- 制造激素;
- 消化食物;
- 大小便活动;
- 运动时心跳加速;
- 解释五官传递的信息;
- 控制思想、记忆。

颅脑肿瘤

一、颅脑肿瘤

颅脑肿瘤,也称颅内占位性病变,是神经系统中常见的疾病之一。颅脑肿瘤是一种缓慢起病逐渐加重的脑部疾病,对人类神经系统的功能有很大的危害。它有良性与恶性之分。

颅脑肿瘤分为原发和继发两大类。如果肿瘤是在脑部起源,称为原发性脑肿瘤,可发生于脑组织、脑膜、颅神经、垂体、颅内血管和胚胎组织等。由身体其他部位的恶性肿瘤转移或侵入颅内形成的转移瘤,称为继发性脑肿瘤①。在各种类型的癌症中,肺癌和乳癌最容易扩散到脑部。这里主要介绍原发性的恶性脑肿瘤。

良性颅脑肿瘤只要动手术切除,一般不会对健康构成威胁。但良性颅脑肿瘤即使切除后,只剩下很小一块,有时候也可能会再次繁殖扩大。有需要的话,这类复发的良性颅脑肿瘤通常可以再次动手术切除。如果良性脑肿瘤的位置不当,也可能危害生命。

原发的恶性颅脑肿瘤很少扩散到身体其他部位,但会入侵到四周的正常脑部组织,

---

① 万德森:《临床肿瘤学》(第三版),第291页。

对健康构成威胁。

需要强调的是，癌症并非单一的疾病，并不是只有一种病因，也并不是只需要一种疗法就足以应对。已知的癌症病种繁多，各有其病因和疗法。

颅脑肿瘤不会传染，也不会通过接触而传播。

二、颅脑肿瘤分类

颅脑肿瘤的种类超过了 40 种，但是主要可以分为两大类：良性肿瘤和恶性肿瘤。与其他的癌症比较，脑肿瘤良性和恶性之间的差别无法明显地区分。

1. 良性肿瘤

- 多数为生长缓慢的细胞；
- 极少扩散；
- 常见的种类：脑膜瘤、神经瘤、脑垂体瘤、颅咽管瘤。

2. 恶性肿瘤

- 癌细胞可能扩散到脑部或脊椎其他部分。这些肿瘤在不断分裂成长的过程中可能压迫附近脑组织，以致威胁性命。不同种类的恶性肿瘤，其成长方式和对治疗的反应可能非常不一样。
- 有些癌细胞限制在某个特定地区，还有些癌细胞可能扩展到肿瘤外围的组织。
- 通常以原发处的细胞命名。
- 常见的种类：星形细胞瘤、树突胶质细胞瘤、室管膜细胞瘤和混合型神经胶质细胞瘤。

3. 颅脑肿瘤的阶段

颅脑肿瘤的阶段分四级，级数的断定取决于肿瘤生长的速度以及侵入附近组织的能力。
- 第一、二级(轻级)：肿瘤的生长非常缓慢。
- 第三级(中级)：肿瘤以中等速度生长。
- 第四级(重级)：肿瘤以快速度生长。

什么会导致颅脑肿瘤

肿瘤分子生物学研究表明，有两类基因与肿瘤的发生、发展密切相关。一类是肿瘤基因，另一类是抗肿瘤基因。肿瘤基因的活化和过渡表达诱发肿瘤形成，抗肿瘤基因的存在和表达有助于抑制肿瘤的发生。肿瘤基因可以存在于正常细胞中，不表达肿瘤特性，当细胞受到致瘤因素作用时，如病毒、化学致瘤和射线等，细胞中的肿瘤基因被活化，细胞的表型发生改变，肿瘤基因得以表达，这些细胞迅速扩增，从而形成真正的肿瘤实体。目前认为，诱发肿瘤发生的因素有：
- 遗传因素；
- 物理因素；
- 化学因素；
- 致瘤病毒；
- 胚胎残余学说。

增加患病的可能性因素：
- 年龄。任何年龄都有可能患上颅脑肿瘤，但是40岁以上人士的风险比较高；儿童脑肿瘤，发病时间一般来说是在3~12岁。
- 性别。男性患病的几率较高。
- 家族史。家族内有人曾患神经胶质瘤的几率较高。
- 环境。工作环境中会接触辐射物如甲醛、氯乙烯和丙烯的人，几率较高。但是也有人没有以上的任何一种危险因素，仍然患上颅脑肿瘤。

 ## 颅脑肿瘤的症状

颅脑肿瘤会挤压附近的脑部组织，造成压力。良性和恶性的肿瘤都可能造成脑部肿胀。脑肿瘤的症状不同，主要因为肿瘤压迫的位置不同。如果肿瘤生长的速度很缓慢，症状会逐渐增强。

一、早期症状

- 精神异常。
- 幻嗅：指一个人嗅到了一种实际上并不存在的气味，而且往往是一些令人恶心的怪气味，如"烧橡胶"、"烧鸡毛"、"臭鸡蛋"味，甚至是"尸体腐烂"的气味等。
- 视力骤降：脑瘤也会出现进行性视力下降，并伴有头昏头痛，且常被误为眼疲劳。
- 成人癫痫：癫痫，多数起病于20岁以前，尤以儿童多见，然而成年期起病的要警惕由脑瘤引起。
- 清晨头痛：头痛常发生在清晨四五点钟，往往是在熟睡中被痛醒，睡得越熟，痛得越重。起床活动后至八九点钟头痛逐渐减轻以至消失，故称为"清晨头痛"，此为颅脑肿瘤所特有的一大征兆。
- 喷射状呕吐：与胃肠疾病的呕吐相比，脑肿瘤的呕吐不伴有胃胀、恶心、腹痛和腹泻，呕吐与进食亦无关，而是在一阵头痛之后突然出现"喷射状呕吐"，呕吐物常可喷出两三米远。
- 单眼突出：脑瘤形成之初，除视力骤然下降之外，一侧眼球向前凸出也是此症的一大不祥之兆。这类单侧的眼球向前凸出，严重时可致眼睑闭合不全。

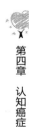

- 单侧耳聋：若无中耳炎、外伤等病史，仅有一侧耳朵听力逐渐减退，这也很可能是颅内肿瘤压迫了听神经所致的结果。
- 感觉减退：大脑半球中部顶叶掌管感觉，该部位的脑瘤会导致对侧身体的各种感觉器官失灵，使痛觉、冷热、触碰、震动和形体辨别等感觉减退甚至丧失。
- 半身不遂：颅脑肿瘤引起的半身不遂包括以下两种不同的情况：一种是半身无力或偏瘫，表现有病侧肢体活动障碍；另一种是一侧肢体共济失调，表现为动作蠢笨或步态不稳。这两种症状如果是缓慢出现并呈渐行性加重，前者多见于大脑半球肿瘤，后者多见于小脑半球肿瘤。
- 肢端肥大：如果是嗜酸性垂体瘤，其临床特有的征象是手脚粗大肥厚，肩弓，下颌部突出，面目渐变丑陋。儿童可出现巨人症。
- 性征反常：育龄妇女可出现非妊娠性闭经，男性可表现出阳痿、阴毛、腋毛、胡须脱落。

上述现象如出现一项或几项，均须引起警惕，但请记住，除了颅脑肿瘤以外，其他疾病都有相同的症状，请及时就诊。

二、颅脑肿瘤的常见症状

视颅脑肿瘤病理类型、发生部位、生长速度的不同，颅脑肿瘤的表现差异很大，其共同特征有以下三种：

1. 颅内压增高

90%以上的颅脑肿瘤均可见，其表现为：
- 头痛、恶心、呕吐：头痛多位于前额及颞部，为持续性头痛阵发性加剧，常在早上头痛更重，间歇期可以正常。
- 乳头水肿及视力减退。
- 精神、意识障碍及其他症状：头晕、复视、一过性黑朦、猝倒、意识模糊、精神不安或淡漠，可发生癫痫，甚至昏迷。
- 生命体征变化：中度与重度急性颅内压增高时，常引起呼吸、脉搏减慢，血压升高。

2. 局部症状与体征

这取决于肿瘤生长的不同部位，其表现为：
- 头痛。
- 恶心和呕吐。
- 说话困难或语言障碍、记忆力减退。
- 感觉障碍，视觉、嗅觉或味觉的改变。
- 身体感觉障碍、麻痹、失去平衡、偏瘫。
- 精神异常易怒，疲倦或者性格改变。

- 腰背部疼痛。
- 内分泌功能紊乱。
- 癫痫发作。

3. 进行性病程

肿瘤早期可能不出现压迫症状，随着瘤体的增大，根据肿瘤生长部位及恶性程度的高低，临床常表现不同程度的压迫症状。肿瘤增长的速度快慢不同，症状进展的程度亦有快有慢。

三、癫痫的种类

- 局部：只影响身体的一部分，如一只手臂或一条腿会抽动、扭动、刺痛、麻木。也可能产生其他知觉，譬如奇怪的味觉或嗅觉，或者感受到一些似曾相似的感觉，甚至暂时失去知觉。
- 全身癫痫病：包括两只手臂和两条腿的肌肉抽痛、痉挛或抽搐，甚至失去知觉。

四、如何帮助痉挛中的人

- 保持冷静，守在他身边保护他不受到伤害。
- 清除他身边可能伤害他的东西。
- 在他的头下放一个软垫或枕在你双手中。
- 不要限制他的动作，在舌部放一个软垫，防止舌咬伤。
- 当他失去意识、呕吐或者口中有食物或液体时，让他侧身躺下，或平躺头侧向一边。
- 痉挛通常会持续2~3分钟。如果超过5分钟，或者痉挛多次发生、受伤或呼吸困难的情况下，你需要叫救护车。
- 痉挛后，当事人常常不知道发生了什么事；只需要向他们解释已经发生的事。找一个地方让他休息几分钟，或小睡一阵。

医生如何诊断

医生会查看你的病历和症状，为你做检查，特别是检查神经系统，如一般状态、运动功能、感觉功能、神经反射、特殊体征和自主神经功能等。

一、计算机断层扫描（CT扫描）

在头部拍下多张照片，输入计算机后，可显示病灶区不同密度的图像，如出血、钙化等。另外脑室系统的变形、移位可提示肿瘤的位置。

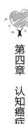

二、磁共振影像（MRI）

可显示人体组织的解剖结构图及组织系统化方面的改变，从而帮助诊断，优于CT检查。

三、正电子发射计算机断层显像（PET-CT）

PET-CT具有计算机体层扫描和正电子发射断层扫描的双重作用，可以清晰地显现全身细节的图像。

四、脑血管造影

动脉造影可以显示肿瘤位置和血液供应的情况。对于需要动手术的患者，这些数据对医生很有帮助。接受检验时，医生将造影剂注入动脉。造影剂随着血液通过脑部，此时会摄取一连串X光片。过程中通常会使用镇静剂或者麻醉药。

五、脑电图（EEG）

脑电图记录脑部电波的变化。接受检验时，用特制的胶把一些连有电线的圆板贴在头部。所录得的神经冲动在纸张上印出来，看上去像一个接一个的波浪。整个过程十分安全，并无痛楚。

六、活组织检查

通过开放手术或内镜活检或空芯针穿刺获得一块病变组织，送往病理实验室，在显微镜下观察，以确定是哪一类肿瘤。可帮助医生决定下一步的治疗方式。

七、其他辅助检查

如心电图、相关血液检测、彩超……

 # 治疗方法

一、治疗方法

治疗颅脑肿瘤或脊髓肿瘤的方法包括：手术、放射治疗、化学治疗和类固醇激素治疗。这些治疗方法可以单独使用或者混合使用。迅速的治疗可以预防或减轻肿瘤造成的影响。此外，针对某些症状，往往必须兼用其他药物，例如用抗癫痫药以防癫痫发作。

二、选择治疗方法取决因素

- 肿瘤的大小、种类和所在位置；
- 年龄和健康状况。

三、治疗的目标

治疗的目标是为了移除肿瘤，如果无法移除，就会采用缩小肿瘤范围或周边肿胀的部分，以减缓肿瘤生长的速度和减轻症状。如果医生告诉你需要接受一种以上的治疗，并不表示你的症状比其他颅脑肿瘤的病人情况严重。每个人的情况不同，治疗的需要也不一样。

四、外科手术

性质良性、包膜较完整和较易于剥离的以及病程较短的颅脑肿瘤，手术治愈的希望较大。但对恶性程度高的或其他转移癌，可进行姑息性手术，如肿瘤部分切除、减压术、脑室脑池引流术以及脑室静脉分流术。

在某些情况下，医生也可能因某种原因，判断手术太危险而决定暂不开刀，而是先采取其他治疗方法控制肿瘤急速生长或减小肿瘤的大小，待手术危险降低或易于手术时，再进行手术治疗。

五、放射疗法

对于成人患者来说，放射治疗通常在手术后进行，以对抗恶性肿瘤。有时也与化学治疗同时使用。

放射治疗医生会仔细地计划照射部位，尽量减低对正常脑细胞的伤害。治疗通常是一周五天，要持续几个星期。治疗过程只需要几分钟，没有任何痛苦。

六、计划放疗的过程

医务人员会在患者的头部皮肤上画记号，显示需要接受放射线照射的部位，这些记号有助放射技术员准确定好位置。整个治疗过程期间，必须保持这些记号清晰可见，疗程一旦结束，便可洗掉。在治疗开始时，医务人员会教你如何护理接受治疗范围内的头部皮肤。患者应保护照射野皮肤，照射部位忌用肥皂和粗毛巾擦洗；局部不可粘贴胶布或涂抹酒精及刺激性油膏；避免冷热刺激，夏日外出要防止日光照射，使用放疗皮肤保护剂预防放射性皮炎的发生。放射治疗不会令你的身体含有辐射性，在治疗过程之中，你和他人接触，包括和小孩子相处，并没有危险。

七、化学治疗

医生会根据每位患者的病情制定出个性化的化学治疗方案。化学药物治疗有全身与鞘内两种给药方法，但以全身给药为主。目前常用脂溶性较强、分子结构较小、较易透过血脑屏障、疗效较好的药物。不要自行服用在药房购买的，以及其他途径得到的药物，因为可能影响化疗的疗效，除非已得到主治医生的认可。

八、类固醇激素治疗

类固醇激素可以消除颅脑肿瘤附近部位的肿胀。这虽然不能治疗颅脑肿瘤，但能够缓解症状，使患者感到较为舒适。手术前后及放射治疗前后，都可能会使用类固醇激素。

九、抗癫痫药

手术后可能还需要服用抗癫痫药物，以防癫痫发作。服用抗抽搐药物以前，需要做一些化验：

- 血液检查：有些抗精神类药品需要定时的血液检查确定血液里药物的浓度。
- 肝功能测试：以确定没有不正常的改变。

颅脑肿瘤和脑部动过手术的经常需要服用这种药物。即使从未有过癫痫，也可能需要服用抗抽搐药以防万一。

动过初次的大手术后，有时候会接着进行放射治疗或者化学治疗，或者两种方法同时使用。但如果无法动手术，放疗和化疗也是可用的疗法。

十、基因药物治疗[①]

基因药物可特异性地杀伤分裂期的细胞及诱导周围细胞凋亡，而不涉及正常或静止的细胞，以达到治疗目的，目前正处于临床研究阶段。

---

① 吴在德，吴肇汉主编：《外科学》（第7版），第273页。

治疗的副作用

一、放射治疗的副作用

多数的副作用都是短期的，脑肿瘤放疗患者经常出现的副作用包括：
- 疲惫：通常在放疗后发生，时间可长达一个月，尽可能地多休息。
- 恶心呕吐：可服药减轻症状。
- 头痛：为常见的现象，但是通常轻微。
- 脱发：接受治疗的地方会落发。头发生长的速度比想象的快。新生发的发质、颜色有些不同，也许没有过去那么浓密。头发长回来的速度与接受放疗时的剂量和时间长短有关。
- 皮肤改变：接受放疗部分的头皮和皮肤会变红、变干和疼痛。

二、化学治疗的副作用

每个人对化学治疗的反应都不同。有些人在接受治疗期间，仍可过着正常的生活，也有些人发觉自己经常疲倦，而且动作变得缓慢。
- 疲倦：将氧气从肺部送到全身的红细胞数目可能会降低，让你感觉疲惫和呼吸不顺畅。
- 恶心、呕吐、食欲下降、口腔炎：有些化学治疗会让你恶心或呕吐。止吐药可以预防或大幅度降低恶心和呕吐。
- 暂时的脱发：治疗结束后，头发会重新长出。
- 感染的风险：化学治疗会降低血液中的白细胞，使抵抗力减弱。如果受到感染，可以用抗生素治疗。
- 关节及肌肉疼痛。
- 人体其他系统(肺、心脏、肾和膀胱、神经、生殖等)的副作用。
- 药物过敏反应。

并不是所有药物都会引起同样的副作用。医生会预先告诉你，治疗可能带来的各种问题。

大部分副作用是暂时的，医生可以开药缓解这些症状。告诉医护人员所有你感受到的副作用，医生会根据你的病情做出相应的处理。

假如在治疗期间，胃口不好，可食用营养丰富的饮品或清淡的食物，代替正餐。颅脑肿瘤患者应忌食用兴奋神经系统的食物，如酒、浓茶、咖啡及刺激性强的调味品。

脱发的人，通常会戴上假发、帽子或头巾，以掩饰脱发的情况。当治疗一旦结束，副作用便会消失，头发会迅速生长出来。

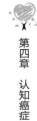

三、类固醇激素治疗的副作用

类固醇激素的剂量宜低,因为服用类固醇激素一段时间后,可能会有如下的副作用:

- 增加食欲使体重增加,尤以在脸(有人称为满月脸)、腰和肩等部位。
- 类固醇激素会让你感觉良好,吃得多,所以准备一些健康的零食。
- 有人会得痤疮、粉刺或水肿。
- 类固醇激素导致的糖尿病:你血液中的糖分可能会上升。
- 肌肉无力,这种现象通常发生在长期使用高剂量的类固醇激素。

多数情况下这些副作用都是暂时性的,这包括:高血压和容易感染。有些还会失眠、情绪波动、抑郁沮丧,抑或情绪高涨和过分活跃。

上述的副作用有时候令人很难受。但多数这些副作用都只是暂时的,逐渐停用类固醇激素后,症状就会逐步消退。类固醇激素让人情绪高涨,停止服用后也可能在一段时间会沮丧。服用类固醇激素期间,只能按照医生的安排逐步减少,而不能突然停用,否则会有危险。由于类固醇激素会降低身体的抵抗力,服用期间宜避免到人多的场所。

四、抗癫痫药副作用

对抗抽搐药每个人的反应都不一样。常见的包括:

- 牙龈肿胀:宜用软牙刷。
- 疲倦:定时休息。
- 失眠或感觉焦躁:静坐或使用松弛疗法。
- 感觉失衡以及无法专心:放缓脚步,要求协助。
- 皮肤出疹子、恶心或呕吐、便秘或颤抖。

五、抗癫痫药物使用的建议

- 记下所服用的药物及服用时间。
- 定期验血,定时量血压。
- 除非有医生同意,不要随意减少、改变药的剂量,否则可能增加癫痫发作的次数。
- 询问医生或药剂师你是否能服用葡萄、柚子或橙子,因为这些水果可能会影响身体对抗抽搐药的分解和吸收。
- 限制喝酒——酒精与抗抽搐药会互相作用。
- 随身携带小卡片,注明姓名、家属联系方式、诊断、治疗过程、正在服用药物的名称和剂量,预防独自外出时发生意外。

积极防治

一、预后

"预后"也就是预测疾病的后果,说得通俗些,病情可能出现的情况。这是患者最关心的问题。医生最清楚病情可能的发展,以及最适用的治疗方法,同时并不是所有结果,医生都能够精确的预测。与年龄、肿瘤的种类、肿瘤可以切出的部分,以及肿瘤对治疗的敏感性都有关。如果肿瘤是良性的,可以完全切除,治愈是可能的。恶性肿瘤生长的速度和扩散的速度都不同,有快有慢,对治疗的反应也有很大的差别。

治疗期间,疗效的评估是为了评价治疗方案的效果,根据其结果决定沿用原方案治疗还是提高药物剂量或更改治疗方案。评估检查的内容基本与第一次检查相同,原有病灶部位是复查的重点。

脑肿瘤治疗之后,有些人看起来痊愈,并存活多年。但是,脑肿瘤仍然有复发的机会。如果痊愈不可能,治疗可以在几年内减轻症状。

二、复查

疗程结束后,医生会嘱咐定期回医院做检查。即使没有任何症状,这项例行检查也是必要的。复查很重要,因为可以确定脑肿瘤没有复发。刚开始的时候,一年需检查几次,然后一年一次,这通常要持续好几年。如果有任何问题,可以早点发现,早些治疗。如果发现自己有问题或者注意到任何新的症状,必须尽早通知医生。

三、早发现早治疗

出现以下 9 种症状时必须引起警惕:

(1) 清晨头痛。头痛常发生在凌晨四五点钟,往往在熟睡中痛醒,故称为"清晨头痛"。

(2) 喷射呕吐。与胃肠疾病的呕吐不同,脑肿瘤的呕吐不伴有胃胀、恶心、腹痛和腹泻。且呕吐与进食也无关,可在一阵头痛后突然出现"喷射呕吐"。

(3) 视力障碍。脑肿瘤引起脑压增高后,眼静脉血液回流不畅导致淤滞水肿,会损伤眼底视网膜上的视觉细胞而使视力下降。有的患者表现为范围不全的视野缺损。

(4) 单眼突出。即一侧眼球向前突出,严重时导致眼睑闭合不全。

(5) 幻嗅。因为位于脑下部的颞叶受肿瘤的刺激所致,患者常闻到实际不存在的气味,如橡胶燃烧味、饭糊焦味或香味等。

(6) 短暂性认人失误。患颞叶脑瘤的人还可以产生对人陌生感和似曾相识感,这种症状可出现数分钟。

(7) 感觉减退。位于大脑半球中部的顶叶患肿瘤,可引起对侧偏身的各种感觉——

疼痛、冷热、触碰、震动和形体辨别等感觉减退。

(8)单侧耳聋。若无中耳炎等病史,仅有一侧耳朵听力呈减退,很可能是颅内肿瘤压迫了听觉神经所致。

(9)迟发癫痫。成年以后开始发生癫痫,若无其他诱因,则应首先考虑脑肿瘤。

四、预防疾病七步走

(1)避免接触有毒有害的化学制品及放射性物质,培养健康的生活习惯等。

(2)生活要规律,不抽烟不喝酒。

(3)饮食清淡为宜,不要吃过多咸而辣的食物,不吃过热、过冷,应供给易消化吸收的蛋白质食物,如牛奶、鸡蛋、鱼类、豆制品等,可提高机体抗癌力。

(4)有良好的心态应对压力,劳逸结合,不要过度疲劳。压力是重要的癌症诱因。

(5)加强体育锻炼,增强体质。

(6)不要食用被污染的食物,如被污染的水、农作物、家禽鱼蛋,发霉的食品等,要防止病从口入。

(7)避免食用含有致癌物质的食物,如苏丹红等。

第三节 鼻咽癌

鼻咽 / 160
什么会导致鼻咽癌 / 160
鼻咽癌的症状 / 161
鼻咽癌的分期 / 162
医生如何诊断 / 163
治疗方法 / 165
治疗后的长期后遗症及处理 / 167
饮食指导 / 169
积极防治 / 170

鼻咽

鼻咽是咽的上部，位于鼻腔前后方，上达颅底，下至腭垂游离平面续口咽部，向前经鼻后孔通鼻腔。

附近的组织包括鼻子、鼻窦、通往中耳的咽鼓管（Eustachian tube）以及几条控制眼部和面部感觉与动作的神经。鼻咽与颈部两边的淋巴管有紧密的连接。

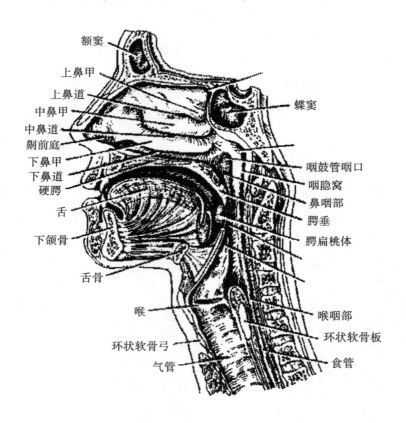

 ## 什么会导致鼻咽癌

鼻咽癌为我国最常见的恶性肿瘤之一，多见于我国南方的广东、广西、湖南、福建、江西等省，男性发病率为女性的2~3倍，我国病例报道年龄分布在3~90岁，但30~50岁是高发年龄区。若能在早期发现并加以治疗，鼻咽癌是可治愈的。

鼻咽癌主要受下列三个因素相互影响而形成。

一、遗传因素

（1）种族易感性。鼻咽癌主要发生于黄种人中，以亚洲南太平洋地区国家为多。生活在低发地区的海外华侨及其后裔仍保持高发倾向。多见于广东、广西、福建、湖南等省，香港和台湾地区发病率亦高，上海和北方地区则少见。近年来，鼻咽癌的发病率趋于相对稳定。广东省四台市是世界上鼻咽癌发病率和死亡率最高的地区。

（2）家族聚集性。鼻咽癌患者中有家族史者较为常见。鼻咽癌发病具有明显的家族聚集性，世界各地均报道了鼻咽癌患者有较高比例的家族肿瘤病史。

二、受 EB(Epstein-Barr) 病毒感染

近年来多认为 EB 病毒与鼻咽癌的发生有密切关系，但 EB 病毒广泛存在于世界各地人群，而鼻咽癌的发生有明显的地域性，说明 EB 病毒感染并非是鼻咽癌致病的唯一因素。

目前认为 EB 病毒和鼻咽癌关系密切：

（1）从鼻咽癌组织中可分离出带 EB 病毒的类淋巴母细胞株，分离阳性率为 68.7%，这些细胞株均带有 EB 捕毒抗原，少数可在电镜下找到 EB 病毒颗粒。

（2）鼻咽癌患者体内不仅存在高滴度抗病毒抗体，而且其抗体水平随病情发展而变化。

（3）IgA 抗体对鼻咽癌具有比其他抗体高的特异性。

（4）鼻咽癌低分化和未分化者的 EB 病毒核抗原（EBNA）检测为 100% 阳性，而头颈部其他肿瘤全部为阴性。

三、某些环境因素

可能与多种化学致癌物质有关，如亚硝胺类及微量元素镍等。此外，维生素缺乏、性激素失调等均可以改变黏膜对致癌物的敏感性。

目前，已有大量流行病学调查证实：环境因素对鼻咽癌的发生、发展的影响作用不容忽视。鼻咽癌的形成需要诱发和促成的因素，受到环境的影响，这些因素才发挥作用。个人的生活和饮食习惯与鼻咽癌的发展有重要的关联。

鼻咽癌的症状

放射治疗对早期发现的鼻咽癌非常有效。可惜的是，鼻咽癌的初期症状容易被患者忽略。

一、初期症状

- 鼻涕带血；
- 痰涎带血；
- 一边耳胀痛、耳鸣、听觉减退；
- 颈淋巴结肿大。

二、严重期症状

- 头痛、面部麻木；
- 复视；
- 吞咽困难、声音沙哑。

由于鼻咽有密集淋巴引流管通向颈部，所以鼻咽癌扩散的第一个症状可能是淋巴结肿大。患者在此阶段立即求医，可有治愈的机会。倘若局部晚期，或者扩散至肺部、肝脏及骨骼，治愈的可能性就小得多。

对于那些有慢性鼻炎或鼻窦炎的人来说，鼻咽癌早期的症状由于不明显，很容易被忽视。有些人甚至在看医生数月后仍不知患了何病，直至颈部淋巴结肿大时，才了解是患了鼻咽癌，但此时癌症已转移。约有一半的患者是在这种情况下第一次求医。如果患者有这些早期的症状，找一个专业医生检查鼻咽部非常重要。

鼻咽癌的分期

一、按 TNM 分期

- T 分期；
- T1 局限于鼻咽；
- T2 侵犯鼻腔、口咽、咽旁间隙；
- T3 侵犯颅底、翼内肌；
- T4 侵犯颅神经、鼻窦、翼外肌及以外的咀嚼肌间隙、颅内（海绵窦、脑膜等）。

二、按 N 分期

- N0 影像学及体检无淋巴结转移证据；
- N1a 咽后淋巴结转移；
- N1b 单侧Ⅰb、Ⅱ、Ⅲ、Ⅴa区淋巴结转移且直径≤3cm；
- N2 双侧Ⅰb、Ⅱ、Ⅲ、Ⅴa区淋巴结转移，或直径>3cm，或淋巴结包膜外侵犯；

- N3 Ⅳ、Ⅴb区淋巴结转移。

三、按M分期

- M0 无远处转移；
- M1 有远处转移(包括颈部以下的淋巴结转移)。

四、按临床分期

- Ⅰ期 T1N0M0；
- Ⅱ期 T1N1a~1bM0，T2N0~1bM0；
- Ⅲ期 T1~2N2M0，T3N0~2M0；
- Ⅳa期 T1~3N3M0，T4N0~3M0；
- Ⅳb期 任何T、N和M1。

 医生如何诊断

医生会用检视鼻咽的光导纤维内诊镜来检查鼻咽内是否有肿瘤。内诊镜需要插入鼻内或口腔，医生会做局部麻醉以减少患者检查时不适的感觉。

即使未有鼻咽癌的证据，医生也会验血和照 X 光。如果检查结果发现有鼻咽癌的可能性，仍需要做活组织切片检查，寻找是否有隐藏的肿瘤。

如果有明显肿瘤的迹象，医生会做活组织切片检查，取出一片组织，在显微镜下检验，以确定是否有鼻咽癌。

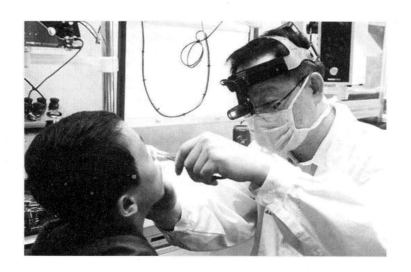

一、后鼻镜检查

此检查方便易行。可见咽隐窝及鼻咽顶前壁的小结节或肉芽肿样隆起，表面粗糙不平，易出血，有时表现为黏膜下隆起。早期病变不典型时可仅表现为黏膜充血、血管怒张或一侧咽隐窝较饱满，需重视。

二、纤维鼻咽镜检查

此检查有利于发现早期微小病变，尤适用于咽反射强或张口困难的患者，若发现可疑病变，应及时进行活检。

三、EB 病毒血清学检查

此检查可作为鼻咽癌诊断的辅助指标。可进行 EB 病毒壳抗原、EB 病毒早期抗原、EB 病毒核抗原检测等。

四、脱落细胞检查

一般在局麻下用泡沫塑料、海绵或负压吸引等方法于鼻咽部采取标本作涂片查癌细胞，其检出率可达 90% 左右，同活检接近。脱落细胞学检查结合血清学检查可作为普查之用。

五、活组织检查

活组织检查是鼻咽癌确诊的依据，经鼻腔或口咽直视下取活检，对黏膜下隆起可用穿刺针取黏膜下肿瘤组织送病理科检查。

六、颈淋巴结触诊及活检

中上颈部可触及质硬、活动度差或不活动、无痛性肿大的淋巴结。如患者颈淋巴结肿大，而鼻咽部检查无明显可疑病灶，且经多次鼻咽部活检皆为阴性者，则可考虑施行颈部肿块活检以确诊。通常采用颈部肿块穿刺抽吸做细胞学检查，必要时可考虑切开颈部肿块，取活组织以做检查，最好选取一单独肿大淋巴结，全部摘出，做病理检查，以防癌肿扩散。根据其病理类型，以确定其原发病灶。

七、影像学检查

CT 和 MRI 检查有利于了解肿瘤侵犯的范围及颅底骨质破坏的程度。有条件者可作

PET-CT 检查。

 ## 治疗方法

放射治疗是治疗鼻咽癌的主要方法，在某些情况下，医生会同时使用化学药物来治疗。如果放疗无效，医生便会实施外科手术或其他较新的治疗方法。

由于癌症的治疗会影响患者的眼、耳及牙齿的功能，进行牙齿、营养、语言、吞咽、听力功能的评价相当重要，相关的专科医生亦会参与治疗计划。

一、放射治疗

放射治疗为鼻咽癌的首选治疗方法。因为多数鼻咽癌为低分化癌，对放射线敏感性高，且原发灶和颈部淋巴结引流区域容易包括在照射野内。

接受治疗前，需要进行牙齿检查，先医治受感染的牙齿。

放射治疗的副作用有以下几种：

1. 口腔疼痛

进行治疗后的数星期，患者会感到口腔及喉咙疼痛，进食固体食物会有困难，这时患者应避免进食固体食物，可进食软食或半流质。如果治疗的反应严重，医生会为患者开特别的漱口水和药物来减轻这种症状。

2. 味觉改变

治疗后，有些患者丧失了味觉，或觉得每种食物的味道都差不多，甚至有金属味。这种情况，要待治疗完成数月后，才会恢复正常。

3. 口干

因唾液腺受放射治疗的影响，以至唾液分泌减少，口腔会感到干涸。口干情况可能是永久性的，但也有少部分人，在治疗数月后，唾液分泌恢复正常。口腔感到干涸的人需要非常小心的护理牙齿，宜用软毛牙刷并定期到牙医处检查牙齿。如果口腔干涸的现象长久都没有获得改善，患者可以使用人工唾液喷雾剂。用金银花、菊花泡茶饮用可减轻口干。即使有上述的副作用，在放射治疗期间，仍要保持健康的饮食习惯。若食欲不振，可以使用高卡路里饮品，甚至以高蛋白质的婴儿食物代替正餐。

4. 皮肤红肿

进入治疗第三周，受治疗部分的皮肤会变红、干燥或刺痛。在极少的情况下，治

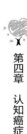

疗部分的皮肤受到非常严重的损害,包括破溃和渗液,在放射治疗进行期间,对接受治疗的部分:

- 不要洗涤或剃毛。
- 不要擦香水和润肤霜,不用洗面奶洗脸。
- 医生可以开处放疗皮肤保护剂,以保护照射野皮肤。
- 此时要避免晒太阳,外出戴帽子或扎头巾,尽量穿宽松柔软的衣服。

5. 头发脱落

多数情况下,接受放射治疗的部分会脱发。当放射治疗完毕后,头发会再度生长,唯有颈部上端的头发可能永不再生。

6. 疲倦

多数鼻咽癌患者接受放射治疗期间会感到疲倦,虽然情况不会太严重,但应多休息,对那些必须奔波至医院的患者来说,休息尤其重要。呕吐并不常见,在必要时,患者的医生可以开处一些止吐药。

这些副作用会使患者沮丧,有时也会影响患者的自信心。切勿忘记,这只是暂时的,治疗一旦停止,多数副作用就会逐渐消失。

二、化学药物治疗

主要用于辅助治疗或姑息治疗。临床常用的药物有顺铂、紫杉醇、多西紫杉醇、吉西他滨、5-Fu 等。

三、外科手术

可分为鼻咽癌原发灶切除术、颈部淋巴结清扫术及颈部淋巴结摘除术。

1. 原发灶切除术

适应症:

(1)分化较高的鼻咽癌,如腺癌、淋癌Ⅰ、Ⅱ级,恶性混合癌的早期;

(2)放射治疗后局部复发病灶局限于顶后壁、顶前壁或累及咽隐窝边缘而无其他部位侵润,无张口困难,体质尚好者;

(3)放射治疗已给予根治剂量,但原发灶尚未消失或出现抗放射现象者,休息 1 个月后,可行手术切除。

禁忌症:

(1)有颅底骨质破坏或鼻咽旁侵润致颅神经损害或远处转移者;

(2)有肝肾功能不良,全身情况欠佳者。

2. 颈部淋巴结清扫术

适应症：原发灶经过放射治疗或化学治疗后已被控制，全身状况良好，仅遗留颈部残余灶或复发灶范围局限。

禁忌症：

（1）颈部的残余病灶或复发病灶与颈部深组织粘连固定者；

（2）出现远处转移或皮肤广泛侵润者；

（3）年老体弱，心、肺、肝、肾功能不全未能矫正者。

 ## 治疗后的长期后遗症及处理

后遗症	影响	处理方法
耳朵问题	●放射治疗会对内耳及中耳造成影响	√ 由于耳鸣不易治疗，学习与耳鸣"和平共存"是理性的选择
	●听觉细胞受损引致耳鸣	√ 夜间耳鸣的问题会特别突出，可播放柔和的音乐，分散注意力，让自己容易入睡
耳朵问题	●当咽鼓管咽口因治疗而阻塞，中耳的液体无法排入鼻咽腔，会造成中耳积水及听觉受损	√ 为了避免耳朵感染，要注意不让耳朵进水，如游泳时佩戴耳塞
		√ 不要挖耳朵，用棉花也不可
		√ 可用橄榄油软化耳垢
		√ 发现有耳朵感染的症状，如耳痛或流耳水等，应及早看医生
		√ 接受耳鼻喉科检查及诊治，医生会视情况安排做鼓膜切开手术或在鼓膜内放置中耳通气管，改善耳积水和听力
张口困难	●放疗会造成肌肉、关节纤维化，牙关肌肉硬化会影响进食和发音	√ 在放射治疗期间便要开始做牙关运动，因为一旦形成纤维化，将无法再恢复原状，日后会难以咀嚼食物
		√ 治疗后亦要经常做牙关运动，如果肌肉硬化后便很难处理

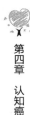

续表

后遗症	影响	处理方法
颈部纤维硬化	• 辐射令颈部软组织硬化	✓ 放射治疗期间和之后,多做颈部运动,以避免肌肉僵硬或无法转动头部 ✓ 保护颈部皮肤,避免摩擦和剧烈阳光照射 ✓ 如果颈部曾接受放疗或颈椎有问题,请教医生或物理治疗师再做运动
口干	• 放射治疗造成永久性的唾液腺破坏,因而导致口干	✓ 可用医生开的漱口水 ✓ 保持口腔清洁
口腔疼痛牙齿问题	• 因唾液减少,令牙齿容易变坏,吞咽时感到不适 • 如疏于护理牙齿,会出现口腔疼痛和发炎	✓ 请参考口腔护理部分 ✓ 接受牙齿治疗前先告知牙医曾接受放射治疗
吞咽困难	• 喉咙受损和牙关硬化会引致吞咽困难,容易气哽	✓ 由医生转介见职业治疗师,学习吞咽技巧
内分泌失调	• 内分泌失调会使患者情绪不稳或容易疲倦	✓ 终身服用医生开的激素药,补充所需的激素,减轻影响程度

一、头颈部放疗患者的并发症预防保健操三部曲

(1)双侧脸颊部按:可将自己双手掌捂热(指冬、春季气温低时,平时可双手掌对搓,搓至双掌发热),用拇指根部鱼际肌紧贴耳前皮肤轻轻按摩,每次按摩10~15分钟,每天按摩3次。唾液腺中最大的腮腺位于耳前皮下,按摩腮腺区域可增加局部血液循环,刺激功能恢复。

(2)搅海功:用舌尖沿牙根与牙龈部做旋转运动,先沿牙外部唇内部旋转25次,再沿牙内部旋转25次,共50次。配合腮腺按摩每天做3次搅海功,有利于唾液产生。

(3)张、闭口功能锻炼:张口困难是口咽部放疗后比较常见的副作用。放疗中双侧面部、咀嚼肌、颞颌关节不可避免地受到照射,可引起局部软组织不同程度的纤维化、弹性降低,导致张口困难。

方法:从放疗开始即每天3次做张口运动,尽量张大嘴巴坚持5~10秒钟再闭拢,然后再张开,如此反复30~50次。

注意:掌握嘴巴张开的宽度。能竖着放进3根并拢的指头为正常。要定期测量,宽度变小说明咀嚼肌萎缩,提示锻炼尚不到位。

二、颈部保健操

很多头颈部放疗患者中后期会出现头颈部功能障碍，如颈部活动受限，大大影响生活质量，而颈部保健操可以积极预防和延缓该并发症的发生。

(1) 仰头：患者保持直立或坐姿，头部向后仰，双眼注视上方5秒钟。

(2) 低头：头部向下，患者下颌尽可能触及胸部，保持5秒钟，注意动作应缓慢，不要过度用力。

(3) 左右转头：头部缓缓向右侧转动，双眼看向右后方，保持5秒钟，再将头向左转动，同样保持5秒钟。然后头部分别向左右肩部转动，尽量用下颌触及肩部，动作要轻缓，重复动作3~5次。

(4) 左右侧头：患者头部分别向左右肩侧下，以耳朵可触碰肩部为准，每侧保持5秒钟，再回到正常位置，重复3~5次。

(5) 头部前伸：患者尽量将下颌前伸5秒，收回保持5秒，再次前伸，反复运动3~5次。

特别提示：头颈部保健操主要作用为活动颈部关节和肌肉，属于预防头颈部功能障碍的保健运动，因此患者在锻炼时不要大幅度运动，切忌用力过猛，动作应轻缓，循序渐进。

饮食指导

由于鼻咽癌患者受其疾病的影响，心理负担重，食欲差，抵抗力低，所以要指导家属鼓励患者进食，且给予高蛋白、高维生素、低脂肪、易消化的食物，如豆类、牛奶、木耳、胡萝卜等。同时指导家属要为患者创造一个清洁、舒适的进食环境，注意色香味，为患者提供可口的食品，并提供丰富的营养。

饮食均衡，多食蔬菜、水果。鼻咽癌放疗、化疗期间的饮食，应该容易消化、新鲜美味，富含蛋白质、维生素、氨基酸的营养物质，如海带、紫菜、龙须菜、海蜇等。经常口含话梅、橄榄、青梅、无花果等，可刺激唾液分泌，减轻干燥症状。

患者不适宜食用：

(1) 少食用咸、熏、烤、腌制品。

(2) 戒烟酒，忌食辛辣刺激食物。

(3) 不宜进食过于干燥、粗糙食物。

鼻咽癌食疗：

(1) 甘草雪梨煲猪肺：甘草10克、雪梨2个、猪肺约250克。梨削皮切成块，猪肺洗净切成片，挤去泡沫，与甘草同放砂锅内。加冰糖少许，清水适量小火熬煮3小时后服用。每日1次。具有润肺除痰作用，适用于咳嗽不止者。

(2) 冰糖杏仁糊：甜杏仁15克、苦杏仁3克、粳米50克、冰糖适量。将甜杏仁和苦杏仁用清水泡软去皮，捣烂加粳米、清水及冰糖煮成稠粥，隔日一次。具有润肺祛痰、止咳平喘、润肠等功效。

(3) 白果枣粥：白果 25 克、红枣 20 枚、糯米 50 克。将白果、红枣、糯米共同煮粥即成。早、晚空腹温服，有解毒消肿等作用。

(4) 白芷炖燕窝：白芷 9 克，燕窝 9 克，冰糖适量。将白芷、燕窝隔水炖至极烂，过滤去渣。加冰糖适量调味后再炖片刻即成，每日 1~2 次。具有补肺养阴，止咳止血作用。

(5) 银杏蒸鸭：白果 200 克，白鸭 1 只。白果去壳，开水煮熟后去皮、蕊，再用开水焯后混入杀好去骨的鸭肉中。加清汤，笼蒸 2 小时至鸭肉熟烂后食用。可经常食用，具有补虚平喘，利水退肿。适宜于晚期鼻咽癌喘息无力、全身虚弱、痰多者。

(6) 莲子鸡：莲子参 15 克，鸡或鸭、猪肉适量。莲子参与肉共炖熟，适当加入调料即可。经常服用，补肺、益气、生津。适用于鼻咽癌气血不足者。

(7) 冬瓜皮蚕豆汤：冬瓜皮 60 克，冬瓜子 60 克，蚕豆 60 克。将上述食物放入锅内加水 3 碗煎至 1 碗，再加入适当调料即成，去渣饮用。功效除湿、利水、消肿。适用于鼻咽癌有胸水者。

(8) 姜汁牛肉饭：鲜牛肉 100~150 克，生姜 50 克，大米 500 克，酱油、花生油、葱、姜各少许。制法：现将鲜牛肉洗净切碎做成肉糜状，把生姜挤压出汁约有两羹，放入牛肉中，再放酱油、花生油、葱末调匀备用。把米淘洗干净后用水煮至八成熟时捞出沥水，一并拌好，笼蒸 1 小时即可。

(9) 羊骨粥：羊骨两具（约重 100 克），粳米或糯米 100 克，食盐、生姜、葱白各少许。制法：先将羊骨洗净槌成小块（如乒乓球大小），加水煎煮，取其汤液与洗净的粳米（或糯米）同煮为粥，粥熟后加入食盐，即能食用。

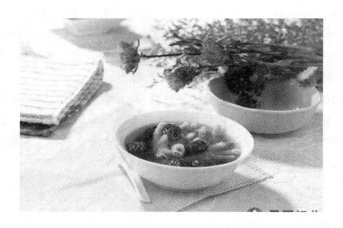

 积极防治

一、鼻咽癌的预防

(1) 家族遗传：鼻咽癌的发病具有明显的家族聚集性。

(2)尽量避免有害烟雾吸入,如煤油灯气、杀虫气雾剂等,并积极戒烟、戒酒。

(3)有鼻咽疾病应及早就医诊治,这是导致鼻咽癌的病因之一。鼻咽癌的预防若发现鼻涕带血或吸鼻后口中吐出带血鼻涕,以及不明原因的颈部淋巴结肿大、中耳积液等应及时做详细的鼻咽部的检查。

(4)注意气候变化,预防感冒,注意保持鼻及咽喉卫生,每日数次漱口,必要时进行鼻咽腔冲洗,避免病毒感染是最常见的预防鼻咽癌的方法。

(5)口臭流污涕者,应加强口腔、鼻及咽喉护理。用生理盐水冲洗鼻腔。这也属于鼻咽癌的预防措施。

(6)环境因素也是诱发鼻咽癌的一种原因,在广东调查发现,鼻咽癌高发区的大米和水中的微量元素镍的含量较低发区高,在鼻咽癌患者的头发中镍的含量亦较低发区高。动物实验表明:镍能促进亚硝胺诱发鼻咽癌。生活中易接触甲醛的人群也容易患鼻咽癌。也有报道说,食用咸鱼及腌制食物是中国南方鼻咽癌高危因素,且与食咸鱼的年龄、食用的期限额度及烹调方法也有关。

(7)饮食宜均衡,多吃蔬菜、水果,少吃或不吃咸鱼、咸菜、熏肉、腊味等含有亚硝胺的食物,不宜辛燥刺激食品、不宜过量饮酒。尤其鼻咽癌放化疗期间的患者,常出现口燥咽干,食欲不振、恶心呕吐。中医认为此为气阴虚损、热毒炽盛,更应避免辛燥热毒刺激之品,饮食宜清淡,应选用容易消化、营养丰富、味道鲜美的食物。

二、鼻咽癌的复查

根据鼻咽癌诊治规范的要求,在前3年,鼻咽癌治疗后的复查应每3个月一次;治疗后第4和第5年,鼻咽癌放疗后的复查应每半年一次;治疗5年后,应每年复查一次。如果出现异常情况,应立即回院检查。

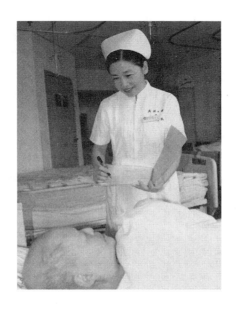

第四节 口腔癌和咽喉癌

口腔和咽喉　/ 173
什么会导致口腔癌和咽喉癌　/ 173
口腔癌和咽喉癌的症状　/ 174
口腔癌和咽喉癌的分期　/ 175
医生如何诊断　/ 175
治疗方法　/ 177
口腔癌和咽喉癌如何影响日常的生活　/ 180
治疗后的饮食　/ 183
积极防治　/ 184
口腔癌、咽喉癌的复查　/ 185

口腔和咽喉

口腔包括唇和内腔。癌细胞可能出现在舌、硬腭（口腔内上方）、齿龈、舌下以及口腔内壁、两腮内壁以及唾液腺。咽喉在口腔的后部包括软腭（口腔内后上方）后舌、咽喉两侧（扁桃腺所在）以及咽喉的后侧。

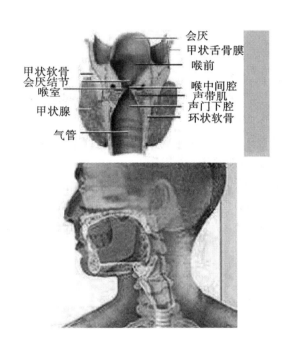

 ## 什么会导致口腔癌和咽喉癌

口腔癌和咽喉癌在男性与老年人中较为常见，起因不明。但吸烟和喜大量饮酒的人，患这两种癌症的几率会大得多。在普遍咀嚼烟草和槟榔的国家里，咽喉癌及口腔癌的发病率很高。

口腔癌和咽喉癌不会遗传。如果家人中有患咽喉癌或口腔癌的，并不表示亲友是高危人群。生活方式或习惯（譬如抽烟）导致口腔癌和咽喉癌的可能性超过遗传因素。

口腔癌和咽喉癌的症状

口腔癌或咽喉癌的症状视肿瘤发生的地方而定，例如在舌头的癌细胞可能造成说话不清。

最常见的症状有：
- 口腔、咽喉或头、颈部出现的溃疡或肿块，数周都不康复。
- 吞咽食物的时候感到疼痛。
- 呼吸或说话困难，例如呼吸有杂音，发音说话不清或沙哑。
- 口腔或嘴唇感觉麻木。
- 无法解释的牙齿松动。
- 鼻子持续阻塞或流鼻血。
- 喉咙疼痛，耳朵受影响。
- 口腔或颈部肿胀或有肿块。
- 脸部或上颚疼痛。
- 吸烟或咀嚼烟草的人，可能在口腔内壁或舌头出现癌前病变，会出现白色或红色的块状或斑点。这些块斑通常不会感到疼痛，但是有些情况下可能会出血。

咽喉癌和口腔癌的另一重要症状是一组或几组的颈部淋巴结肿大。淋巴结是淋巴系统的一部份，是人体抵御感染的天然守卫系统。淋巴系统是由一系列的小淋巴结组成，主要分布在颈部、腋窝及腹股沟，有时可以感觉到黄豆大小的肿块。由淋巴结制造出的白细胞帮助身体抵抗感染和疾病。颈部的淋巴结常常是咽喉癌和口腔癌首先扩散的地方。有些时候，咽喉癌和口腔癌的第一个症状就是这些无痛淋巴结的肿大，口腔癌的淋巴结转移率为36％，而且与病变部位及病期有关。所以，当淋巴结肿大时就应该找医生检查，但请谨记，许多淋巴结肿大是由于其他细菌感染所致，不一定与癌症有关。但是如果在服用了抗生素后，淋巴的肿块仍然持续3~4周，就需要专家的检查了。

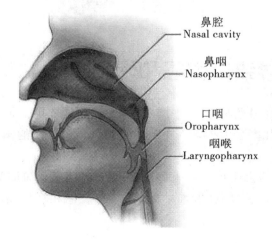

口腔癌和咽喉癌的分期

癌症的阶段通常用来形容在显微镜下癌细胞的形状、大小，是否已经从原发位置扩散到身体其他的部分。了解这些信息可以帮助医生选择最合适的治疗方法。数字越低，癌细胞扩散的机会越小。反之，数字越高，情况越严重，扩散的几率越高。

一、口腔癌和咽喉癌四个阶段

- 第一级（早期）：癌细胞很小，仍处在原发部位。
- 第二、三级（中期）：癌细胞已经扩散到附近的组织。
- 第四级（晚期）：癌细胞已经扩散到身体其他的组织和部分。

二、口腔癌和咽喉癌的分期

医生也许会用 TNM 的系统来区分口腔和咽喉癌的分期。
- T 形容肿瘤的大小以及癌细胞是否已经扩散到附近的组织，譬如皮肤和肌肉。它分 T1~T4 四个等级。
- N 形容肿瘤是否扩散到口腔和咽喉附近的淋巴系统。
- M 形容癌肿是否已经扩散到身体其他的组织。

 医生如何诊断

如果你有上述症状，你可以去医院看口腔科或耳鼻喉科，听取专科医生的意见和接受治疗。到了医院以后，医生会先询问患者的症状以及查看病历，然后再检查患者的口腔、喉部及颈部。

一、常见的诊断方法

1. 鼻腔内视镜

在检查患者的咽喉和颈部时，医生会用镜子照看患者的口腔，医生的额头上也会戴上一面镜子。当一面强光照在镜面时，光线会反射到患者的口腔内，以便医生看清口腔和咽喉内的溃疡或肿块。有时，医生也会从患者的鼻孔轻轻的插入一条细小软管，这条软管的尾部带有一盏小灯，以便清楚地检查患者的口腔和咽喉内部。这可能使患者感到不适，好在只有短短几分钟的时间。有时，医生会戴上手套，用手指或一面小镜子轻轻地检查溃疡或肿块，这可能会造成轻度的不适。医生会在患者的喉部喷注麻

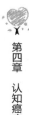

醉剂。如果患者的喉头被麻醉，在检查之后一个小时内不要服用任何东西，直到喉头恢复正常的感觉为止。否则吞咽时，可能会有食物进入气管的危险，或者可能烫伤口腔或喉头。

2. 活组织检验

医生只有在显微镜下检查了溃疡或肿块的细胞切片，也就是做了活组织检查后，才能做出最后的诊断。有的时候，在局部麻醉患部之后，可以进行活组织切片。活组织切片通常是用细针或小钳子抽取一小块溃疡或肿块以检查。更多的时候，医生会要求患者做全身麻醉以便彻底地检查患者的口腔和咽喉，在任何有怀疑的地方抽取活组织样本。在显微镜下看活组织的样本，医生可以知道癌细胞是否存在，也可以确诊是哪一种癌症，譬如，是在口腔内壁或咽喉内壁原发。

3. 细针管抽吸术

这是一种既快又简单的方法，医生用一支细针和针筒，从肿块中抽取细胞样本再送至试验室做癌细胞化验。细针管抽吸术会让患者有些不舒服，而且可能会在抽吸手术后造成瘀伤。

4. 染色检查

这是一种新的取代活组织的检验方法，现在仍然在研究和评估阶段。这种检验方法的对象是那些有前期癌细胞，经常需要做活组织检验的人。医护人员会将少量的蓝色染料涂在不正常细胞的部分，然后用显微镜观察。这个检验不会带来疼痛，但会有一点不舒服。

二、进一步检查

如果活组织切片显示患者患有癌症，医生会要求患者做进一步的检查，以确认癌变的程度。检查结果可以帮助医生为患者选择最佳的治疗方式。

1. X 光检查

医生可能需要为患者的脸部、颈部照 X 光，以检查患者的骨骼是否受到侵犯。如果需要检查口腔及下颚，就需要做一种正位片（OPG）的 X 光检查。患者也可能需要做胸部 X 光检查患者的身体状况，了解癌症是否已经扩散到肺部，但是这种情况极少发生。

2. 计算机扫描（CT）

可显示肿瘤的位置、大小和边界、会厌前间隙、声门旁间隙等喉深层结构受侵情况、软骨有无破坏、肿瘤向外扩展情况等，对诊断颈淋巴结转移也有一定意义。

3. 磁共振影像(MRI)

其性能与 CT 相似，但更优越。

4. 骨骼扫描(Bonescan)

咽喉癌和口腔癌除了会向颈部的淋巴结转移外，一般不会转移到身体其他的部位。因此，通常不做头部及颈部以外部位的检查。在特殊的情况下，医生会要求患者做骨骼扫描，了解癌细胞是否已经扩散到附近的骨骼，如面颊骨。

三、其他的检查

偶尔，医生会要求你做其他进一步的检查，包括吞钡、超声波检查或正电子放射性计算机断层摄影(PET scan)。如果必要，医护人员会向你解释这些检验。

四、等待检查结果

检查的结果或许需要几天的时间才可得出，在等候期间，或令患者感到不安，向一个密友或近亲倾诉心事，或许会有所帮助。

治疗方法

一、治疗口腔癌和咽喉癌的方法

- 手术；
- 放射治疗；
- 化学治疗；
- 光动力治疗；
- 生物治疗。

有的时候医生会考虑用两种以上的方法治疗。

二、治疗的目标

对多数的人来说是：
- 切除明显可见的癌细胞；
- 减少癌症复发的可能性。

三、治疗前的准备

1. 检查

在治疗开始时,医生会建议患者进行一次彻底的牙齿的检查和修补。肿瘤科医生会介绍一位对口腔癌和咽喉癌症有经验的牙医给你。

牙医需要确定患者的牙齿健康并且告诉患者如何保护自己牙齿及牙龈。癌症的治疗,特别是放射治疗会使患者的口腔敏感,也容易受到感染。

2. 戒烟

如果患者有口腔癌或咽喉癌,戒烟对治疗的成功有很大的帮助。继续抽烟会增加治疗的副作用,以及增加癌细胞的复发或扩散的可能性。

四、治疗方法

外科手术、放射治疗和化学治疗可以单独使用,也可以合并使用来治疗咽喉癌和口腔癌。患者可能发现在医院遇到的其他口腔癌及咽喉癌的患者,所接受的治疗方法,跟你的不同。这种情况常常会发生,因为病情不同,因此有不同的需要。决定治疗手段时,在考虑局部控制的同时,应尽量考虑保留咽部的功能,提高患者的生活质量。如果患者对疗法有任何疑问,可向医生或护士询问。

1. 外科手术

外科手术对口腔癌和咽喉癌是一个重要的治疗方式,目标是为了完全切除癌细胞。切除的部位根据患者的肿瘤的位置而定。如果肿瘤很小,可以在局部或全身麻醉下,用简单的手术切除或用激光切除。

如果肿瘤很大,需要做全身麻醉。有的时候手术可能会在面部或颈部留下疤痕,甚至需要做整容手术。

在动手术以前,一定要和医生详细讨论手术的过程及细节,这样可以帮助患者了解哪部分需要切除。动手术时,即使颈部的淋巴结没有肿大,医生仍然可能切除颈部一侧或两侧的淋巴结。这样做,有时是预防措施,因为淋巴结可能有少量的癌细胞,但是在扫描的时候未能显现。咽喉或口腔切除的部分,取决于癌细胞存在的位置。

2. 皮肤或骨骼移植

手术后,面部因为肿瘤切除的皮肤需要覆盖,医生会从患者身上其他的部分取得皮肤,通常以上臂或胸部的皮肤为多,移植到动手术的地方。

如果癌细胞影响到患者的颚骨,受侵染的部位需要与癌细胞一起切除。如此,必须从身体的其他部位移植一部分的骨骼,以替代切除的颚骨部分。现代的科技可以让患者在手术后立刻重新做颚骨。偶尔,为了彻底切除癌细胞,医生会要求切除部分面颊骨。这种情况很少见，即使发生，现在的整形技术也可进行修补。如果手术需要在事后进行修补，医生在手术前会与患者商谈。

3. 人造骨骼

为了切除癌细胞，医生切除面部的骨骼后，也可能考虑用人造骨骼替代，这些特别设计的软质塑料骨，可以取代被切除的面部骨骼。现代的人造骨骼可以做特殊的设计，以适合每个患者的需要。虽然人造骨骼不可能像自己身体的组织，但是它们看起来非常真实，人造骨骼功能性强。人造骨骼技术员可以依据患者的需要，设计适合的替代品。

4. 手术之后

(1) 静脉注射。大多数口腔和咽喉的手术会影响进食。所以在手术结束后，饮食恢复前，患者需要接受静脉注射，以补充身体的液体和营养，直到恢复正常饮食为止。

如果患者需要一段时间才能恢复正常的饮食，在手术麻醉药仍然有效的情况下，外科医生会做如下的任何一个手术：

- 插鼻胃管：鼻胃管会通过患者的鼻子、喉咙直到胃部。护士会定时将高营养、高蛋白质的液体输入管内，来维持体力，以帮助身体恢复。
- 胃造瘘：将胃管插入腹部并通往胃部。液体可以直接输入到胃部。对有些人来说，这个胃管是长期性的。营养师会与患者讨论患者需要多少的食物以维持体力，并决定营养液体的种类和输入的数量，以代替日常的饮食。

(2) 引流管放置与导尿。医护人员会于患者的膀胱内置入一条细管，以便将尿液排入尿袋。医生也可能在手术处连接一条细管，以便将伤处排出的液体收集到一个引流袋内，以帮助伤口的愈合。伤口处也会插管，排走不必要的液体。

(3) 气管切开术。有的时候口腔和咽喉的手术可能会引起附近组织的肿胀或血肿，造成呼吸困难。在这种情形下，外科医生会在患者的气管(颈部的下半部)开一个小口，称为气管造口以帮助呼吸。气管造口会连接一个几公分长的小型塑料管。当肿胀消退之后，造口就可以移除。这是一个暂时的情况。但是对那些声带有癌细胞的人来说，气管造口就是永久性的。如果患者有造口，可能就无法说话，因为空气无法穿过喉部制造声音。患者在这段时间可用书写板与别人进行沟通。如果造口是永久性的，可以使用其他的方法帮助你说话。

(4) 疼痛。手术后，患者可能会有几天轻微的疼痛或不适，譬如，颈脖的手术可以造成肩膀的僵硬。手术也可能造成麻木，影响口腔、面部、颈脖或肩膀的知觉。即使是小手术，若神经被切除，都可能发生这种情况。有多种不同的止痛药可以有效地止痛或防止疼痛。如果患者无法正常的饮食，医生可能会为患者打止痛针，或者利用鼻胃管输入止痛药水。当患者恢复正常饮食后，即可以服用止痛药。如果止痛药不能解除疼痛，患者一定要告诉医生或护士，以便尽快增加药量，或更换止痛药。

(5) 发声。说话是非常复杂的过程，在患者几乎感觉不到的情况下，由喉头、鼻子、口腔、舌头、牙齿、嘴唇和软腭协同作用而发声说话。有些口腔和咽喉的手术会影响患者说话的能力，使得说话成为暂时性或永久性的改变。

在这种情况下，有几种发声的方法，可以帮助患者恢复说话的能力。如果咽喉被切除，患者需要重新学习发声。

①食管发音。通过储存在食管里的空气，往上冲击食管口周围肌肉使其振动发音，再经鼻、咽、口、舌、齿、唇配合而成。这是一种最方便和经济的发音方法。约有1/3的无喉者能用此方法发音。

②人工喉。有机械人工喉和电子喉两类，是利用人造的发音装置代替声带振动而发音，再经鼻、咽、口、舌、齿、唇配合形成语言。机械人工喉是利用内呼的空气，振动金属簧片或薄膜发音，声音借一根管子经口导入咽，它价格便宜，但因频率变化少，声音单调，每天需要清洗，很不方便。电子喉为一种半导体装置的人工喉，使用时手持人工喉在颈前侧的最佳发音点上，将声音传入咽部构成语言，它使用清洁方便，但价格贵，电池需要充电，对做过颈淋巴清扫或放疗者发音不理想。

③手术发音重建。通过手术的方法制造一个管道或经气管后壁与食管前壁或咽部造口，安装一个通气管，在发音时部分空气经管道进入食管或咽腔发音。国内近年的新喉再造和喉新型手术的开展，在切除肿瘤的条件下可以选择性进行发音重建。相信通过不同的补偿方法，无喉者一定会克服有口难言之苦，和健全人一样生活和工作。

5. 放射治疗

放射治疗可以单独使用，以代替外科手术，也可以在外科手术后使用，以消灭外科手术无法切除的残留的癌细胞。放射治疗也可以与化学治疗一起使用，以治疗咽喉癌及口腔癌。

放射疗法是利用高能射线来治疗癌症，在治疗癌细胞的同时，也可尽量减低对正常细胞的伤害。

口腔癌和咽喉癌如何影响日常的生活

每个人治疗的方式不同，康复的时间也可能有异。在治疗后有些人的外型可能有所改变，一些基本的日常活动，譬如说话或饮食也可能改变。还有一些情绪上的问题也需要面对。你需要对自己有耐心，花一些时间去适应。

一、治疗后如何照顾自己

头颈部手术都可能影响你的外貌，可能让人特别沮丧，甚至觉得无法面对自己。

1. 自我形象

由于现今医术发达,即使是大型的外科手术,造成面部变形的人也很少。手术的疤痕通常会在脖子上或者皮肤的褶皱内,不会太明显。从身体其他部分嫁接移植到面部的骨骼也可以与自然的形状非常接近。如果手术的部位是身体比较纤弱精密的组织,如鼻子或嘴唇,你的外形可能会有一些改变。面部的改变,即使非常细微,也需要相当一段时间去适应。即使我们的社会非常重视外貌,但大家都了解,与家人和朋友的关系并不是基于我们的外表。

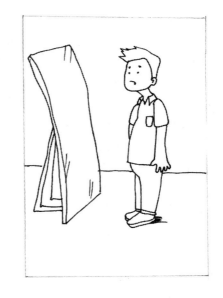

我们对自己外貌的看法与自尊有很重要的关系。外表是我们定义自己的一个方法。因为手术改变自己的外表,从某个层面来说,可能影响你如何看待自己。因为外表的改变而担心被拒绝是非常正常的反应。这种忧虑不只是担心在社交生活中被拒绝,甚至包括被自己的伴侣拒绝。这种担心有许多原因,我们的脸部是我们与人交往沟通最重要的工具之一。我们用面部的表情、目光的接触、点头来传达或强调我们的观点和情感,同时观察、收集对方发出的信息。我们与他人谈话时会密切地注意对方。在一般情况下,我们不必深思就接受这种交谈的模式,但是当自己的容貌改变的时候,面对他人的注视可能就会感到非常难堪或无法适应。你越能接受自己容貌的改变,就越容易处理别人对你的反应。你的朋友或家人可能不知道要对你说些什么,或不知道如何表现。他们担心会说错话。医护人员可以预先告诉他们你的改变以及如何支持你。

2. 如何面对外貌的改变

面部手术对一个人的情感是非常大的挑战,所以在动手术以前清楚地了解手术的结果非常重要。请医生坦率地告诉你手术对外表可能带来的副作用,并且试着坦诚的与自己亲近的人谈。如果你有配偶,可以与他一起见医生,以便让双方完全了解手术后的结果。

医生也可能会安排一位曾经做过这种手术的人与你见面,清楚详尽地告诉你手术的过程,帮助你了解手术后的容貌,以及对生活的影响,从这些信息中,慢慢的处理手术所带来的负面情绪。手术完成以后,你也许会焦急的想知道自己的容貌有何变化,但同时又害怕面对自己。7~8天之后,当你的体力逐渐从手术中恢复的时候,是个面对自己的好时机。尽早拿出勇气来面对自己,第一次照镜子时,有医生或护士在一旁是个很好的陪伴,他们可以解释康复的过程。由于你已经习惯自己在镜子中的相貌,现在发现变化是如此的大,即使在事前已有千万次的心理准备,你可能还是觉得难以接受。也许你感到非常难过,甚至后悔不该同意接受手术。你也可能感到非常愤怒。

给自己一些时间去哀悼失去的容貌以及适应新的面貌。由于伤口还在恢复期间，你面对的脸孔可能是最糟糕的时候。当肿胀和瘀血逐渐消失，伤口复原后就会好得多。随着你逐渐习惯了自己的脸部变化，时间也会改善你的面容肿胀，伤疤也会逐渐淡化。

尽管心里难受，但最好还是尽早照镜子看自己的脸，你可以照镜子换敷药、换绷带或护理整过容的部分。越常看，就越习惯，也就越容易接受自己的新面容。即使面对自己的容貌很困难，但是最好的方法是不停地照镜子，帮助自己熟悉新面貌。

3. 化妆遮掩

如果脸部或颈部的皮肤需要移除，新移植的皮肤的颜色可能与原有的不同，疤痕也可能很明显。但是有办法去减少这些差异。遮盖化妆男女均适用，它包括专门遮盖伤疤及其他面部变形的面霜。这类化妆品可以适合各种皮肤类型及颜色。有些化妆品可用于填补和整容上，以便使皮肤颜色更相配。这在夏天尤其有用，因为夏天皮肤容易晒黑。

二、社交生活

手术后要克服怕见人的恐惧并不容易，但随着你和伴侣或家人日渐习惯自己的容貌后，你会逐渐有信心去面对别人的反应，决定与朋友见面或返回工作岗位。你也可能逃避社交场合，不愿意面对外人。但是时间拖延的越久，恐惧就会越强。所以不要逃避，手术后尽早出来参与社交活动，刚开始时，邀请一位能在情绪上能支持你的人一起，并要随时准备接受各种不同的反应。

虽然你有很强的自觉意识，其实很多人不一定注意你的外貌；有些人可能瞪着你，不要认为他们在评断你。我们都会互相注视，若试图隐藏你的面孔，可能会更引人注意。

有一些人比较直截了当，甚至说出一些伤人的话；也有些人可能会局促地把目光移开；小孩通常好奇，他们可能直截了当地问你：为什么你的脸和别人的不一样？你可以预先准备答案。只需要简单地说你动了手术即可，不必谈论细节。

一旦能控制自己的情绪，你就更容易去面对他人的反映了。最有效的方法是自己踏出第一步让对方感觉放松。对方很快地就会响应你，而不是你的外表。

成功的面对社交生活可以建立你的自信心，也可以帮助你逐步返回日常的活动。这些并不难学，只需要练习。不久后，你就可以有自信地面对社交生活。

集中那些让你自我感觉良好的事务可以帮助你接受自己的外貌。对于那些认识你的人来说，你的个性、兴趣和幽默感比外表更能代表你的特质。你拥有的那些重要的价值观并没有改变。亲友更看重的不是你外表的改变，而是外表的变化对你内在的影响。不要介意让亲友知道你担心被拒绝。对自己的情绪采取坦诚、开放和诚实的态度，可以帮助你度过刚开始时与其他人交往的尴尬。只要你给予机会，多数的人都会让你知道他们在关心并支持你。

三、亲密关系

口腔癌和咽喉癌可能会影响你的外貌和你的声音，也可能会影响你对性行为的态度。这些都可能让你觉得被孤立。你的配偶也可能需要去调整自己，以适应手术对你造成的影响。最好的态度就是保持开放坦诚的态度和良好的沟通，谈论自己的感受以克服恐惧或担忧。

治疗后的饮食

饮食是每天所必须的。其实吃是一连串复杂精密的过程，需要高度的肌肉控制。口腔或颈脖的手术或放射治疗，都会影响口腔、舌头或喉咙的活动，造成饮食困难。

如果担心食物会进入肺部而非食道，医生会为患者插入一根管子，将食物直接输入胃部。这可能是永久性的，但是对多数的人来说，这只是暂时的措施；医护人员会指导你学习吞咽，也会告诉你应该进食哪一种食物，例如，吞咽加浓的饮料是安全的。当治疗结束，伤口的组织复原后，肿胀会逐渐消失，有些人可能需要一段相当长的时间。患者会发觉吞咽的能力逐渐增强，但与以前仍然不一样。在每一个阶段，医护人员都会评估患者的饮食功能。

治疗可能影响患者的嗅觉与味觉，使你对食物失去兴趣。但是在治疗期间和之后充足的营养非常重要，患者需要足够的热量和蛋白质以防止减重，同时增加患者的力量和重建正常的细胞与组织。

饮食小贴士：
- 试着吃不同类型的食物或尝试新的烹调方法；
- 选择认为好看或好闻的食物；
- 尝试高热量，含有高蛋白质的食物(譬如肉类、鱼或奶酪)；
- 煮食时多用油或牛油；
- 用香料或腌料来调味，增加食物的味道；
- 如果口腔疼痛，或者吞咽困难，尝试软食，如奶昔、蛋挞、炒蛋或搅成糊状的蔬菜；避免刺激的食物，譬如辣的、咸的食物，也避免橙汁或柠檬汁和番茄汁等；
- 在食物中加入酱汁以帮助吞咽；
- 少食多餐。

积极防治

一、防治常识

(1) 注意口腔清洁卫生。

(2) 不吸烟，少饮酒，不过量食用刺激性强的食品及过分热烫的饮食。

(3) 对不明原因的声嘶、咽部不适、异物感、刺激性干咳等症状，经消炎、对症治疗不见好转者，应进一步检查，排除癌症的可能性。

(4) 积极治疗喉部良性疾病，如声带息肉、喉乳突状瘤、喉角化症、喉白斑和慢性咽喉炎。

(5) 加强对工业生产、生活中烟雾及粉尘作业的管理，防止对环境的污染。

(6) 预防感冒，防止感染。

(7) 避免激动吵嚷，保护咽喉。

二、预防口腔癌、咽喉癌的基本内容

1. 不酗酒

长期大量饮酒，使喉部充血水肿，而且导致营养不良、免疫功能低下，为形成癌症埋下隐患。

2. 禁烟

吸烟会直接损伤器官而形成咽喉癌。烟龄越长，咽喉癌的发病率越高。烟中的尼古丁、煤焦油和其产生的苯并芘都是致咽癌物，对此预防咽喉癌一定要注意这方面。

3. 远离化学致癌物质

与咽喉癌相关的化学致癌物质有二氧化硫、铬、砷等。生活和生产的环境被空气污染，吸入上述有害气体和粉尘，会损害咽喉，必须做好防护，预防咽喉癌一定要远离化学致癌物。

4. 防范饮食习惯不良的危害

一些人不分冬夏，三四个朋友经常在一起吃火锅、麻辣烫等，这样的饮食习惯不仅对咽喉，而且对眼、气管、肺、食管、胃等都有害，既引起疾病，也会恶化形成癌症。

5. 重视癌前病变

喉白斑是咽喉癌的癌前病变，它是声带黏膜上皮角化不良，在黏膜上出现的白色

斑块，是上呼吸道感染、吸烟、有害气体刺激、用声过度等引起的病理性变化，与形成咽喉癌有密切关系，必须积极防治。还有喉角化症、慢性肥厚性喉炎、乳头状瘤等，都要密切观察和积极防治。

口腔癌、咽喉癌的复查

术后第一年内每个月复查一次，第二年每2个月复查一次。同时患者应关注口腔内及双侧颈部(即脖子)的情况，可经过医生的指导，自己做颈部的扪诊，若发现颈部有不明原因的肿块出现、出现头痛症状或发现任何口腔异常，应立刻复查。一般根据病情及主治医师意见安排复查时间，并应按时复查，有些患者需要复查的时间较长，甚至终生定期复查。只有这样才能让医生掌握患者的情况，及时发现异常并处理。

第五节 甲状腺癌

- 甲状腺 / 187
- 什么是甲状腺癌 / 188
- 什么会导致甲状腺癌 / 188
- 甲状腺癌的症状 / 189
- 医生如何诊断 / 189
- 治疗方法 / 191
- 积极防治 / 195

甲状腺

甲状腺分为左右两个侧叶，中间以峡部相连接，呈"蝶状"，甲状腺是人体最大的内分泌腺，主要功能是合成、储存和分泌甲状腺素，调节机体代谢。

甲状腺须有定量碘质供应（食盐中已添加碘质，亦可在鱼类及奶类中吸取），以便产生甲状腺素。甲状腺分泌的有生物活性的激素有甲状腺素（又名四碘甲腺原氨酸，T4）和三碘甲腺原氨酸（T3）两种。若血液中的T3与T4含量下降，脑部内的丘脑下部便会释放出促甲状腺素释放激素（TRH）。随着血液中促甲状腺素释放激素水平上升时，垂体便会释放出甲状腺刺激激素（TSH），使甲状腺生产更多甲状腺素。若甲状腺未能生产足够的激素（甲状腺机能衰退），身体便会感到疲劳昏睡，体重容易增加。反之，如生产过多激素（甲状腺机能亢进），情形便会相反，体重下降，食欲大增，也会感到难以放松。

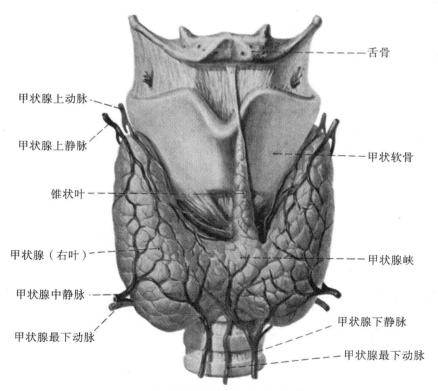

甲状腺及甲状腺旁腺（前面观）

甲状腺激素的生理功能主要为：

(1)促进新陈代谢，使绝大多数组织耗氧量加大，并增加产热。

(2)促进生长发育，对长骨、脑和生殖器官的发育生长至关重要，尤其是婴儿期。此时缺乏甲状腺激素则会患呆小症。

(3)提高中枢神经系统的兴奋性。此外，还有加强和调控其他激素的作用及加快心率、加强心缩力和加大心输出量等作用。

什么是甲状腺癌

甲状腺癌(thyroid carcinoma)是最常见的甲状腺恶性肿瘤，是来源于甲状腺上皮细胞的恶性肿瘤。

甲状腺癌病理分类：

(1)乳头状癌。约占成人甲状腺癌的60%和儿童甲状腺癌的全部。多见于30~45岁女性，恶性程度较低。

(2)滤泡状腺癌。约占20%，常见于50岁左右中年人，肿瘤生长较快，属中度恶性。

(3)未分化癌。约占15%，多见于70岁左右老年人。

(4)髓样癌。仅占7%，可兼有颈淋巴结侵犯和血运转移。

什么会导致甲状腺癌

在美国，甲状腺癌的发生率女性是男性的3倍。甲状腺癌每年发生率已增至4%，在女性居所有恶性肿瘤的第8位。年龄在15~24岁人群当中，甲状腺癌占所有诊断的恶性肿瘤的7.5%~10%。甲状腺癌在白人中发生率高于黑人。据1996—2000年期间数据统计，虽然各个年龄段都可发生甲状腺癌，但高发年龄在女性为50~54岁，在男性为65~69岁。

甲状腺癌的成因，至今未明。医学界一直在进行研究，希望找出导致甲状腺癌的成因。对有些人来说，可能与幼年接受过放射治疗有关，也可能因为生活环境中有高密度的放射线存在，譬如，1986年乌克兰的切尔诺贝利地区核能泄漏，使得甲状腺癌的人数增加。但是整体来说，只有很少的人因为放射线致甲状腺癌。

甲状腺癌病因：

- 电离辐射是目前唯一一个已经确定的致癌因素。
- 遗传易感性。部分甲状腺髓样癌有家庭遗传性。
- 癌基因。随着分子生物学的发展，对于某些基因的突变或缺失，与甲状腺癌发病的相关的认识逐渐增加。
- 女性激素。甲状腺癌的发病性别差异较大，女性发病率大约是男性的3倍。女性激素可能在病因学中起作用。
- 饮食因素。碘缺乏一直被认为与甲状腺肿瘤包括甲状腺癌的发生有关，因为在严重碘缺乏的山区，甲状腺癌发病率较高。
- 甲状腺良性病变。甲状腺的一些良性增生性疾病，如结节性甲状腺肿和甲状腺腺瘤，可恶变为癌。

患上甲状腺髓样癌的人多是因为不正常的遗传基因。这种遗传的因素可能在以下的情况下发生：
- 髓样癌（Medullary）：属于罕见甲状腺癌，常见的家族遗传病，因此，患者家属须定期进行检查，以严密监督家庭成员是否有病征出现。
- 家族甲状腺髓样癌（FMTC）：影响许多家族的成员。
- 复合型内分泌瘤（multiple endocrine neoplasia）并发症 2A 和 2B 类型：这种并发症，家族成员可能发展出不同的内分泌肿瘤，包括甲状腺髓样癌患者的家属可以测试是否有遗传性的不正常 RET 基因。如果有，医生可能会建议你切除甲状腺以防止癌症发展。

甲状腺癌的症状

- 颈前肿块。95%以上的患者均有颈前肿块，尤其是孤立的、不规则的、边界不清楚的、活动性欠佳的硬性无痛肿块；腺体在吞咽时上下移动性小。
- 压迫症状。随着肿块的不断增大，逐渐出现压迫症状，如声音嘶哑或饮水时呛咳；呼吸困难或吞咽困难；耳、枕、肩部有放射性疼痛；颈部静脉受压扩张或出现眼裂、瞳孔缩小；同侧或双侧淋巴结肿大等。
- 甲状腺功能紊乱。多数患者可伴有甲状腺功能亢进症状，如易于激动、手抖、心悸、烦躁、出汗等，有的则出现乏力、畏寒等甲状腺功能减退症状。
- 髓样癌。有甲状腺髓样癌家族史者，出现腹泻、颜面潮红、低血钙等类癌综合征或其他内分泌失调的表现。
- 转移症状。常以颈、肋、肺、骨骼的转移癌为突出症状。

医生如何诊断

大部分甲状腺癌细胞的增长速度非常缓慢，常见的症状是颈部生出无痛肿块，然后逐渐长大。有时，甲状腺肿瘤会挤压食道或气管，造成吞咽或呼吸困难。若颈部发现肿块或任何上述病征，应尽快请医生诊治。要谨记，即使有上述的病征，但并不一定是癌症。

检测包括年龄、性别、有无头颈部放射线接触史、颈前肿物大小及增大速度、有无局部压迫和侵犯症状、有无类癌综合征表现、有无家族史等。

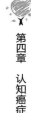

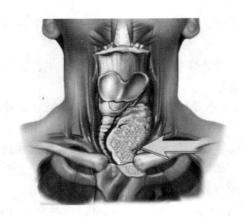

若医生怀疑硬块可能是肿瘤，可能会做的进一步检测包括：

1. 实验室检查

血液样本可查验甲状腺激素的水平是否正常，医生也会检查患者一般的健康情况。
- 血常规；
- 血生化指标；
- 甲状腺功能；
- 血清降钙素；
- 根据病情需要的其他血液指标。

2. 细针穿刺细胞学

细针抽验检查，是将一支细针慢慢插入颈部硬块抽出细胞，然后在显微镜下检查是否有任何癌细胞存在。

3. 手术活组织检查

在必要的情况下，医生会为患者手术抽取活组织样本。这个手术需要做全身或局部的麻醉。医生会在接近甲状腺附近的皮肤切一个小口，然后切取一小块甲状腺组织，随后在显微镜下检查组织是否有任何癌细胞。

4. 超声波甲状腺扫描

医生会利用声波描绘颈部及甲状腺内部的图像。当患者舒适躺卧后，医护人员会在患者的颈部抹涂胶膏，随后在该处使用扩音器形状的小型发声波仪器来回移动，回声经过计算机处理后会转为图像，显示是固体硬块，还是囊液。

5. 甲状腺放射性同位素扫描

进行此项检验时，医护人员会将小量放射性物质或碘质注入患者血管。20分钟后，将伽玛摄影机放置于你的颈部位置，以测量甲状腺的放射量。癌细胞通常不会像正常的甲状腺细胞般吸收放射性物质，因此摄影机能够显示可能存有癌细胞的位置。医学界称这些部位为"冷区"或"冷瘤"。

6. CT 扫描

CT 扫描是一种精密的 X 光检验方法。扫描机摄取一系列的 X 光片后可在三维图像上观察甲状腺肿物的情况以及和周围的关系，以帮助医生了解癌症的情况。

7. MRI

能行冠状、矢状及横断面多层影像，对软组织肿瘤的显示效果较 CT 强，虽无定性诊断作用，但对甲状腺癌的定位诊断及其与周围器官、血管和组织的关系显示良好。

8. 正电子发射计算机断层显像（PET-CT）

PET-CT 具有计算机体层扫描和正电子发射断层扫描的双重作用，可以清晰地显现身体细节的图像。对肿瘤良恶性的鉴别及复发癌的诊断有帮助。

治疗方法

医生在计划疗程时，会考虑多种因素：
- 患者的健康状况；
- 患者的年龄；
- 肿瘤的种类和大小；
- 肿瘤在显微镜下的形状；
- 是否扩散到身体其他的部位。

一、手术治疗

1. 治疗介绍

甲状腺癌以手术治疗为主，手术方式包括甲状腺次全切除术或甲状腺全切术以及颈部淋巴结清扫。在某些情况下，只需切除部分受侵犯的甲状腺（甲状腺局部切除手术），医生会细心检查甲状腺，以便找出癌细胞。但一般来说，外科医生会切除整块甲状腺以确保切除所有肿瘤。

2. 副反应及护理

①手术后取平卧位，全麻清醒后或硬膜外麻醉术后 6 小时即改半卧位，以利于呼吸和引流。注意观察有无呼吸困难和窒息，有无抽搐发生，出现异常及时通知医生。

②在变换体位时保护颈部：从床上坐起或弯曲颈部、移动颈部时，将手放于颈后支撑头部重量，通常术后第二天即可这么做。伤口愈合（术后 2~4 天）后，可做点头、仰头、伸展和左右旋转颈部，做颈部全关节活动（屈，过伸、侧方活动），每天练习。

③术后手术局部放置冰块，以预防切口出血，注意观察局部皮肤的温度、颜色，防止冻伤。若切口敷料大量渗血，引流液在短期内引流出大量血性液，患者血压下降、心率加快、尿量减少、口干等，可能出现切口出血，应立即通知医生做好抢救准备。

④医生会在伤口处放入一或两个导管，引流渗出的液体，若发现局部皮下气肿、引流液呈乳白色等异常情况，应立即告知医护人员。术后当天应卧床休息，少讲话，避免剧烈转动颈部，防止诱发伤口出血；术后第 1 天可离床活动，拔除伤口引流管后，可作颈部小幅度的活动，也可用手按摩松弛颈部，防止颈部肌疲劳；术后 3~6 天拆线。

⑤通过静脉输注（滴注）的方法，使患者身体所需的液体得到补充，直至患者能够进食为止。

⑥若患者出现声音嘶哑、饮水时发生呛咳、误吸等，可能是喉返神经、喉上神经受到损伤，此时患者应坐起进食进水，抬头进食、低头吞咽的姿势可缓解，速度宜慢，少说话，进半流质饮食。

⑦手术后，患者可能感到一些疼痛或不适，而医生会开出一些止痛药给患者；若止痛药不见功效，要立即通知医护人员，以便更换。

3. 手术的副反应

①声音沙哑疲弱。由于甲状腺的位置，外科手术可能会影响连接咽喉（声门）的神经线，导致患者在手术后一段时间，声音沙哑疲弱。通常这只是暂时的问题，只有少数人会受到长期的影响。

②钙质流失。甲状腺切除手术中，可能对甲状腺后细小的甲状旁腺造成一些损害，甲状旁腺的功能是控制血液中的钙质水平，如果受到损害，钙质水平便会下降至低水平，如有需要，医生会为患者开出补充钙质的处方。

③疲倦。甲状腺切除手术后的几个星期感到疲倦是正常的现象。等候甲状腺内分泌治疗开始也会令患者疲倦。

④疤痕。手术后，在锁骨的上方会有一道疤痕。刚开始的时候这道疤痕是红黑色，然后会逐渐淡化。

4. 饮食指导

①术后第一天吃温凉流食，冷饮，不能吃热的，以免引起颈部血管扩张，用吸管喝水。

②待胃肠道功能恢复后，可以先给清流食或流食，逐步过渡到半流食，经过一段时间后再依次过渡到软膳食或普通膳食。术后病人原则上给予高蛋白质、高热量和高维生素的营养膳食，适量脂肪，清淡易消化，如牛羊肉、鸡肉、鸡蛋、排骨等。

③宜进食含碘及钙高的食物，如海带、紫菜、干贝、带鱼及绿叶蔬菜等。

④适当限制含磷高的食物，如牛奶、蛋黄、鱼类、全豆类。

⑤忌食油腻、辛辣(如生葱、生姜、生蒜、辣椒等)、煎炸食品,忌烟酒、浓茶、咖啡。

二、化学治疗

对于分化型甲状腺癌患者,目前尚缺乏有效的化疗药物,因此治疗中,化疗只是有选择性地用于一些晚期无法手术或有远处转移的患者,或者与其他治疗方法相互配合应用;相比较而言,未分化癌对化疗则较敏感,临床上多采用联合化疗。

三、放射治疗

1. 体内放射治疗(碘-131)(乳头状癌及滤泡癌分化高,有吸碘等功能,适合放射性碘治疗,髓样及未分化癌不适合碘治疗)

放射性碘在切除甲状腺的手术后,为了消灭可能仍存在颈部或已在身体其他部分扩散的癌细胞,医生可能会进行放射性碘治疗,在身体其他部分的癌细胞会与颈部正常的甲状腺细胞一般方式吸收碘质,所以这个方法在对治疗这些病症或对于已扩散细胞非常有效。

放射性碘质可以通过饮品、胶囊等方式服用或静脉注射(注入手臂血管内)。这种方法是体内放射治疗,而不是以高能量射线进行的体外放射治疗。甲状腺癌细胞会吸收碘,而放射性物质会很快的摧毁癌细胞。放射性碘对身体正常的细胞影响力很小,因此医生会让癌细胞直接吸取高剂量的辐射。

放射性碘治疗的2~6周内,患者需要停止服用放射性激素(T3或T4)。许多人发现停止服用放射性激素使他们非常疲倦,但是如果不停止服用,放射性碘的治疗就不能发挥作用。

在治疗以前,医生会要求低碘的饮食,因为含碘量高的物质会降低治疗的效果。不宜饮用的食物包括:

- 鱼和海鲜;
- 加碘的食盐;
- 咳嗽药;
- 食物中加有粉红色的颜料E127,例如:加糖的樱桃,锡罐草莓;
- 含碘的维生素。

患者也需要减少饮用奶制品,因为含有碘,包括:牛奶、蛋、奶酪等。

副反应有:

①颈部肿胀:一般表现为颈部无痛性肿胀,发生在服药后24~48小时之内,以术后较多甲状腺组织残留的患者发生为多。大多可自行缓解,严重时需对症治疗。

②唾液腺损伤:分为急性与慢性两种。前者一般出现在24小时内,表现为腮腺及颌下腺一过性肿胀和触痛,此时需要患者多喝水、多咀嚼和含服酸性食物以促进唾液

分泌；后者一般发生于接受多次大剂量131碘治疗患者，表现为口干、腮腺区疼痛、味觉改变、吞咽困难等，其发生率较低。

③胃肠道症状：是治疗过程中发生率最高的副作用。一般为恶心，呕吐及腹泻，可于服药后几小时即出现，持续2天至1周。家属和医护人员在治疗前做好心理疏导，随时关心病人情况，要合理饮食、清淡饮食，严重者需要对症处理。

④并发白血病和肺纤维化：国内尚无并发白血病的报道。严重的、多发的肺转移灶者碘131治疗后，有少数可发生肺纤维化，一般孤立转移灶很少发生肺纤维病变。

⑤骨髓抑制：多次治疗后可能发生一过性骨髓抑制而造成白细胞降低，服用升高白细胞药物后多能缓解。

碘-131治疗甲状腺癌的注意事项：

放射性碘治疗会使患者受到轻量辐射影响，在治疗后会维持一周左右。在此期间，患者体内的放射量会从尿液、血液、唾液及汗液散失。患者须留院，直至放射量完全消失为止。在接受治疗后数天内，须采取预防措施，以避免其他人受到放射性碘质感染，通常隔离时间只会维持一周左右，一旦扫描显示放射性消失后，患者便可继续过正常生活。

对于患者，碘-131治疗结束后，除了要限制碘饮食之外，还要注意以下几点：

①甲状腺癌转移灶治疗碘用量大，在治疗后一周内可出现唾液腺炎和喉头水肿，为减轻患者的反应，可口服强的松、含服维生素C或经常咀嚼口香糖，促使唾液分泌，预防或减轻辐射对唾液腺的损伤。

②服碘-131后病人应该多饮水，勤排尿，以减少全身及膀胱的辐射剂量。

③治疗后一周内尿液适当防护处理，穿过的衣服，盖过的被褥不应让别人再穿、再盖，应当放置一段时间(2~3个月)后才能再次使用。

④碘-131治疗出院后注意休息，加强营养，避免剧烈运动和精神刺激、感冒、腹泻。3~4周内禁用碘剂和含碘药物及食物。

⑤若患者正在用母乳喂哺，便须在疗程期间和以后一段时间内停止哺乳。

⑥女性患者一般一年内，男性患者一般半年内均须避孕。具体请咨询专科医师。

家属：

对于家属，在家人接受碘-131治疗后，也要注意一些事项：

①要认清放射线的危害，配合患者进行隔离。

②隔离期间不是不能见人，这样会对患者造成心理压力。家属可以适当接触患者，但是一定要遵循：远离患者1.5~2米，一次接触时间不长于半小时。

③监督患者配合医生治疗。包括：有无服用含碘食物，有无劳累，戒烟戒酒，等。

只有这些都做好了，才能使碘-131治疗的疗效发挥到最大，才能有效地保护周围的人群。

2. 体外放射治疗

放射治疗使用高能量射线消灭癌细胞，一方面可治疗肿瘤，另一方面尽量降低对正常细胞造成的伤害。

使用体外放射线治疗甲状腺癌并不普遍，比较常用于髓样癌及间变性的甲状腺癌，其效果比放射性碘好。有时医生也会同时使用两种治疗方法。在下列三种情况下，医生会考虑采用体外放射线治疗髓样及间变性的甲状腺癌：
- 手术后仍然有癌细胞残留在颈部；
- 如果无法用手术移除癌肿；
- 如果在治疗后癌细胞复发。

在疗程期间若不需使用模具，就要在皮肤上画记号，以便放射治疗医生能够准确对准需治疗的位置。在整个治疗过程中，记号要保持明显。治疗完毕后，可完全洗掉。

副反应包括：

颈部放射治疗会造成明显的副反应，如吞咽痛楚、口部干涸及皮肤红疼。这些副反应需视放射治疗的剂量及治疗期的长短而定。

如果喉咙痛而无法正常进食，患者可以用高营养和高热量的饮品代替正餐。

如果皮肤感到疼痛，医护人员会告诉患者如何护理。患部不宜使用香皂、沐浴露或香膏等，同时在治疗过程中要尽量保持皮肤干爽。患者应用清水清洗皮肤，随后轻轻抹干。照射部位避免晒天阳，无粘贴胶布或自行涂抹刺激性油膏。放疗前后擦放射皮肤保护剂预防放射性皮肤炎。由于放射治疗会令患者疲倦，因此要尽量争取时间休息，尤其是每天须长途跋涉接受治疗的患者，更加需要多些休息。

在治疗完毕后 2~3 个星期，这些副反应会逐渐消失。如果副反应持续出现，就要通知医生接受治疗。

四、内分泌治疗（左旋甲状腺素片抑制 TSH，同样只适合于高分化癌）

内分泌治疗又称 TSH(促甲状腺素)抵制治疗。高分化性甲状腺癌(乳头状癌/滤泡癌/Hurthlecell 癌)均需要内分泌治疗：口服左旋甲状腺素片抑制 TSH。TSH 能够刺激甲状腺滤泡上皮细胞的生长，应用左旋甲状腺素使 TSH 处于较低水平，可以治疗乳头状癌、滤泡癌或 Hurthle 细胞癌。

口服左旋甲状腺素进行 TSH 抑制时，可出现心率快(尤其是老年人)、骨质疏松(尤其是绝经期后的妇女)及甲亢的潜在毒性，所以，要权衡抑制 TSH 治疗的风险和收益。长期 TSH 水平抑制的患者建议每天给予钙 1200mg/天和维生素 D 1000U/天。

积极防治

一、预防

甲状腺癌作为一种恶性肿瘤，一旦患有对人们的生活带来很多的威胁，在甲状腺癌的预防上：
- 尽量避免儿童期头颈部 X 线照射。

- 保持精神愉快，防止情志内伤，是预防本病发生的重要方面。
- 针对水土因素，注意饮食调摄，经常食用海带、海蛤、紫菜及采用碘化食盐，但过多地摄入碘也是有害的，实际上它也可能是某些类型甲状腺癌的另一种诱发因素。
- 甲状腺癌患者应吃富于营养的食物及新鲜蔬菜，避免肥腻、香燥、辛辣之品。
- 避免应用雌激素，因它对甲状腺癌的发生起着促进作用。
- 对甲状腺增生性疾病及良性肿瘤应到医院进行积极正规的治疗。
- 甲状腺癌术后放化疗后积极锻炼身体，提高抗病能力。

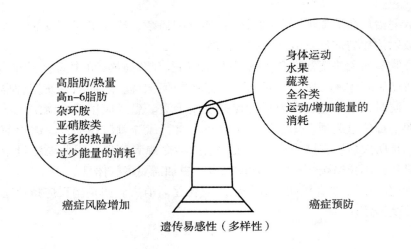

二、碘的摄入与甲状腺

流行病学研究发现，碘的摄入可能与甲状腺癌有较高的相关性。碘摄入的不同可以引起甲状腺癌构成比例的变化。在碘代谢的监测方法中，以尿碘的监测最为方便、可行，尿碘同时也是代表饮食碘摄入量的最好标志，理想水平应控制在 $100\sim200\mu g/L$。

三、定期复查

（1）患者应忌烟酒及刺激性食物，避免过度劳累，保持充足睡眠，适当锻炼增强抵抗力，防止因感冒引起咽部充血、不适。

（2）颈淋巴结清扫术后，病人在切口愈合后开始肩关节和颈部的功能锻炼，防止瘢痕收缩，一般术后 2~3 个月应避免颈部做剧烈活动。

（3）分化型甲状腺癌患者有较长的生存期及良好预后，但约有 20% 的肿瘤复发发生在手术治疗后 10~15 年，术后随访及定期复查尤为重要。复查主要包括体格检查、TSH 水平检测、甲状腺球蛋白检测以及影像学检查。

（4）术后初次复查可于术后 1 个月进行。

（5）并未切除全部甲状腺者经甲状腺球蛋白检测发现病灶或转移灶的价值有限，但建议每 6~12 个月检测 1 次，水平有持续升高趋势者须注意复发危险。

（6）全甲状腺切除及术后放射性碘治疗者正常情况下，大多数患者血清甲状腺球蛋白水平为 1~10ng/ml，须每 6~12 个月检测 1 次甲状腺球蛋白，该指标升高，提示有复发转移可能。

（7）目前超声影像检查是分化型甲状腺癌术后影像学复查最常用方法。分化型甲状腺癌常见的转移部位包括肺、肝以及骨组织等，在随访过程中对上述部位需要多加注意。在病情稳定的情况下可 6~12 个月进行 1 次影像学检查。

第六节　乳腺癌

乳房　/ 199
乳腺癌　/ 200
什么会导致乳腺癌　/ 201
乳腺癌的症状　/ 202
医生如何诊断　/ 203
治疗方法　/ 204
积极防治　/ 212
患乳腺癌后怀孕和避孕　/ 214

乳房

一、正常乳房的解剖位置、形态

乳房（mamma；breast）为人类和哺乳动物特有的结构。男性乳房不发达，但乳头的位置较为恒定，多位于第4肋间隙，或第4及第5肋骨水平，多为定位标志。而女性乳房于青春期后开始发育生长，妊娠和哺乳期的乳房有分泌活动。

（1）位置。

女性的乳房位于胸大肌上，通常是从第二肋骨延伸到第六肋骨的范围，内侧到胸骨旁线，外侧可达腋中线。

（2）形态。

成年女性（未产妇）的乳房呈半球形，紧张而有弹性。乳房中间有乳头，其顶端有输乳管的开口。乳头周围有色素较多的皮肤区，称为乳晕，表面有许多小隆起，其深面即乳晕腺，可分泌脂状物滑润乳头。乳头和乳晕的皮肤较薄弱，易于损伤。乳房主要由结缔组织、脂肪组织、乳腺、大量血管和神经等组织构成，其纤维组织向深面发出许多小隔，将乳腺分成15～20个乳腺叶，以乳头为中心呈放射状排列。每叶有一个输乳管，在靠近乳头处输乳管扩大成输乳管窦，其末端变细开口于乳头。

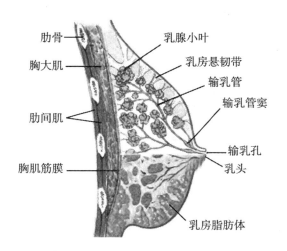

二、正常乳房的生理功能、作用

乳房是哺乳动物共同的特征，乳房的发育经历幼儿期、青春期、性成熟期、妊娠期、哺乳期以及绝经期等不同时期。在经历了青春期之后，乳腺的组织结构已趋完善，进入性成熟期。在每一个月经周期中，随着卵巢内分泌激素的周期性变化，乳腺组织也发生着周而复始的增生与复旧的变化。

- 青春期。脑下垂体成熟，脑下垂体的性腺刺激卵巢产生动情素，动情素的功能是使乳房的脂肪组织沉积，使乳腺管生长发育，每月定期的经期，使女性乳房越来越成熟。
- 怀孕期。胎盘分泌大量的动情激素，促使乳腺管系统增生，发育分支。同时乳房间的组织也增生，大量脂肪存储在间质组织中。黄体素促进乳房的乳腺小叶及小泡发芽增生。作为授乳的准备，同时也使乳晕增大，乳头变黑。
- 哺乳期。生产过后，由于泌乳素的产生，乳汁不断地涌入乳房小泡中，乳房因此而胀痛，但因乳汁不会自己流入腺管，必须靠婴儿的吮吸作用才能使乳汁从乳腺管中引出。乳腺管一畅通，则等于乳汁充满整个乳腺小叶，乳房就如同海绵吸满了水，因此乳房比不怀孕时更大。
- 更年期。由于女性荷尔蒙的功能停止，因此影响乳房的动情素及黄体素，不再对乳房有刺激作用，而随着年龄的老化，乳房的组织细胞越形衰退，乳房则越萎缩。

乳腺癌

一、定义

起源于乳腺各级导管及腺泡上皮的恶性肿瘤称为乳腺癌。乳腺癌中99%发生在女性，男性仅占1%。

二、分型

1. 非浸润性乳腺癌

- 小叶原位癌。表示在乳叶的内膜中发现癌细胞，癌细胞充满末梢乳管或腺泡，基底膜完整，可能同时出现在两个乳房。是不具浸润性的癌症，因为尚未扩散到乳房其他的组织。
- 导管原位癌。癌细胞局限于导管内，基底膜完整，尚未扩散到导管以外的组织，此时的癌症还不具浸润性。

2. 浸润性乳腺癌

- Ⅰ期肿瘤：这些肿瘤的大小在2厘米以下，腋下的淋巴结仍未受影响，癌细胞未扩散至身体任何地方。
- Ⅱ期肿瘤：大小在2~5厘米之间，或淋巴结已受影响，或两者同时出现，但仍未进一步扩散。
- Ⅲ期肿瘤：大小在5厘米以上，淋巴结通常已受影响，但并无进一步扩散。
- Ⅳ期肿瘤：包括任何大小的肿瘤，淋巴结通常已受影响，癌细胞已经扩散至身体其他部分，这属于转移性乳腺癌。

3. 特殊类型

- 分叶状肿瘤：可触及肿块，迅速生长，体积>2cm。
- Paget's病：乳头或乳晕湿疹、溃疡、出血、瘙痒。
- 炎性乳腺癌：表现为乳房皮肤呈炎症改变，可由局部扩大到全乳房，皮肤颜色由浅红色到深红色，同时伴有皮肤水肿，皮肤增厚，表面温度升高。

什么会导致乳腺癌

一、高危因素

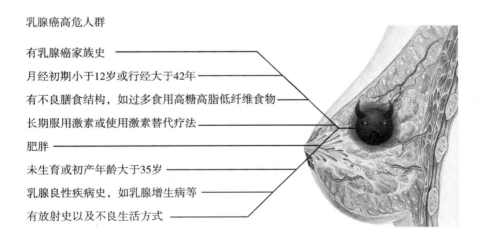

乳腺癌的成因仍未完全被了解，符合以上风险因素的人并不代表一定会患上乳腺癌。已证实的很多发病因素亦仍存在着不少争议，绝经前和绝经后，雌激素是刺激发生乳腺癌的明显因素，此外遗传因素、饮食因素、免疫因素、内分泌因素、病毒因素、外界理化因素以及某些乳房良性疾病与乳腺癌的发生均有一定关系。

二、流行病学因素

中国女性乳腺癌发病率和死亡率在全球处于比较低的水平，但呈迅速增长的趋势，尤其是农村地区近10年来上升趋势明显。我国女性乳腺癌的发病率与死亡率的年龄和地区分布具有明显特征,总体生存率估计与发展中国家持平,地区和城乡差异明显。

乳腺癌的症状

90%患上乳腺癌的妇女,首先是从发觉乳房出现硬块开始。

一、症状

乳房:
- 形状或大小改变;
- 皮肤凹陷;
- 皮肤变厚或出现硬块。

乳头:
- 乳头内陷;
- 出现硬块或变厚;
- 流血(罕见)。

手臂:
- 腋下肿胀或有硬块。

乳房感觉疼痛通常与乳腺癌无关。许多健康的妇女在月经来潮之前都会觉得肿胀及敏感。某些种类的良性乳房肿瘤也会疼痛。

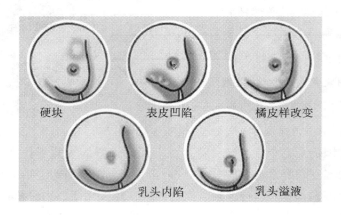

硬块　　表皮凹陷　　橘皮样改变

乳头内陷　　乳头溢液

二、分期

乳腺癌可根据肿块的大小和扩散情况分为0~4期:

早期或0期乳腺癌:指肿块局限于一处,还没有相关检查证明其扩散到淋巴结。(即原位癌)

1 期乳腺癌：癌块≤2cm，没有扩散。

2A 期乳腺癌：指肿块<2cm，伴有淋巴结浸润或肿块>2cm 而≤5cm，没有淋巴结浸润。

2B 期乳腺癌：指肿块>5cm，癌性肿块尚未浸润至腋下淋巴结或 2cm<肿块≤5cm，伴有淋巴结浸润。

更高期的乳腺癌（转移的）是指癌性肿块已扩散到淋巴结和身体的其他部位。

3A 期乳腺癌：指肿块>5cm，癌性肿块已经浸润至腋下淋巴结或不论肿块多大，癌性肿块已经扩散至另一种组织或临近组织。

3B 期乳腺癌：指不论肿块多大，已经浸润转移至皮肤、胸壁或者乳内淋巴结（局限于乳房之下和在胸腔里面）。

3C 期乳腺癌：指不论肿块多大，已经广泛的浸润、侵袭入淋巴结。

4 期乳腺癌：定义为不论大小的肿块，已经浸润转移到远离乳房的部位，如肺、肝、脑或远处淋巴结。

医生如何诊断

一、乳房 X 光造影检查

这是一种 X 光的检查技术，可以帮助诊断出乳房硬块的性质。

二、超声波扫描（B 超）

超声波扫描是利用声波造成一幅体内的图像，可检查乳房肿块。医生会先将耦合剂涂在乳房上，然后用超声探头在指定范围内移动。利用计算机将回声转化为图像。此项检查无痛并只需数分钟时间。

三、彩色多普勒（Colour Doppler）

在某些超声波机器的荧光幕中，医生以颜色分辨供应到肿块血液的流量，从而诊断良性或恶性。

四、病理检查

如果乳房 X 光造影检查或超声波扫描发现有硬块，就需要做活组织检查。医生会抽取一小块细胞样本，在显微镜下检查是良性或恶性的肿瘤。

病理检查的方法如下：

细针管抽吸法。这是一种既快又简单的方法，医生用一支细针和针筒，从乳房中抽取细胞样本作癌细胞化验，过程有些像抽血。这种简单的技术也可用来排出良性囊肿内的液体。

针管抽取活组织检查。针管比细针略粗，患者经局部麻醉后，抽取一小片组织作癌细胞检查。

组织切片检查。全身或局部麻醉后，将整团硬块切除检查。

五、血液检查

血液样本可以检查患者一般的健康情况、血细胞的数量以及肾脏和肝脏的功能。血液也可以显示是否含有癌症细胞产生的任何化学物质。

六、磁共振图像扫描（MRI）

磁共振是用磁场构成身体横切面的影像。它可以观察乳房的组织，或者身体其他的部分。

七、骨扫描（ECT）

骨扫描，也称为骨闪烁显像，是检查是否有乳腺癌骨转移的一种影像技术。

 治疗方法

治疗乳腺癌取决于许多不同的因素：
- 乳腺癌的阶段；
- 生长的速度；
- 肿瘤的大小；
- 年龄；
- 是否已绝经；
- 健康状况；
- 患者的选择。

乳腺癌主要的治疗方法如下：
- 手术治疗；
- 化学治疗；
- 放射治疗；
- 内分泌治疗；

- 靶向治疗。

在乳腺癌的早期，通常只需要外科手术，但有时在手术后仍会进行放射治疗，以确保能彻底消灭所有在乳房组织的癌细胞。如果医生怀疑有一些连扫描仪也侦查不出来的极小癌细胞，可能已经游离或转移到身体其他的部分，医生通常会建议额外配合化学治疗或内分泌治疗，也可能两者兼用。

一、手术治疗

乳房切除手术的范围，取决于肿瘤的大小、性质和扩散的程度。医生会与患者商讨哪一种外科手术最合适。在手术前，先和医生详细讨论，任何手术必须在患者的同意下才能进行。对于很多妇女来说，现在可以用小规模的手术来代替大规模的乳房切除，也就是说只要切除肿瘤和部分乳房的组织即可，然后再加上放射治疗照射未切除的乳房组织。因此，患者可以选择更适合自己的治疗方法。

1. 治疗介绍

（1）硬块切除。将乳房的硬块和少部分周围的组织切去。硬块切除手术切除的乳房组织较少，只有很小的疤痕及凹痕。对多数妇女来说，硬块切除手术后，乳房的外观不受影响。切除的硬块将送到实验室，在显微镜下检查。如果切除硬块的周边仍有癌细胞，乳腺癌复发的机会将很大，应进行再次切除。

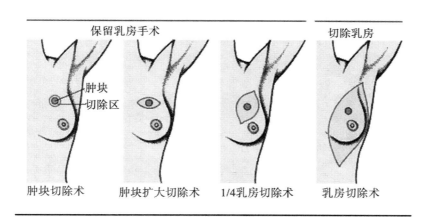

（2）叶切。与硬块切除手术类似，但是由于切除的乳房组织较多，对胸部小的女士来说影响较大；对胸部大的人来说，则不明显。

（3）全乳切除。在下列的情况下，切除整个乳房的手术是必要的：
- 乳房的硬块很大；
- 小型的癌细胞环绕在大面积的原位管道癌附近；
- 在乳房不同的部分都有癌细胞。

简单的全乳切除只是切去乳房的组织。另外一种是切除乳房和淋巴结，甚至胸壁肌肉。

（4）腋下淋巴结切除。在进行乳腺癌手术时，外科医生往往会切除同一侧腋下的淋巴结。腋下的淋巴结有30~40粒。医生会切除大概10粒淋巴结，这被称为腋窝淋巴结样本。如果发现这些淋巴结有癌细胞，会用手术方法切除在腋下剩余的淋巴结，或者采用放射治疗法。切除淋巴结有时可能造成淋巴水肿，譬如手臂肿大，通常当所有的淋巴结都被切除时，淋巴水肿才会发生。

2. 手术后副反应及护理

如果患者手臂腋下的淋巴结被切除，或腋下受过放射治疗，就有患上淋巴水肿的可能性（手臂或手部肿胀）。这种情况非常普遍，在治疗后几个月或几年间慢慢发展而成。有时候，在手术刚完成不久，手臂就开始肿胀，但是在几个星期内一切就会恢复正常。

进行了全乳切除手术的妇女可接受乳房重建的手术，可在切除乳房手术的同时进行，但亦可在切除乳房后的几个月，甚至几年后才进行。如果患者考虑接受乳房重造，可在治疗开始时与医生商讨，并可选择将自己身体的组织，如腹部或背部的皮肤和脂肪，移植以重建乳房。

手术后留医院的时间视手术的大小而定，医生会鼓励患者尽量下床活动。伤口可能插上引流管，一般术后1~2天，每日引流血性液为50~100ml，以后颜色逐渐转为淡红色—淡黄色—澄清液，量逐渐减少。如果6小时内引流血性液>100ml，或引流液浑浊并有絮状物等，请立即告知医护人员，同时保持引流管通畅，避免扭曲、打折、受压及脱出等情况。

手术后，有几个星期患者会感到疼痛或不适。几种非常有效的止痛药可服用，如口服用药后仍觉疼痛，一定要告诉医生或护士，他们可以给患者更强药力的处方。一些妇女在一年以后，手臂仍然觉得疼痛，如果这种情况继续，患者需要告诉医生，他们会诊断并决定哪种治疗方法会最有效。

有一些妇女的疼痛感觉像有一条很紧的韧带，从腋下一直拉到手背。这是因为淋巴管变硬的缘故，有时会造成手臂移动困难。物理治疗可能有效，医生也可能会给患者抗生素药物。一般来说，在几个月之后，这种情况会慢慢好转，但也可能再度发生。有些妇女发现他们的肩膀僵硬，这种情况通常会在整个乳房切除手术后发生。这时做运动以维持肩膀的活动是非常重要的，患者可以学习适当的手部运动和按摩技巧。

手术附近的组织可能会有瘀伤，也可能红肿一段时间，这种情况在几个星期之后将会自然消失。有时，淋巴液或血液会在手术处的周围聚集，需要医生或护士用引流管疏导。如果这种情况发生，可能让人觉得特别丧气，但是这些液体将会逐渐减少，在2个星期内消失，这种情况不是淋巴水肿。如果医生切除了患者腋下的淋巴结，这部分的神经受到手术的影响，患者的上臂可能会有麻木、刺痛或僵硬的感觉，这种情况可能持续几个月，甚至可能是长期性的。医护人员会教患者定时做一些运动，直至手臂恢复正常的活动。

乳腺癌手术后有计划、有步骤地进行肢体功能锻炼，可以促进肢体血液、淋巴液回流，减少肢体肿胀，使之早日恢复正常功能。以下的康复操对您的术后康复会有帮助，在锻炼时，要根据您的实际情况，按照医生和护士的要求进行循序渐进的锻炼。

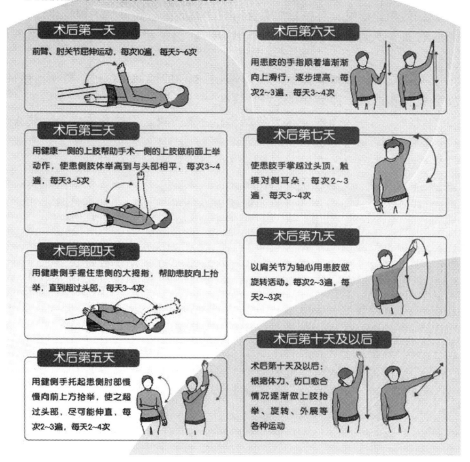

二、化学治疗

化疗是利用抗癌药物（细胞毒素）来破坏癌细胞。药物可分口服与静脉注射两种。化疗每次的疗程只有几天，随后有数星期的休息，让身体从化疗的副反应中逐渐恢复。至于会有多少次疗程，需视乎患者得的是哪种癌症，及对药物的反应而定。

1. 副反应

虽然化疗可能造成一些令人不愉快的副反应，但是对那些癌细胞已经扩散的妇女来说，知道化疗可以杀死癌细胞，也可以减轻心中的负担。

2. 化疗的优缺点

许多人闻化疗而色变，因为化疗让人联想到各种让人却步的副反应。但是现代化的化学治疗有许多的改进，减轻或避免了一些副反应，使得化疗比想象中的情况好得多。虽然如此，化疗仍然是药效非常强烈的治疗方法，多数人仍然希望可免则免。所以当医生建议使用化疗时，病患者常常会问同样的问题：如果我不接受化疗会怎么样？以下是我们分析在不同情况下接受化疗的优缺点，再依照自己实际的情况做出最明智的决定。

化疗主要在以下的三种情况中使用：外科手术前的辅助化疗；外科手术后的化疗；已扩散癌症的化疗。每一种都有其优点和缺点。

- 手术前的化疗：在外科手术前使用化疗，是希望用化疗的方式将比较大的肿瘤先行缩小，再动手术。这样做，可以避免切除整个乳房，转而只切除部分的乳房。在治愈率方面与手术后再给予化疗的效果相似。
- 手术后的化疗：外科手术后再使用化疗，是为了降低癌细胞复发或扩散的可能性。这个附加性的治疗是希望能够消灭在外科手术后，可能仍然残留在身体的癌细胞，由于这些细胞太小，无法被机器或其他的检查查出来。
- 癌细胞扩散后使用化疗：当癌细胞扩散到身体其他的部分后使用化疗，目的是为了缩小肿瘤，改善症状，维持生活的质量，以及尽可能延长生命。此时接受化疗，许多人得以缩小肿瘤，减轻症状，改善生活质量以及延长生命。但是也有一些人肿瘤没有得到改善，反而要忍受化疗带来的各种副反应。一般来说，身体比较强壮的人，在接受化疗的时候比较能够得到好处，副反应也比较不显著。在这种情况下化疗的作用虽然有局限，但是许多人仍然受惠，因为化疗改善了生活的质量，也可能延长寿命。患者需要与自己的医生讨论各种细节，决定是否要使用比较积极的治疗方式以控制肿瘤，或者治疗症状以减轻不适的病症。

三、放射治疗

放射治疗常常用于乳腺癌外科手术之后，但有时也用于手术之前，甚至代替手术。如果乳房的一部分被切除(硬块切除手术或环节切除手术)后，通常会使用放射治疗，以减少肿瘤复发的可能性。放射治疗的目标是要确定任何残余的癌细胞都被消灭。即使整个乳房被切除，如果医生认为一些癌细胞仍可能残留在胸壁，为了避免肿瘤复发，也会要求患者使用放射治疗。如果腋下的淋巴结全部被移除，通常不再需要放射治疗。如果只有一部分含有癌细胞的淋巴结被移除，或没有移除任何淋巴结，医生可能对腋下淋巴结使用放射治疗。放射治疗是利用高能量射线来消灭癌细胞，希望在治疗癌症的同时，能减低对正常细胞的伤害。而放射治疗主要分为体外与体内两种方法。

1. 体外放射治疗

整个疗程在医院的放射治疗部进行。疗程通常从星期一到星期五，周末休息。治疗时间的长短需视肿瘤的类别和大小而定，患者的医生会与患者讨论。体外放射治疗不会令患者身上带有辐射，在整个治疗过程中，患者可与其他人包括小孩子相处，是完全安全的。

2. 体内放射治疗

这种治疗是硬块及环节切除手术后的一种支援性治疗，把一个含有放射性物质的金属线，在全身麻醉的情况下，植入乳房，直接向肿瘤部位发出较高之放射剂量。

3. 副反应

乳房的体外与体内放射治疗会引起皮肤发红及疼痛、恶心及疲乏等副反应。当治疗过程完成后，这些副反应会逐渐消失，但疲乏则仍会持续数月之久。在硬块或淋巴切除手术后，再经过放射治疗，乳房会感觉稍硬，皮肤会留有一些细小的红点，这是由于微血管破裂所致。很多经过治疗的妇女，她们乳房的外貌仍是很好的。乳房的放射治疗有时会造成长期的副反应，譬如说神经痛、刺痛、手或手臂软弱无力或麻木。另外比较少出现的情况，包括因为肺部受到伤害而产生的呼吸困难，以及受治疗部分的肋骨疼痛等。但是，如果治疗前细心的策划，加上目前医疗技术的进步，这些副反应都会逐渐减少。

四、内分泌治疗

内分泌治疗可以减缓或停止乳腺癌细胞的生长，通过改变女性身体内自然制造激素的数量，防止激素附着乳腺癌细胞，供给癌细胞生长的养分。有许多种不同的内分泌治疗法，有时两种不同的内分泌治疗可以混合使用，有时内分泌治疗也可以和化疗先后使用。

1. 晚期乳腺癌的内分泌治疗

首选内分泌治疗的适应证：
- 患者年龄大于35岁；
- 预计生存期大于2年；
- 仅有骨和软组织转移；
- 或存在无症状的内脏转移；
- ER 和/或 PR 阳性。

药物选择与注意事项：
- 根据患者月经状态选择适当的内分泌治疗药物。一般绝经前患者优先选择三苯氧胺，亦可联合药物或手术去势。绝经后患者优先选择第三代芳香化酶抑制剂，通过药物或手术达到绝经状态的患者也可以选择芳香化酶抑制剂。
- 三苯氧胺和芳香化酶抑制剂失败的患者，可以考虑换用化疗，或者换用其他内分泌药物，例如：孕激素或托瑞米芬等。

2. 辅助内分泌治疗

适应证：激素受体（ER 和/或 PR）阳性的早期乳腺癌。
药物选择与注意事项：
- 绝经前患者辅助内分泌治疗首选三苯氧胺；
- 绝经前高复发风险的患者，可以联合卵巢抑制/切除；
- 三苯氧胺治疗期间，如果患者已经绝经，可以换用芳香化酶抑制剂；
- 绝经后患者优先选择第三代芳香化酶抑制剂，建议起始使用；
- 不能耐受芳香化酶抑制剂的绝经后患者，仍可选择三苯氧胺；
- 术后辅助内分泌治疗的治疗期限为 5 年；
- 针对具有高复发危险因素的患者，可以延长内分泌治疗时间，延长用药仅针对第三代芳香化酶抑制剂。制定个体化治疗方案；
- ER 和 PR 阴性的患者，不推荐进行辅助内分泌治疗。

五、靶向治疗

靶向治疗是针对癌细胞的特征而设计的药物，副反应较传统化疗为少。做靶向治疗之前，医生一般都会先做基因检测，以了解患者的病变基因是否有靶向药可以产生作用的基因，所以不是所有患者都可以使用。

目前，针对 HER-2 阳性的乳腺癌患者可进行靶向治疗，主要药物是曲妥珠单克隆抗体。

- 治疗前必须获得 HER-2 阳性的病理学证据；
- 曲妥珠单克隆抗体 6mg/kg（首剂 8mg/kg）每 3 周方案，或 2mg/kg（首剂 4mg/kg）每周方案；
- 首次治疗后观察 4~8 个小时；
- 一般不与阿霉素化疗同期使用，但可以序贯使用；
- 与非蒽环类化疗、内分泌治疗及放射治疗可同期应用；
- 曲妥珠单克隆抗体开始治疗前应检测左心室射血分数（LVEF），使用期间每 3 个月监测一次 LVEF。

六、义乳

1. 安置义乳

乳房切除后，医护人员会给患者一个轻软的海绵义乳（人造乳房），放在胸围内。

手术后的部位，比较脆弱，容易受伤，义乳有保护作用。当伤口愈合后，就可以使用固定性的义乳。离开医院前，医生会检查伤口愈合的情况，讨论患者的病情，可能需要的治疗，以及是否需要做放疗或化疗。当患者回家以后，身体需要一段时间慢慢适应，逐渐康复。患者会感觉无论在身体上或情绪上都很疲倦，所以患者需要很多的睡眠，也要注意营养均衡的饮食。切记不要提重物。

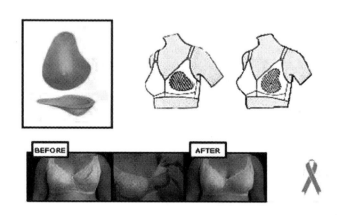

2. 面对手术带来的影响

任何乳房外科手术都可令人的情绪受到极深的创伤。作为一个女性，患者可能认为，乳房是重要的象征；所以当体型有了改变也会严重地影响自信心。许多妇女都需要时间去接受失去了乳房的现实。

无论如何，手术后的第一个月是很难过的。许多妇女被矛盾的情绪所掩盖，包括：忧伤、害怕、惊恐、恼怒与怨恨等混合的情绪。同时由于乳腺癌已得到治疗，痛苦已经减轻，许多妇女也开始慢慢接受了乳房外科手术所带来的影响。

乳腺癌根治手术是目前治疗乳腺癌最直接有效的方式，但一侧或两侧乳房切除以后，由于身体外形的改变会给女性患者带来难以治愈的社会心理影响，乳房重建可以使乳房切除患者在一定程度上恢复身体外形，从而减轻心理压力，恢复自信，提高术后生活质量。乳房重建的方式可分为假体植入重建和自体组织重建两大类，不同的手术方式各有适应证续优缺点，只有选择恰当的乳房重建方式才能既不影响乳腺癌术后回复及辅助治疗，也能获得满意的乳房重建效果。

七、饮食指导

乳腺癌患者在手术前后应当努力进餐，补充营养。丰富的营养可促进机体顺利地经历手术关，促进切口愈合，早日恢复健康。在放疗、化疗期间，由于治疗带来的不良影响，病人的味觉和食欲有所下降，可产生恶心、呕吐等胃肠道反应。这时，患者应认识到，这只是暂时给自己带来的一定程度的痛苦，而自觉地以乐观主义的精神和顽强的意志去克服这些副作用，坚持适量进食一些易消化、高营养的食物，以保证身体能按时接受和完成各种治疗计划。

饮食要有节制，不过量：过度营养以及肥胖对乳腺癌的发生、发展都有影响。因此，在治疗后的长期生活过程中，应在保证营养需要的前提下，恪守饮食有节制不过量的原则。

合理选择食物：适当选食对防治乳腺癌有益的食物是有好处的。这些食物包括海带、海参等海产品，因为从海产品中可提取多种抗肿瘤活性物质；豆类食物和蔬菜、水果等，可补充必要的维生素、电解质。当然，这些食物可因人、因时、因地采用，不必强求一致。

忌食生葱蒜、油炸、腌制、荤腥、油腻的食物，忌烟酒、咖啡、浓茶等辛辣刺激食物。

 ## 积极防治

一、自我检查乳房

乳腺癌患者如能及早发现和诊治，治愈的机会很高。90%以上的乳房肿瘤，还是被妇女们自己发觉的。定期自我检查乳房，可以帮助患者熟悉乳房在每个月不同时间的状况，所以当乳房有不寻常的变化时，自己会很快察觉到。若患者发觉乳房出现硬块，切勿延误，应立即到医院检查。

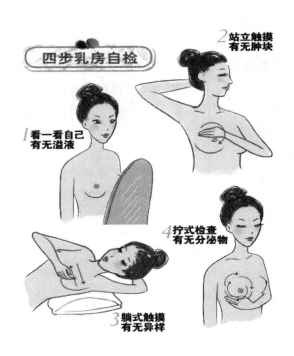

建立良好的生活方式，调整好生活节奏，保持心情舒畅。坚持体育锻炼，积极参加社交活动，避免和减少精神、心理紧张因素，保持心态平和，养成良好的饮食习惯，积极治疗乳腺疾病，不乱用外源性雌激素，避免长期过量饮酒。

即使大部分硬块是良性的，也应该检查以确定不是癌症。如果不幸患上癌症，越早治疗，治愈的机会越大。乳腺癌是一种治疗效果较好的癌症，近年来其生存率有明显提高。乳腺癌是可以通过人群筛查来及早发现、诊断、治疗以显著改善生存。

建议女性朋友了解一些乳腺疾病的科普知识，掌握乳腺自我检查方法，养成定期乳腺自查习惯，积极参加乳腺癌筛查，防患于未然。

二、乳房 X 光造影检查

当肿块还未被察觉之前，乳房 X 光造影对测出肿瘤有帮助。30 岁以上、发现显著肿块的妇女应进行乳腺 X 线检查，对于乳腺癌家族史或遗传素质的妇女，可与医生商量应否定期进行乳房 X 光造影。乳房 X 光造影并非万无一失。如经造影检验后，显示并无乳癌，但如发现乳房有肿块，仍应立即求医。

三、定期复查

术后 1 年之内，复查间隔时间为 3 个月；术后 2 年之内，复查间隔时间为 3~6 个月；术后 2 年以后，每隔半年复查一次；术后 5 年，可以考虑每隔一年复查一次。

化疗后 5 年内：①通常应该每季度做 1 次肿瘤标志物的血液学检查，主要是血清糖类抗原如：CA15-3，其他可以加做 CA125 和 CEA 等；②每半年做一次全身 CT 检查。如果经济条件允许，最好每半年做一次 PET-CT 全身代谢显像，对于早期发现有无复发，是目前最先进和最可靠的检查方法。

化疗满 5 年后：①通常应该每半年做 1 次肿瘤标志物的血液学检查，检查项目同上。②改为每 1 年做一次全身 CT 检查。有条件做一次 PET-CT 全身代谢显像。

注意锁骨上淋巴结及身体其他部位有无异常及不明原因的肿块，注意咳嗽、咳痰情况及头痛、神志的改变，健肢乳房及腋窝淋巴结有无异常肿块等，发现异常及时就诊。

定期到医院复查的目的有两个，需要后续服药治疗的，可以定期开药并按时服药；出现复发情况的，通过复查能够在第一时间及时发现并得到积极处理。如果不坚持定期复查，等症状出现时，病情往往已经较严重了。需要定期复查的项目有验血、B 超、胸片等检查。

患乳腺癌后怀孕和避孕

一、怀孕

如想要生孩子,患者和患者的伴侣需要与医生商量,他会告诉患者可能出现的风险和影响。最好能在治疗完毕之后,等一段时间再怀孕比较好。癌症治疗后越久不复发,复发机会则越小。但亦应考虑清楚如生了孩子后,癌病复发,患者是否作好足够的心理准备?当患者的情绪比较平复时,可向伴侣、家人或好友倾谈,他们也许可以帮助患者渡过这个困难的阶段。不论在哪种情形下,不孕对大多数的人来说,都是不容易克服的难题。如果治疗可能造成患者的不孕,患者又非常希望将来能有孩子,可在治疗前将卵巢内的卵子储存起来,以备将来使用。还有些情况可能将卵子受精后再储存起来。在未来适当的时候,将受精卵解冻后,植回卵巢怀孕,这种技术尚在实验阶段。

二、避孕

避孕药中的激素可能影响癌细胞,所以一般都建议乳腺癌患者不要服避孕药。医生也可给患者一些避孕的建议,如装设子宫环,也有些妇女选择接受不孕手术以避免怀孕。

第七节　肺　癌

肺部　/ 216
什么会导致肺癌　/ 216
肺癌的症状　/ 218
肺癌的种类和分期　/ 218
医生如何诊断肺癌　/ 219
治疗方法　/ 221
定期复查　/ 225

肺部

肺位于胸腔，坐落于膈肌上方，纵膈两侧，呈圆锥形，肺是机体与外界环境之间进行气体交换的重要场所。

吸气时，空气先由鼻或口进入气管，再流经左右两条支气管，然后通过更细小的小支气管进入肺部。小支气管的末端有数以百万计的肺泡，空气中的氧气在肺泡内被吸收后便会经流动的血液输送至身体各部位。呼气时，二氧化碳则从肺部被排出体外。

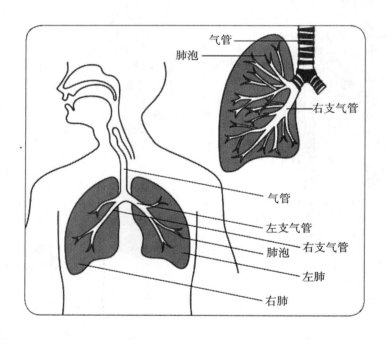

呼吸是维持机体生命活动所必需的基本生理过程之一，呼吸一旦停止，生命便将终结。

 ## 什么会导致肺癌

一、吸烟

- 吸烟是导致肺癌的主要原因；

- 90%的肺癌都与吸烟有关；
- 40岁以下的人较少患上肺癌；
- 50岁以后上患上肺癌的机会大幅增加；
- 越早开始吸烟，患肺癌的几率越大；
- 每10位吸烟人士中就有1人患上肺癌；
- 吸二手烟的人患肺癌的风险比一般人高2~3倍。

二、职业致癌因子

有人因为职业的原因可能会接触到一些化学物质如石棉、砷、铬、镍、铍、煤焦油、芥子气、三氯甲醚、氯甲甲醚、烟草的加热产物以及铀、镭等放射性物质衰变时产生的氡和氡子气，电离辐射和微波辐射等。这些因素已被确认可使肺癌发生危险性增加3~30倍。其中石棉是公认的致癌物质，接触石棉者肺癌、胸膜和腹膜间皮瘤的发病率明显增高，潜伏期可达20年或更久。吸烟可明显加重这一危险。

三、空气污染

包括室内小环境和室外大环境污染，室内被动吸烟、燃料燃烧和烹调过程中均可能产生致癌物。有资料表明，室内用煤、接触煤烟或其不完全燃烧物为肺癌的危险因素，特别是对女性腺癌的影响较大。烹调时加热所释放出的油烟也是不可忽视的致癌因素。在重工业城市的大气中，也存在着一些化学性或放射性的致癌物质。

四、饮食与营养

科学家的一些研究已表明，较少食用含β胡萝卜素的蔬菜和水果，肺癌发生的危险性升高。血清中β胡萝卜素水平低的人，肺癌发生的危险性也高。流行病学调查资料也表明，较多地食用含β胡萝卜素的绿色、黄色和橘黄色的蔬菜和水果及富含维生素A的食物，可减少肺癌发生的危险性，这一保护作用对于正在吸烟的人或既往吸烟者特别明显。

五、其他诱发因素

美国癌症学会将结核列为肺癌的发病因素之一。有结核病者患肺癌的危险性是正常人群的10倍。此外，感染某些病毒、食用发霉食物等，对肺癌的发生可能也起一定作用。

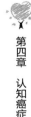

肺癌的症状

肺癌的常见症状包括：

- 持续咳嗽，为早期症状，常为多痰或少痰的刺激性干咳；
- 呼吸短促，喘鸣；
- 痰中带血丝或咯血；
- 胸痛：咳嗽或深呼吸时，胸口隐隐作痛或突然剧痛；
- 声音持续沙哑，吞咽困难；
- 食欲不振和体重下降；
- 发热、疲倦；
- 反复感染。

以上症状虽然常见于肺癌，但也有可能由其他疾病引起。无论如何，若发现上述任何一种症状都应尽快求医。

 ## 肺癌的种类和分期

一、肺癌的分类

根据肺癌细胞的生物学特性和治疗方法的不同，可分为小细胞和非小细胞两大类：

1. 小细胞肺癌

- 包括燕麦细胞癌，中间细胞癌和混合燕麦细胞癌；
- 10%～15%的肺癌都属于此类；
- 与吸烟有很大关系；
- 化学治疗效果较好，通常与放射治疗合用；
- 肿瘤的生长速度快则恶性程度高，通常在早期已经扩散，一般不会采用外科手术做治疗，而是以化疗控制病情。

2. 非小细胞肺癌

鳞状细胞癌是肺癌中最普遍的一种。以发生在气管支气管的中央型肺癌多见。
腺癌由制造黏液的细胞发展而成，这种癌通常出现在气管内层。
鳞腺癌，具有鳞癌、腺癌两种成分的癌。
大细胞癌是因为在显微镜下，细胞大而圆。这种癌的生长及扩散速度均较鳞状细胞癌和腺癌快。
另一种较不常见的肺癌是间皮瘤，这种癌覆盖在肺部，成因与接触石棉有关。本书将不讨论这类癌症。

二、肺癌的分期

通过 X 线扫描、CT 和活组织检查，可以知道肿瘤的大小及是否已经扩散到身体其他部位。肺癌的分期有助医生决定最适合患者的治疗方法。

1. 小细胞肺癌的分期

小细胞肺癌通常分为局限型和广泛型两种。局限型是指肿瘤仍然在一片肺叶和邻近的淋巴结中，其余则属于广泛型。不过，小细胞肺癌通常在诊断时已经扩散到胸腔之外。

2. 非小细胞肺癌的分期

非小细胞肺癌的分期则复杂得多，不同期别所适用的治疗方法并不相同。
- Ⅰ期：肿瘤只在肺叶中，通常以手术治疗为主。
- Ⅱ期：肿瘤已转移至邻近的淋巴结，或已经进入胸腔。两种情况都可采用手术治疗，并在术后配合化疗。
- ⅢA 期：肿瘤已经扩散到淋巴结。部分患者可采用手术治疗，但同时需辅以其他抗肿瘤治疗。
- ⅢB 期：肿瘤大幅度扩散到淋巴系统或胸腔。手术治疗、化疗和放射治疗都有机会用到，治疗方法会按个别患者的情况而有所不同。
- Ⅳ期：肺癌细胞已经扩散到身体其他部位。通常采用综合治疗，即结合手术治疗、靶向治疗、化疗和放射治疗。

医生如何诊断肺癌

进行身体检查前，医生会查问患者的病史，再为患者验血和照胸部 X 光，以检查肺部是否有任何不正常的情况。患者也可能需要提供一些痰液样本做化验之用。

一、初步检验方法

以下各种检查都可用于诊断肺癌，医生会安排患者在医院接受一项或多项检查。

1. X 射线检查

X 射线检查目前仍是发现、诊断肺癌和提供治疗参考的重要基本方法。有 5%～10% 的患者可无任何症状。但单凭 X 射线检查即可发现肺部病灶。

2. 痰细胞学检查

它是一种简单方便的非创伤性诊断方法。痰液的采集以清晨起从肺深部咳出的带血丝的痰液为好。连续 3~5 天的痰细胞学检查可提高检出率。

3. 肿瘤细胞学检查

有胸水的患者，可行胸腔穿刺，抽出新鲜胸水，经离心处理，取沉淀物涂片找癌细胞。血性胸水的检出率高。

4. 肿瘤标志物检测

肿瘤标志物是存在于肿瘤细胞中或由肿瘤细胞异常产生的物质或是宿主对肿瘤反应产生的物质。良性疾病时一些肿瘤标志物的含量也会改变，恶性肿瘤时含量也可以正常，因为肿瘤标志物不可单独作为肿瘤的诊断，而是用于肿瘤的辅助诊断。

5. 计算机断层扫描 CT

胸部 CT 与 X 射线检查比较，优点在于能发现小于 1CM 和常规胸片难以发现的位于重叠解剖部位的胸部病变，容易判断肺部与周围组织器官的关系。

6. 磁共振成像 MRI

胸部 MRI 检查的最大特点是较 CT 更容易地鉴别实质性肿块与血管的关系，而且能显示气管支气管和血管的受压、移位和阻塞，但对肺部小结节的检查效果不如 CT 好。

二、进一步建议方法

若被证实患有肺癌，便要接受进一步检查，以确定肿瘤的分型和扩散程度，检验结果有助于医生决定采取哪种治疗。

1. 纤维支气管镜检查

支气管镜检查是利用又细又柔软的内窥镜伸进支气管，直接观察气管支气管及肺部的情况。检查期间，医生会按需要采集异常组织作病理检验。这项检查一般在门诊部进行，但有时也可能需要做全身麻醉及留院一晚。

检查前的 6 小时不可饮食。进行检查时患者要仰卧，医生会在患者的鼻腔或喉咙喷局部麻醉剂，以减轻插入内窥镜时所引起的不适。与此同时，医生使用药物减少支气管的分泌物。然后，医生会将支气管镜慢慢经鼻或口探进气管、支气管及肺部进行检查。

检查后的两小时内亦不可饮食，以免误吸。此外，在检查后的一段短时间内，患者或会觉得喉咙痛，这种现象一般很快就会消失，无须担心。

2. 纵隔镜检查

在全身麻醉后,医生会在颈的底部切开一个小口,插入一支小型镜管沿气管和淋巴结采集组织化验。在确定肺癌有纵膈淋巴结转移上有重要作用。

3. 经皮穿刺细胞学检查

这项检查在 CT 或超声引导下进行,首先局部麻醉胸部,再以一支细针经皮肤刺入肺部抽取组织。检查时患者要止住呼吸,医生会以 X 光监视过程,确保细针能准确刺入所需的位置。此过程中患者可能会感到少许不适。

4. 正电子发射计算机断层显像(PET-CT)

对肿瘤良性的鉴别及复发癌的诊断有帮助。

5. 同位素骨骼扫描(骨 ECT)

骨骼扫描的敏感度高,能够比 X 光更早察觉癌症的骨转移。检查前需先在手臂经静脉注射微量的放射性同位素,2~4 小时后便可进行扫描。异常的骨骼会比正常骨骼吸收较多的放射性同位素,并在荧幕上显现出来。不少人担心注射放射性同位素会影响健康,其实检查所注射的剂量极微,并不会对身体造成任何伤害。

完成检查后通常需要几天才有结果,等待期间患者如果感到焦虑,可向家人或朋友倾诉心中的感受,对缓解焦虑有一定帮助。

 治疗方法

外科手术、放射治疗和化学治疗分子靶向治疗、生物免疫治疗可以单独使用,也可以合并使用。医生在选择治疗方法时,会考虑几个因素,包括患者的年龄、一般健康情况、肿瘤的种类、大小、在显微镜下的形状,以及肿瘤细胞是否已经从肺部扩散等。

患者可能发现其他肺癌患者所接受的治疗有所不同。这种情况其实经常会发生,因为病情不同,所需的治疗便不同;也可能是医生对治疗方法有不同的看法。如果患者对所接受的疗法有任何疑问,可向医生或护士查询,与亲友同往询问也有帮助。

一、外科手术

1. 手术之前

采取外科手术与否主要取决于几个因素:肿瘤体积较大,肿瘤离胸腔中心有一段距离,肿瘤细胞尚未扩散或扩散的程度极有限。至于采用哪种手术,则要视肿瘤的大小和位置。

外科手术是治疗早期未扩散肺癌的最佳方法，主要用于治疗早期的非小细胞肺癌（Ⅰ期、Ⅱ期及部分ⅢA期）。若肿瘤体积大或影响邻近的淋巴结，则可先进行化学治疗或放射治疗令肿瘤缩小，再以外科手术切除。

有些人担心切除一边的肺叶后便无法正常呼吸，其实单靠一个肺叶仍然可以正常呼吸，不过，肺功能差的患者便不适合接受手术。术前的呼吸测试能测量肺功能，有助医生判断外科手术是否适合个别患者。

接受手术前，患者要和医生详细讨论手术的过程及细节。在未得到患者的同意前，医生是不可以为患者进行任何手术的。

外科手术有时会和放射治疗或化学治疗一并使用。

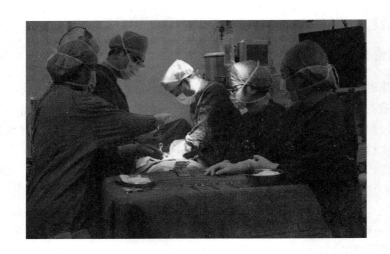

2. 手术之后

手术后患者通常要几个星期才能康复，为了加速复原，最好能在术后尽快开始活动，即使暂时未能下床，也要保持腿部的活动。医院的物理治疗师也会教患者做一些呼吸运动，以加快康复速度。

在手术后的数天患者可能无法正常进食，故需暂时透过静脉注滴补充水分和营养，直至能够进食为止。

手术后，伤口会插上引流管让胸腔的分泌物排出体外，一般在手术后的一个星期内便可将之拔除。术后患者需要定期照X光，以确定肺部复张良好。

手术后的数天感到不舒服是正常的，胸腔轻微不适可能会持续几个星期，如果感到疼痛请尽快告诉医生或护士，在一般情况下，服用止痛药就能缓解不适。

出院后患者还要定期回医院复诊，不妨趁此机会与医生讨论病情。如果患者在复诊前有担忧或发现任何症状，都可致电医护人员询问。

二、放射治疗

放射治疗是肺癌的重要治疗方法之一,尤其在临床Ⅰ、Ⅱ期的肺癌患者,如果因各种原因不能或不愿意手术者,应选择放射治疗。

肺部放射治疗的副作用并不严重,而且多为暂时性,通常可用药物控制情况。可能出现的副作用包括恶心、吞咽困难、喝热或冷的饮品时感到不舒服、接受治疗部位的皮肤干燥红肿等,这些副作用一般在治疗结束后的数星期内便会减轻或消失,如果情况持续应通知医生。

另外,接受治疗的部位可能会出现毛发脱落的现象,但治疗结束后新的毛发就会再长出来。

接受放射治疗期间,应该饮大量的水和保持健康的饮食,胃口不好的话可以吃一些高热量的营养补充品。

放射治疗会令患者感到疲累,若要每天长途跋涉往来医院和住所,情况就更明显,所以必须尽量争取时间休息。

体外放射治疗不会令患者的身体带有辐射,所以在疗程中和其他人相接触(包括儿童)是绝对安全的。

三、化学治疗

小细胞肺癌对化疗高度敏感,被列为有可能被化疗治愈的疾病。非小细胞肺癌对化疗的敏感性不如小细胞肺癌。肺癌的化疗以联合化疗为好,常用化疗药有顺铂、吉西他滨、依托泊苷、培美曲塞等。

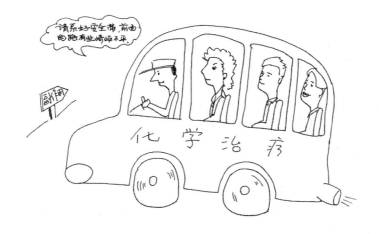

不同药物所引起的副作用各有不同,而反应也因人而异,有些人可以完全没有不良反应。进行治疗前,医生会详细告诉患者治疗可能带来的各种问题。

化疗药物对抗癌细胞时会暂时降低血液内正常细胞的数目,故患者会较易受感染和觉得疲倦。因此,在化疗期间患者要定期验血,如有需要,医生会替患者输血,或使用抗生素治疗感染。

其他常见的副作用还包括恶心、呕吐、腹泻和毛发脱落。部分化学药物会引起口腔溃疡，定期使用漱口水可改善情况。治疗期间患者可能觉得没有胃口，不妨少食多餐及以营养丰富的饮品或清淡的食物代替正餐。如有需要可请医生处方止吐药舒缓恶心、呕吐等不良反应。

虽然化疗的副作用有时会令人难以忍受，但只要疗程结束，副作用很快便会消失，以脱发为例，完成治疗后毛发重新生长的速度可能超越患者的想象。在新头发长出前，患者可以戴上假发、帽子或头巾改善外观或保暖。

每个人对化疗的反应都不同，有些人可如常生活，也有些人感到疲倦乏力，但无须过分担心副作用的影响，不妨继续做自己喜爱的事，只要不过度操劳就可以了。

四、分子靶向治疗

肿瘤分子靶向治疗是以肿瘤组织或细胞中所具有的特异性分子为靶点，利用分子靶向药物特异性阻断该靶点的生物学功能，选择性从分子水平来逆转肿瘤细胞的恶性生物学行为，从而达到抑制肿瘤生长甚至肿瘤消退的目的。

目前应用于肺癌的分子靶向药物有表皮生长因子受体络氨酸激酶抑制剂和抗肿瘤血管生成抑制剂。

五、生物免疫治疗

通过生物反应免疫调剂提高和激发患者的免疫功能，增加机体对抗肿瘤治疗耐受性。

六、姑息治疗

舒缓治疗并非针对肿瘤，而是用于控制和舒缓肿瘤的各种症状，如疼痛、疲倦、食欲不振、难以入睡等，或由癌症治疗引起的副作用如恶心、呕吐等。舒缓治疗虽然不能治愈癌症，但对于减轻患者的痛苦及提升其生活质量非常重要。对于晚期肿瘤患者，舒缓治疗更常用，即使到了肿瘤已无法治愈的阶段，患者仍能接受舒缓治疗，以减轻不适。

即使已了解各种治疗的特点，有时还是很难决定哪种方式最适合自己。患者可能觉得事情排山倒海而来，根本来不及仔细考虑，但总要抽出时间好好考虑最适合患者的治疗方法，多与其他人讨论或有帮助。

七、如何选择治疗方法？

- 等待检查结果的过程往往是最难熬的，信息太多或资料不足都会令患者感到困扰。
- 在决定治疗方式时，必须了解每种治疗的优点、缺点和副作用，才有足够的资料作选择。
- 如果医生只建议一种治疗方法，患者大可以问医生为什么不推荐其他的治疗方法。
- 记住，患者有权知道医生建议某种治疗的原因，且有权接受或拒绝任何治疗。
- 选择治疗时，每个人的考虑都不同。有些人认为治愈重于一切，也有些人认为，治疗的好处和效果必须胜过副作用所造成的不良影响。另外，有些患者认为生活质量比治愈癌症更重要，他们宁愿缓解症状，也不愿意接受有效但具杀伤力的治疗。

 定期复查

治疗结束后，患者需要定期做检查和照 X 光，这些过程通常会持续几年。在每次检查期间，若患者有任何疑问，或察觉到任何新的症状，请立刻通知医生。

第八节 食 管 癌

食管　　　/ 227
食管癌　　/ 227
什么会导致食管癌　/ 228
食管癌的症状　/ 229
医生如何诊断　/ 229
治疗方法　/ 230
定期复查　/ 235

食管

食管是一条由肌肉组成的长管，连接口、咽及胃部。成人的食管有 25~30 厘米长。通过肌肉的收缩，食管可将咽下的食物送至胃部。它的上半部位于气管之后，与气管相邻。气管连接口腔、鼻咽和肺部，是人呼吸的通道。

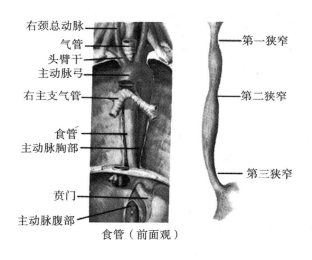

食管（前面观）

在食管附近的颈部、胸部中央，以及食管和胃部的接合处，各有不同的淋巴结，肿瘤可以通过淋巴结在食管的任何部位出现。

在诊断及治疗癌症时，医生会将食管分为上、中、下三部分来检查。

食管癌

一、定义

食管癌指由食管鳞状上皮或腺上皮的异常增生所形成的恶性病变，其发展一般经过上皮不典型增生原位癌、浸润癌等阶段。

二、分期

癌症的分期通常用来形容显微镜下所观察到的癌细胞的形状、大小，是否已经从原发部位扩散到身体其他的部分。了解这些信息可以帮助医生选择最合适的治疗方法。

食管癌分为下列五期。一般来说，分期越低，癌细胞扩散的几率越小。反之，分期越高，病情越严重，扩散的几率越高。

0期或原位癌（CIS：Carcinoma in Situ）：这是食管癌非常早期的阶段，癌细胞仍然完全局限在食管的内壁中。由于没有任何的症状，这个阶段的食管癌很难被发觉。

Ⅰ期：癌细胞只在食管表面的内壁发现，或者只在食管的一部分被发现，尚未扩散到附近的组织、淋巴结或其他的器官。

Ⅱ期：癌细胞扩散到食管肌肉层，或者到附近的淋巴结，但是还没有扩散到其他的器官。如果癌细胞没有扩散到附近的淋巴结，称为ⅡA阶段，否则称为ⅡB阶段。

Ⅲ期：癌细胞扩散到食管壁以外的组织，到邻近的淋巴结或附近的组织，但是还没有扩散到身体其他的部分。

Ⅳ期：癌细胞已经扩散到身体其他的部分，在这个阶段癌细胞已经扩散到肝脏、肺脏或胃部，此时称"继发性"或"转移性"癌。

医生也许会用TNM的系统来分食管癌的等级，虽然TNM比较复杂，但是更精确。

- T形容原发肿瘤的大小。从T0~T4共有五个等级。
- N形容肿瘤是否扩散到淋巴系统。有四个等级N0~N3形容有多少淋巴结受到癌细胞的侵入。
- M形容肿瘤是否已经扩散到身体其他的组织，如肝脏或肺部（继发性或转移性癌）。共分两个阶段：M0是尚未扩散，M1是已经扩散。

什么会导致食管癌

食管癌在远东和中亚是常见的癌症。欧美近年来有增加的趋势。通常年纪比较大的男性患食管癌的概率较大，近年来年龄层范围逐渐扩大，可能是因为饮食或环境的影响。食管癌的发病率有明显的地域差异，我国以太行山区、秦岭东部地区、大别山区、四川北部地区、闽南和广东潮汕地区、苏北地区为高发区。

食管癌的病因尚不完全清楚，但有些因素可能与食管癌的发病有关系：

（1）摄入含亚硝胺的食物。亚硝胺是一种强致癌物，可使食管上皮发生增生性改变，并逐渐加重，最后发展成为癌。在我们的日常生活中，熏腊食品里含有大量的亚硝胺类物质，当熏腊食品与酒共同摄入时，亚硝胺对人体健康的危害会成倍增加。

（2）不健康的饮食习惯。食管癌的发病与进食粗糙食物、进食过热、过快有关，这些因素均可使食管上皮发生损伤，增加了对致癌物易感性。长期饮酒及吸烟者食管癌的发生率明显高于不饮酒和不吸烟者。

（3）营养不良及某些微量元素的缺乏。长期缺乏动物蛋白质及维生素B1、维生素B2、维生素A及维生素C可能会导致食管癌的发生。

（4）其他原因。一个可能造成食管癌的原因是食管失去了收缩的能力。另一个影响食管的原因，是因为连接食管和胃的肌肉无法放松，使得食物堆积在食管，无法到达胃部。还有一种类型食管癌是因为胃酸长期返流到食管，称为巴瑞特（Barrett's）食管病。巴瑞特食管病是食管下部内壁发展出的一些不正常的细胞。这些不是癌细胞，但是经过一段时间后，1%的人会发展成食管癌。

除了很少的情况外，多数的食管癌与遗传没有关系。

食管癌的症状

最常见的症状是吞咽食物时有困难。通常来说是食物在输送到胃部的过程中，半途中停滞不前，先是固体食物，而后逐渐发展到流质食物，但是很快的流质食物也会被阻拦。

食管癌其他的症状包括：
- 体重下降；
- 胸骨后或背部感到疼痛或不适；
- 不明原因的声音嘶哑；
- 咳嗽。

虽然上述症状不一定由癌症引起，但是如果这些情况出现了一两个星期，一定要去看医生。

医生如何诊断

第一步通常是先看全科医生，由医生安排做必要的检查或者照X光。有需要时，再介绍给专科医生，听取他们的意见，专科医生在了解患者的病情后，再安排患者验血、照胸部X光等，以检查患者整体的身体状况。

以下是常见诊断食管癌的方法：

一、食管内窥镜检查法

医生透过一个软管状的内窥镜，直接观察食管，软管是由富弹性的纤维制造，可轻易地转过弯角。管内有灯可助医生看到不正常的肿胀或其他情况。必要时可取出一小片细胞样本，用显微镜检查，以确定是否为癌细胞。这种方法称为活组织检查。

一般来说，病人可以在门诊接受食管镜检查，但有些人需要住院观察。当患者躺在床上接受检查时，可能需要注射镇静剂（通常注入手臂静脉），注射会令患者有些睡意，以减轻在检查时的不适。此外咽喉后的部位可能要作局部麻醉，然后医生会将一个形状如细长管的内窥镜放入食管内，检查食管内部的情况。

食管镜检查虽然会引起不适，但是患者不会感觉到任何疼痛。镇静剂在数小时后会失去效力。可请亲友陪自己回家。在4小时内患者不应吞咽任何东西，直至局部麻醉剂的药力消失为止。有些人在事后会感到喉头疼痛，这是正常的，通常在两天后就会恢复，否则要告诉医生。如果感到胸部疼痛，也要告诉医生。

有时作食管镜检查要进行全身麻醉。在这种情况下，就可能要留住医院一晚。在某些情况下，医生在进行食管镜检查时，会同时作食管扩张的治疗。

二、钡餐法

在这种测试中，病人需饮下一种能被 X 光照射到的含钡液体。当钡由食管流向胃部时，医生可透过 X 光加以观察，同时拍下食管的 X 光片。

饮下钡液需要 15 分钟，过程并不痛苦。

虽然通常在饮下钡液后，不会感到不适，但是最好还是找一位家属陪同。由于钡液可能会造成便秘，因此在接受检查后的数天内，患者可能需要服食一些药力温和的缓泻剂。

三、进一步检查

如果检查结果显示患者患了食管癌，医生可能要做进一步的检查，看看癌细胞是否扩散，处于什么阶段，以便为患者选择最适当的治疗方法。

其他的检查包括：CT 扫描、MRI、超声内镜检查、纵隔镜检查等方法对于食管癌的进一步分期和制订治疗方案有较大的帮助。

治疗方法

医生在计划治疗方案时，会考虑多种因素：
- 病者的年龄；
- 健康状况；
- 肿瘤的种类和分期；
- 肿瘤在显微镜下的形状；
- 肿瘤是否扩散到其他的部位。

医生在诊断和治疗时，会将食管癌分上、中、下三段考虑。

治疗的方法包括外科手术、化学治疗或放射治疗。不同的治疗可以单独使用，也可以合并使用。

- 治疗早期发现的食管癌，外科手术通常是最优先考虑的做法。
- 如果肿瘤无法用外科手术切除，但是癌细胞尚未扩散到身体其他部位时，可能考虑同时或先后使用放射治疗和化学治疗。
- 如果癌细胞已经扩散到身体的其他部分，化学治疗通常是主要的治疗方法，化疗主要的目标是缩小肿瘤、改进症状、延长生命和改善生活质量。

针对患者的肿瘤类型和阶段，如果两种治疗的效果都同样有效，医生可能要患者做选择，有时病人对选择感到困难。如果碰到这种情况，先要确定自己对两种疗法都有充足的信息，并了解其副作用，以决定哪种治疗最适合自己。

一、外科手术

医生在考虑过肿瘤的大小和位置，以及是否扩散后，就会跟患者讨论哪种外科手术最为适合。在进行任何手术前，要确定和医生详细讨论手术的细节。有些类型的食管癌手术意味着患者需要留院几个星期。

1. 手术

最常见的手术是将食管有肿瘤的部位切除，然后将余下的小段食管和胃部连接。这个手术有两种做法：
- 穿越胸部的食管切开术：在腹部和胸部切割，以切除受到肿瘤侵犯的食管。
- 穿越裂孔的食管切开术：在腹部及颈部切割，以切除受到肿瘤侵犯的食管。

在这两种手术中，胃贲门也常被切除。术后胃的位置会比以前高。如此的移动胃部并不会妨碍患者正常的进食，但是要少食多餐。如果吃得太快可能会感到不舒服。如果切除后的食管无法连接胃，可能需要切割一段结肠以替代食管。如果医生建议患者做这项外科手术，会作出更详尽的解释。

在手术时，医生也会检查食管附近的组织，切除一些淋巴结，因为淋巴结内可能有癌细胞。医生会在显微镜下观察这些淋巴细胞，是否有癌细胞，以及它们处在哪个阶段。

有时医生原先计划开刀切除肿瘤，但是当手术开始后，外科医生发现肿瘤过大或已经扩散到食管壁以外，并不适合切除，如果出现这种情况，医生会插入一条喂食管，让患者比较容易进食和吞咽。

2. 手术后护理

手术后多数的病人会在监护室停留1~2天接受护理，这是例行程序，并不意味着手术出现问题或有并发症。患者可能需要戴上呼吸器以帮助呼吸，直至麻醉剂的药力消失为止，这些做法也是必要程序。

在手术后患者可能会感到疼痛不适。如果使用了止痛药后仍然感到疼痛，则需要告诉医护人员。医生可以用一根细胶管插入脊椎骨附近，以便给予麻醉神经的药物。医护人员会详细解释进行的程序。

在患者恢复饮食以前，医生会为患者静脉点滴，以补充身体内的养分和液体。患者通常会插上鼻胃管，这是一条细小的管子，经过鼻孔进入胃部或小肠，以便引流上消化道产生的液体，可帮助患者的吻合口尽快愈合，但往往会使患者感到不舒服。

患者也可能需要插上胸腔引流管约48~72小时，以便将胸膜腔的积液排至床边的瓶子内，若患者觉得有些不舒服，请告诉医护人员。

在手术后，患者需要尽早开始活动，这是术后康复非常重要的一步。即使仍需要躺卧在床上，也要定时活动双腿，以避免血液凝结。同时要做深呼吸，以保持肺部状况良好。

最初几天医生不会让患者喝任何液体，只会让患者用吸管吸入一些液体，直到医生对伤口的愈合满意后，才可以正常的喝东西。有时外科医生在手术时会在小肠植入一条食物输送管，以便在患者康复期间直接输入养分，直至能够吞咽后，管子才会被移除。

短期内，患者会发现吞咽食物有困难，同时口中有异味，这个问题可用漱口水解决。在手术后的几个星期内，患者的体重会大幅下降，这是正常的现象。逐渐地，会发现自己能够再次吞咽和正常饮食。此时情况会逐渐改善，也有些病人的体重能够恢复到手术前的水平。

在手术后，如果有腹泻的现象，可用药物解决。

二、放射治疗

目前采用单一外科方法治疗食管癌和贲门癌的效果均不满意，其主要障碍是肿瘤的复发和转移。采用术前和术后放疗和外科综合治疗，以期减少肿瘤的转移和复发从而提高疗效是近年来临床研究的重要课题之一。目前国外多采用同步放化疗来提高食管癌治疗后的生存率。

1. 体外放疗的副作用

放射治疗可能引起恶心和疲乏等副作用，也可能引起放射性皮炎、食管发炎，在短期间内造成吞咽困难，有些人可能因此觉得非常沮丧。由于放射治疗的剂量和接受治疗的时间长短不同，副作用可能温和，也可能严重。放射治疗师会向患者解释可能发生的副作用。

- 食管局部症状：放射治疗2~3周后，部分患者可出现胸骨后疼痛，进饮时加重，或伴有恶心、呕吐时，应注意调整饮食结构，以营养丰富的流质或半流质为主，少食多餐，在食物中适当加一些有润滑作用的奶油或黄油，以减轻局部刺激。
- 喉头疼痛：放射治疗的末期可能会造成喉头疼痛，在一段时间内无法正常的吞咽。如果医生觉得有必要，在放射治疗开始前会建议患者在胃部装鼻胃管（PEG管）。装鼻胃管是将一根软管从喉咙经过食管到胃部，液体的食物可以通过鼻胃管进入。
- 呼吸道症状：常出现在放疗后2~3周，由于支气管反应，常出现刺激性干咳，此时应注意吸入湿润的空气，必要时遵医嘱应用超声雾化吸入，以预防呼吸道炎症，减轻刺激症状。
- 吞咽困难：如果是食管上半部分接受放射治疗，可能影响唾液腺分泌唾液。这些副作用可能是暂时的，但也可能永久。口腔干燥会使得吞咽困难。
- 毛发脱落：放射治疗可能引起毛发脱落，但只有接受治疗的部位才受到影响。食管放射治疗除了令男性胸毛脱落外，不会造成头发脱落。

- 疲乏：放射治疗会令患者感到疲惫，因此患者应该尽量休息，如果每天要长途跋涉前往接受治疗的话，更应该多加休息。

在治疗结束后，所有的副作用都会逐渐地消失。如果副作用仍然存在就需要告知医生。

2. 体内放疗的副作用

与体外放射治疗一样，体内放射治疗也会造成暂时性的吞咽困难，这种情形可能在放疗结束后的几天出现，症状会持续几天。医生会建议用药物治疗吞咽困难以及缓解疼痛的问题。不像体外放射治疗，这种治疗不会令患者感到疲倦和恶心，也不会造成脱发。

在接受治疗期间，患者的亲友可以作短暂的探访，但小孩和孕妇则不适合探病。这些防范措施可能会令患者感到孤立无援，但只会持续几天，待放射物质移走后，就不会有任何限制了。

三、化学治疗

化疗常与手术、放疗联合进行，常用的药物有顺铂、长春新碱、丝裂霉素、博来霉素等，其中2~3种联合疗效较好。

1. 化疗的副作用

- 抵抗力减弱。当药物在体内对抗癌细胞时，也会暂时降低血液内正常细胞的数目，令患者容易受到感染。通常在治疗后的第7天这种症状会出现，在第10~14天最明显。然后血液内正常细胞的数目会逐渐稳定的上升，恢复正常，直到下一轮的化疗再开始。再度注射化疗以前，患者需要验血，以确定细胞数目正常。如果细胞数过低，有时需要延迟化疗的进程。
- 瘀青或流血。许多化学药物可能减少血小板数目，如果患者有任何不明原因的皮下瘀青或流血，请尽快通知医生。
- 贫血(红细胞数目低)。化疗期间患者可能有贫血现象，使患者感觉疲倦和呼吸不顺畅。
- 恶心。有些治疗食管癌的化疗药物可能让患者觉得恶心，医生可以开处一些止吐药物，以减轻这些症状。
- 口腔疼痛。有些化学药物也会令患者口腔疼痛，引起细小的口腔溃疡，要定期使用漱口水，护士会教患者如何正确使用。
- 胃口不好。假如在治疗期间，胃口不好，可进食营养丰富的饮品或清淡的食物代替正餐。
- 头发脱落。很遗憾的是，暂时脱发是化疗另一项常见的副作用。请教医生，在使用的混合化学药剂是否会造成脱发或其他副作用。戴上假发、帽子或头套，可掩饰脱发的情况，这种情形当时虽然让人难以忍受，但是一旦疗程结束，副作用很快就会消失，毛发会重新生长。
- 腹泻。有些治疗食管癌的化疗药物可能造成腹泻。通常是在化疗后几天发生。如果患者在家中服用化疗药物后，腹泻一日超过 4~6 次，一定要通知医生，因为医生将决定是否需要停止治疗。医生也可以给患者药物帮助患者减轻或停止腹泻，患者也可以开始低纤维的饮食，在腹泻的时候，记得要喝大量的液体。
- 手脚疼痛。有些化疗药物在连续注射一段时间后会引起手掌和脚跟疼痛，适量补充维生素可以控制这个副作用，一般的润肤品也会减轻症状。
- 疲倦。患者可能发现自己很容易疲倦，而且动作缓慢，在此时要放缓步调，只做自己想做的事，切勿过于操劳。

2. 缓解吞咽的困难

有很多方法可以缓解及减轻患者在吞咽方面的困难。医生会建议患者接受以下一种或多种治疗方法：

（1）扩张法。

医生会用一个管状物扩大食管的空间，让食物和液体能够顺利通过，这个简单又快捷的方法常在放射治疗或外科手术之后进行，但可能需要重复进行，患者需要做全身或局部麻醉。

（2）插管法。

一种常用的方法是透过内窥镜，将一条胶管或网管插进食管的方法。内窥镜可以帮助医生观察食管内的情况，确保管子放在正确的位置。管子可帮助患者正常地进食，但饮食时仍要小心，以免管子出现阻塞，食后喝水可以保持管内通畅和干净。

3. 饮食

手术后，若大部分的胃没有被切除，医生会告诉患者何时可以开始进食。对多数的人来说，刚开始的几周，患者会吃较软容易吞咽的食物。慢慢可以尝试体积不大的固体食物，记得要细嚼慢咽。在刚开始时，患者可能有些害怕吞咽食物，但正常的饮食习惯逐渐恢复以后，恐惧就会减轻。

当患者进食时，胃酸会留入胃部帮助消化，但由于胃部位置的改变，可能会引起不适和消化不良。

由于一部分的胃被切除，患者会发现很容易饱，因为胃变小了，宁愿少吃多餐，不要大吃大喝，另外要细嚼慢咽。有时需要减少进食水果、蔬菜，以免出现手术后常见的腹泻情况。

如果患者曾接受放射治疗和插管手术，就应进食较软的食物，避免未煮过的食物。放慢饮食的速度，在饭前饭后多喝水。如果患者仍然感到吞咽困难，可能是因食管出现狭窄，应立即通知医生。

手术后有腹泻的现象很普遍，按照情况，患者不时地需要调整饮食，譬如不吃水果蔬菜，减少牛奶等，都会缓解腹泻的现象。

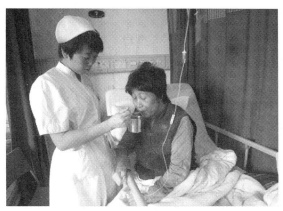

4. 治疗后跟进

完成疗程后，医生会请患者定期回医院复查。如果患者有任何忧虑或问题，这是向医生请教的好时机。同时，如果发现自己有问题或者注意到任何新的症状，必须尽早通知医生。手术后，患者可能需要一年的时间才能适应消化系统的改变；在一连串放射治疗后，患者也要休息几个月才会逐渐康复。如果在治疗后再次觉得吞咽困难，不一定是癌症复发，可能是由治疗引起的，医生也许会建议用食管扩张法来治。

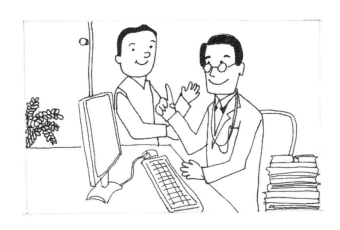

定期复查

治疗结束后，患者需要定期做检查和照 X 光，这些检查通常会持续几年。在每次检查期间，若患者有任何疑问，或察觉到任何新的症状，请立刻通知医生。

第九节 胃 癌

胃　/ 237
什么会导致胃癌　/ 237
胃癌的症状　/ 238
医生如何诊断　/ 238
治疗方法　/ 240
积极防治　/ 243

胃

胃是消化管各部中最膨大的部分，上连食管，下续十二指肠。成人胃的容量约 1500ml。通常将胃分为 4 部：贲门部、胃底、胃体和幽门部。吞咽食物的时候，食物通过食道，进入胃部，待胃壁内的腺体分泌物质，帮助分解后，才离开胃部。

胃的形态可受体位、体形、年龄、性别和胃的充盈状态等多种因素的影响。胃在完全空虚时略成管状，高度充盈时可呈球囊形。

胃除有受纳食物和分泌胃液的作用外，还有内分泌功能。

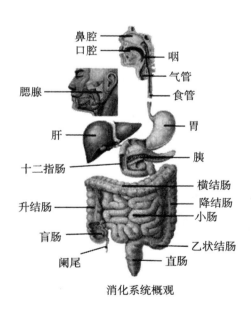

消化系统概观

什么会导致胃癌

胃癌是胃原发性恶性肿瘤的总称，也是胃原发性肿瘤中最常见的恶性肿瘤，又是对人类危害最大的肿瘤。胃的原发性恶性肿瘤包括胃平滑肌肉瘤、胃恶性淋巴瘤、胃纤维肉瘤、胃脂肪肉瘤、胃纤维脂肪肉瘤、胃横纹肌肉瘤、胃血管肉瘤、胃黏液肉瘤、胃神经肉瘤及胃类癌等。

胃癌约占胃恶性肿瘤的 95% 以上，2003—2007 年，全国胃癌死亡率居癌症死亡的第3位，占14.16%。男性胃癌死亡率高于女性。农村胃癌死亡率高于城市，农村男性胃癌死亡率是城市男性的3.04倍，农村女性是城市女性的2.85倍。

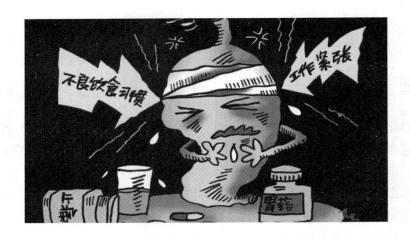

胃癌的病因可能与以下因素有关：
- 环境和饮食因素。某些环境因素，如火山岩地带、水土含硝酸盐过多等可直接或间接经饮食途径参与胃癌的发生。经常食用霉变食品、咸菜、腌制烟熏食品，以及过多摄入食盐，可增加胃癌的发生。
- 幽门螺杆菌感染。
- 遗传因素。
- 癌前状态，如慢性萎缩性胃炎、胃息肉、胃溃疡、残胃炎、肠型化生、异型增生等。

 ## 胃癌的症状

胃癌的症状包括：胃痛、持续消化不良、食欲不振和体重速降、进食后有肚胀的感觉、呕吐，有时甚至吐血、大便出血或大便呈黑色、疲惫、小腹肿胀。如果你发觉以上任何一种症状，必须请医生检查。但谨记，大多数有这些症状的人，未必患有癌症。除了胃癌以外，许多其他的疾病也有以上这些症状。

 ## 医生如何诊断

医生在了解你的病历后，再为你做体格检查。你可能需要验血，医生也许要你带大便样本前往医院。再做精细的检查时，医生或许会要求你做钡液检查或胃镜检查。

一、初步检验方法

1. 钡餐检查（Barium meal）

患者需吞下一种称为钡餐的液体，这种液体会因 X 光照射而显影，显现出食道和胃部的图像。

在检验 6 小时前，你不可进食或饮用任何东西。在放射科内，你会饮用一种含有钡的白色液体。当你在治疗床上，舒适地躺好后，医生可从 X 光荧光屏上，看到钡通往胃部的情况。检验进行期间，房内灯光需要转暗，以便看到更清晰的图像；治疗床也将做不同位置倾斜，让钡流遍整个胃部。

钡液检查需要 1 小时，你可能感到稍许不适。通常会有一名医生或护士会留在房内陪伴你，并解答你的疑问。

虽然大多数的人在接受钡液检查后没有任何问题，但如果能安排一个亲友陪你回家，还是比较安全。有些时候钡可能导致便秘，需要服用温和的轻泻药。

2. 胃镜检查（Gastroscopy）

这是诊断胃癌最常用的检查。进行胃镜检查之前，胃内必须空无一物，所以在检验之前四个小时，不要进食和饮用任何东西。

(1) 事前准备，检查前至少 8 小时不得进食，进水，食物在胃中易影响医师的诊断，并且易促发受检者恶心呕吐。为了减少喉咙的不适，医护人员会在检查前 3 分钟，在受检者喉头喷麻醉剂。

(2) 检查过程，当医师把胃镜由受检者口中所含的塑胶器伸入时，应全身放松，稍做吞咽动作，使胃镜顺利通过喉咙进入食道。在通过喉咙时会有数秒感觉疼痛，想呕吐，这是胃镜检查时较不舒服的时刻。

(3) 当医师在做诊断时，不要做吞咽动作，而应改由鼻子吸气，口中缓缓吐气，以便检查顺利完成。有些人会因空气随管子进入胃中，而感觉胀气，恶心。如果感觉疼痛不适，请向医护人员打个手势，千万别抓住管子或发出声音。

(4) 事后处理，检查后 1~2 小时内勿进食，若喉咙没有感觉不舒服，可先喝水；若无呛到，就可先进食软性食物，以免粗糙食物使食道或胃造成出血。有些人会有短暂的喉咙痛，异物感，通常 1~2 天就可恢复。

3. 脱落细胞检查

可通过内窥镜或其他方法获取胃癌脱落的细胞，进行离心、沉淀、涂片检查，其阳性率可达 90% 以上。

二、进一步检验方法

如果以上检验的结果显示你患胃癌，医生可能需要做进一步的检查，了解肿瘤有

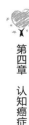

没有扩散。检验的结果有助于医生决定哪种治疗方法最适合你。检验或许包括以下任何一项：

1. CT 扫描（CT scan）

扫描的当天，在约定时间 4 小时以前，不可进食或饮用任何东西。在扫描进行的几小时前，及在 X 光室时，医生会两度要求你喝下一种液体显影剂。在 X 光照射下这种显影剂能确保图像清晰。

2. 超声波扫描（Ultrasound scan）

这项检查是利用声波，描绘胃部和肝脏的图像，可用来量度肿瘤的大小和位置。

3. 实验室检查

主要包括血常规、生化功能、肿瘤标记物等。

治疗方法

在治疗胃癌时，外科手术、化学治疗和放射治疗可能单独使用，也可能一并使用。在计划你的治疗方法时，医生会考虑许多因素，包括：
- 年龄；
- 健康状况；
- 肿瘤的种类和大小；
- 在显微镜下的模样；
- 有没有扩散至胃以外的身体其他部分。

你或许发觉在医院的其他胃癌患者，所接受的治疗方法，跟你的不同。这种情形时常发生，因为他们患病的类型不同，因此需要也不同。也有可能是医生对治疗方法持有不同的观点。若你对自己所接受的治疗，有任何疑问，切勿害怕向你的医生查询。将心中想询问的问题一一写下，并请家人陪同去见医生。

有些人在选定治疗方法以前，希望多听一些专业意见。

一、外科手术

胃癌的外科手术有：
- 远端胃大部切除术；
- 近端胃大部切除术；
- 全胃切除及全胃合并脾、胰体尾切除术；
- Appleby 术；
- 胃合并受累脏器联合切除术。

有时外科医生在剖腹手术以前，他可能将一根照明管放入胃壁做腹腔镜检查，以了解是否需要进行一次全面的手术。做腹腔镜检查时，需要全身麻醉，在检查后几天，腹腔会觉得有些酸痛。

进行手术时，也可能切除局部的淋巴结，因为癌症首先会扩散到这些地方。

有时肿瘤会阻碍食物由胃通往肠道。如果出现这种情况，外科医生会造出另一条通道，将胃和肠连接起来，让食物"绕过"障碍。

手术之后，医护人员将鼓励你尽快开始走动，这对你的恢复非常重要。即使你必须卧床，也要经常保持腿步移动和深呼吸的练习。在你恢复饮食前，将采用静脉注射，以补充你身体内需要的液体和养分，直到你能够进食为止。

护士也会为你插入一根鼻胃管，鼻胃管，通过鼻进入你的胃或小肠，以排走不必要的液体，使你感到舒服些。这条管道常会在手术后48小时内拔除。麻醉过后肠道的蠕动会减慢，这个时候你只能饮少量的流质饮品，直至肠道恢复正常活动为止。通常在手术后48小时，你可以开始啜饮开水，四五天后，逐渐地可以开始进食清淡的食物。

医生也会把一根导尿管（Catheter）插入你的膀胱，把尿液排入一个尿袋；也可能在你的伤口处放置一条引流管，确保伤口正常的痊愈。

在手术之后几天，你可能会感到有些疼痛或不适，现在有多种不同种类的止痛药，都非常有效。如疼痛持续，要尽快让医护人员知道，以便更换另一种止痛药。

2. 倾倒综合征（Dumping syndrome）

在胃部手术之后，可能出现一种称为"倾倒综合征"的现象。饭后食物迅速进入小肠，这会造成血糖下降和体液流入你的肠道。出现这种现象时，你会觉得昏晕和虚弱，你可能会出汗和脸色苍白。这种现象通常持续半小时至两小时。

如果吃了饭很快地就出现这种现象，一个缓解的方法是多食含有合成碳水化合物的食物，譬如白面包、马铃薯、米饭和面条等。避免进食糖、巧克力和含糖饮料，因为这些饮食中含有许多非常容易被吸收的碳水化合物。

如果饭后过了一阵子才发生"倾倒"的现象。最好的做法是少食多餐，每次都进食一些高蛋白质的食物。医生也可以开一些处方，帮助你缓解这个现象。对大多数的患者来说，一段时间后，这个现象就消失了。

在手术后10~14天，伤口拆线后，你就可以回家了。也有些人手术后所需要的恢复时间比较久。如果你有任何问题，有时与一个和你关系不那么亲近的人倾谈反而更容易、更有帮助。

在离开医院以前，医生会与你商讨定期回院检查的事项。如果你在手术后有任何的问题，这是提问的好机会。

3. 饮食习惯是否会改变？

接受手术前，你的体重可能已经显著下降。此时你需要一个均衡的饮食，也可以饮用高热量营养补充品，以帮助你的体重回升。手术后一个月，你可能一点胃口也没有。在两个月后，你应该可以尝试恢复正常、均衡的饮食习惯。要不断地尝试进食，才能恢复你的体力。

当部分或整个胃被切除后，你会发现无法再吃大餐。最好的做法是少吃多餐，将三餐改为六餐，多吃高热量的食物，在每餐之间多吃些小食。避免进食正餐时感到肚饱，我们建议你在餐前一小时、餐后半小时，不要饮水或其他饮品。逐渐地，你会养成一种适合你的饮食习惯，并将这个习惯融入你的日常生活中。

在不断的尝试中，会逐渐了解哪些食物适合你，哪些食物不适合你。如果你的体重仍然下降，你需要增加热量和蛋白质的摄取量，一个好方法就是饮用高热量的饮品。市面上可以购买到几种不同的品牌，有一些需要医生的处方。你可以在手提袋中放一些零食，随时取食。

手术后医生每隔几个月就会为你注射维生素 B12。因为你整个或部分的胃被切除后，便很难吸收这种维生素。

二、放射治疗

1. 治疗

治疗胃癌很少用放射治疗，因为胃部的位置非常靠近其他重要的器官，在进行治疗时，很难不会对其他的器官造成副作用。在这种情况下，如果肿瘤已经相当严重，又造成疼痛，可以考虑采用小剂量的放疗，以减轻疼痛的症状。

放射治疗是利用高能量射线来破坏肿瘤细胞，同时尽可能地对正常的细胞造成最低程度的损害。

2. 副作用

在胃部进行放射治疗可能产生的副作用包括恶心、呕吐、腹泻和疲倦。大多数的副作用都可以用药物来减轻，所以如果产生任何副作用，请迅速告诉医生。当疗程结束后，这些副作用会逐渐消失。

放射治疗会令人感到疲累，应尽量多休息。如果为了接受治疗，每天都得长途跋涉，就更需要休息。

体外放射治疗不会令你带有辐射。整个疗程从开始到结束，你都可以与其他人，包括与子女接触，绝对安全。

三、化学治疗

化学疗法利用抗癌(cytotoxic)药物杀死肿瘤细胞。化疗的作用是制止肿瘤细胞的生长和分裂。药物可分口服与静脉注射两种。常用的药物有：氟尿嘧啶、丝裂霉素、多柔比星、顺铂等。

有一种治疗胃癌的化疗是利用一种可携带的泵，在几个星期或几个月内，不断地将化疗药物注入体内。如果你将采用这一类的治疗方法,医生或护士会告知你有关泵的详细注意事项。

如果无法用外科手术移除肿瘤,医生会尝试用化学治疗先缩小肿瘤的体积,以便动手术。这类治疗仍在实验阶段。在大多数情况下,考虑使用化疗是因为肿瘤细胞已扩散到胃部以外的身体其他部位,化疗可以在一段时间内帮助缩小和控制肿瘤的扩散。

四、免疫治疗

适用于早期胃癌根治术后全身免疫治疗;不能手术切除或姑息切除的病例可在残留灶内直接注射免疫刺激药;晚期患者伴有腹水者适应于腹腔内注射免疫增强药物。临床常用的免疫治疗药物有香菇多糖、干扰素、胃癌特异性转移因子等。免疫治疗的目的在于提高患者对癌症的特异性免疫能力。

积极防治

- 改善饮食习惯,避免致癌因素,阻断可能致癌的途径。
- 宣传防癌知识,使高发人群有防癌意识,早就诊,早检查,有条件者开展普查。
- 首诊的医生要提高警惕,经查排除癌的可能才做良性胃病诊断,应指出40岁以下年轻胃癌患者并非少见。
- 定期复查。术后一年内,每3个月做一次复查,一年后每半年做一次复查,术后三年可每年做一次复查。

第十节 肝　　癌

肝脏　　　　／245
什么是肝癌　　／246
肝癌的种类　　／246
医生如何诊断　　／248
如何治疗　　／250
积极防治　　／254

肝脏

位于右上腹的肝脏是人体最大的实质性脏器,也是体内最大的消化腺,它分为左叶和右叶,右叶的体积比左叶大。

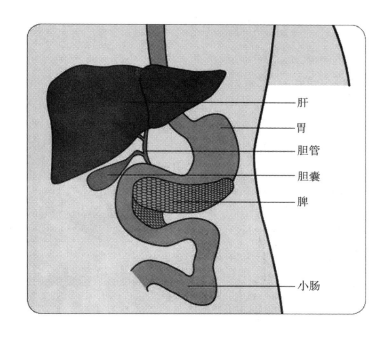

肝脏担负着重要而复杂的生理功能,其中已明确的是:

(1)分泌胆汁。每日分泌胆汁600~800ml,经胆管注入十二指肠,帮助消化脂肪及脂溶性维生素A、D、E、K的吸收。

(2)代谢功能。食物消化后由肠道吸收的营养物质经门静脉系统进入肝脏。肝脏能将碳水化合物、蛋白质和脂肪转化为糖原,储存于肝脏内,消化分解蛋白质为氨基酸,并重新合成人体所需要的各种蛋白质,如白蛋白、纤维蛋白原和凝血酶原等。

(3)凝血功能。合成纤维蛋白原,凝血酶原,制造凝血因子。维持凝血和抗凝血系统的动态平衡。

(4)解毒作用。清除血内的外源性、内源性化学物质、细菌和其他颗粒物质,通过肝细胞的氧化、还原、水解和结合等方式把有害物质排出体外。

(5)吞噬或免疫作用。通过单核-吞噬细胞系统,将细菌、抗原抗体复合物、色素和其他碎屑从血液中除去。

（6）其他功能。参与人体血容量、热量的产生和水、电解质的调节。

什么是肝癌

肝癌是指发生于肝脏的恶性肿瘤，早期发现、早期诊断、早期治疗对于肝癌治疗具有重要意义。癌症的期数可显示癌细胞是否从原发位置扩散到身体其他部位。肝癌通常分为一至四期。一般来说，期数越低，癌细胞扩散的范围就越小；期数越高，扩散情况则越严重。医生会根据肝癌的期数决定治疗方案。

了解肝癌的分期对选择治疗是非常重要的，在医生讲解病情时若有不懂的地方，可请他用较浅显易懂的词汇再作解释。

肝癌的种类

肝癌可分为两大类：

原发性肝癌——肿瘤原发于肝脏。

转移性肝癌——肿瘤原发身体其他部位，其后扩散到肝脏。

部分原发性肝肿瘤属良性，不会扩散到身体其他部位。这种良性肿瘤通常体积较小，可以完全没有症状，多数在患者进行其他手术或者检查身体时偶然被发现。除非患者感到不适，否则这类良性肿瘤是无需切除的。

早期肝癌症状不明显，往往在扩散后才被发现，所以只有极少数患者可以在肝癌初期确诊，并及时接受手术切除肿瘤。一般而言，第一、第二期肝癌患者接受切除手术后，五年存活率达六成，但第三、第四期患者手术后的存活率则分别只有三成及一成。

一、原发性肝癌

原发性肝癌在热带地区及发展中国家颇为常见，中国沿海一带（包括香港地区、广西、台湾地区）和越南的发病率都相当高。

肝癌在发达国家虽然并不常见，但近年病例也有增加。

1. 原发性肝癌

（1）肝细胞癌。这是最常见的肝癌，由肝脏细胞变异引起。这种肝癌通常局限于肝脏，但也会扩散到其他器官。

（2）胆管癌。这类肝癌原发于胆管壁细胞，是恶性较高的癌症。

（3）混合细胞癌。包含肝细胞肝癌和胆管细胞癌两种。

2. 原发性肝癌的高危因素

（1）肝硬化。是肝癌的主要高危因素之一。肝硬化多见于长期酗酒的人，但并非所有肝硬化个案都会发展成肝癌。

（2）肝炎病毒。肝炎病毒会增加肝硬化甚至肝癌的风险，由于我国乙型肝炎携带者占总人口数的10%，慢性乙型肝炎成为肝癌最常见的高危因素。

（3）血色素沉着病。体内积聚过量的铁质会间接增加肝癌的风险，但情况比较罕见。

（4）黄曲霉毒素。发霉花生、大豆、玉米、大米等所含的黄曲霉毒素是引发肝癌的一个主要原因。

（5）溃疡性结肠炎。部分溃疡性结肠炎患者会同时患上胆管癌，但两者关系尚未明确。

（6）肝吸虫。肝吸虫在亚洲很常见。这种生物在肝脏内寄生，令肝脏组织出现病变及形成肝硬化，从而增加肝癌的风险。

（7）饮水污染。我国根据大量流行病学材料发现饮水污染与肝癌发病有关。有关调查发现，肝癌高发地区居民多饮用沟塘水。

肝癌患者以中年人和长者为主，但亚洲亦有不少青年患有此病。而在我国，男性患者的数目约为女性的3倍。

3. 原发性肝癌的常见症状

（1）食欲不振、体重下降。

（2）右上腹、右肩疼痛。由于肝脏胀大，患者或会感到上腹部不适或疼痛。有时右肩也会感到疼痛，这种现象称为牵引痛，成因是胀大的肝脏刺激横膈膜和肺以下肌肉层底部的神经，这组神经正好连接右肩的神经，因而导致右肩疼痛。

（3）黄疸。当肝脏机能衰退，代谢胆红素的功能便会减弱。体内积聚胆红素可引致黄疸，患者的眼白和皮肤会呈黄色。有时肿瘤堵塞胆管也会造成黄疸现象。

（4）腹水。肝肿瘤可引致患者体内积液，形成腹水。腹水的成因包括：癌细胞扩散到腹膜，刺激大量体液分泌；癌细胞令肝脏静脉的压力上升，体液无法迅速通过肝脏，而在腹腔积聚；肝脏受损，血浆蛋白分泌减少，令体液分泌失衡，以致腹腔积液；癌细胞堵塞淋巴系统。淋巴系统遍布全身，由许多微细的管道构成，其主要功能是疏导多余的体液。若淋巴结被堵塞，体液便会在体内积聚，此时只能以人工方法排走多余的体液。

二、转移性肝癌

转移性肝癌是由身体其他部位扩散到肝脏的肿瘤。几乎所有部位的原位癌都有可能扩散到肝脏，但可能性最高的是大肠、胰腺、胃、肺和乳房的肿瘤。亦有部分转移性肝癌无法找出原位癌的实际位置。

1. 转移性肝癌的成因

顾名思义，转移性肝癌是由身体其他部位的肿瘤扩散所致。由于身体各部位的血液均会流经肝脏，身体一旦出现肿瘤，癌细胞就有机会随着血液蔓延至肝脏。

2. 转移性肝癌的常见症状

与原发性肝癌一样，转移性肝癌初期通常没有症状。常见的症状包括：
- 食欲不振、体重下降；
- 发烧、发冷；
- 上腹、右肩疼痛；
- 黄疸；
- 腹水。

然而，这些症状并非肝癌独有，所以即使发生也无需过分忧虑。但若出现黄疸或腹水的现象，应立即就医。

医生如何诊断

一、初步检查

第一步通常是先看肝胆外科或肿瘤科医生，由医生安排所需的检查。

在看过病历后，医生会为患者触诊，方法是用手按压上腹部，检查肝脏是否胀大。如有怀疑，会安排做详细的全身检查，以确定癌细胞是否从身体其他部位扩散到肝脏，从而判断肿瘤的种类和分期。

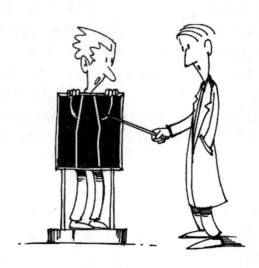

如果怀疑是转移性肝癌，则需要进一步确定原位癌的位置。不过，部分个案因为

原位癌的体积太小，未必能准确地检测其位置。未能找出癌症的源头会令患者感到难以接受，但与其执著于没有答案的问题，不如将精力用于装备自己，以最佳状态面对治疗。

二、实验室检查

肝癌的实验室检查项目主要包括肝癌标志物（AFP）、病毒性肝炎、血清酶等。血液检验可以反映患者的健康状况和肝脏功能。原发性肝癌患者的甲胎蛋白（AFP）水平通常偏高，实验室检查有助于确诊。

三、影像学检测

1. B 型超声检查

这项检查是利用声波扫描肝脏内部的情况。

检查前的四小时内需禁食。检查期间患者会仰卧，医护人员会先在腹部涂上耦合剂，然后以超声波探头扫描腹部，再利用计算机把声波信号转化为影像。整个检查过程只需要几分钟，患者不会感到疼痛。

2. 电子计算机断层扫描 CT

CT 是利用 X 光拍摄所需部位的影像，可显示肿瘤大小和位置。

患者在检查前需要先喝下显影剂，以确保影像清晰。进行检查时，患者只需仰卧并静候 5 至 10 分钟，过程中不会引起任何疼痛。

3. 磁共振扫描（MRI）

有研究证明，MRI 作为肝癌的诊断方法优于 CT。它的特点是可获得横断面、冠面及矢状面 3 种图像；对良恶性肝肿瘤、血管瘤的鉴别优于 CT。

4. 血管（肝动脉）造影

这项检查需配合显影剂进行。检查时医护人员会将显影剂注射到患者的血管内，再以 X 光观察显影剂的流动情况，从而检查肝脏的血液供应有无异常。血管造影检查可以帮助外科医生判断肿瘤是否可以切除，以及决定切除方式。

5. 正电子发射计算机断层显像（PET-CT）

PET-CT 主要有以下几个方面的作用：
（1）了解肝脏的全身情况。
（2）肝转移癌时，查找肿瘤的原发部位。
（3）评价肿瘤良、恶性及恶性程度。

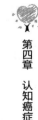

（4）肿瘤治疗后进行疗效评估，确定有无残留或复发。

四、病理学检查

以显微镜直接观察肝细胞的情况，可确定肿瘤是否属于恶性。检查时先局部麻醉腹部，然后医生会在超声波扫描的引导下，用手术针从肝脏抽取少许细胞或一小块组织做检验。

如果发现有转移性肝癌，而又知道身体其他部位有原发性肿瘤，超声波扫描通常已足以诊断，未必需要再进行活组织检查。但若不确定原发性肿瘤的位置，就需要进行活组织检查。

五、进一步检查

如果上述检查发现是转移性肝癌，可能需要做进一步的检查，以便确定肿瘤的原发位置，以及癌细胞是否扩散到肝脏以外的地方。如需要进一步检查，医生会与患者商讨。

如何治疗

选择治疗方法时，需要考虑多个因素，当中的重要因素有：
- 肿瘤属于原发性还是转移性；
- 年龄；
- 身体状况；
- 肿瘤的类型和大小。

其他病友的治疗方法或许与你的不同，这可能是因为彼此的病情不同，故需要的治疗也有别。此外，不同医生的治疗取向也会有分别。如果对接受的疗法有疑问，必须告诉医生。

但无论选择哪种治疗，事前都要请医生详细解释治疗细节，你必须完全清楚及明白有关详情才能展开治疗。

原发性肝癌	转移性肝癌
主要用外科手术切除	主要采用化学治疗，但有时候也会用到外科手术
不适宜动手术的患者可改用化学治疗	肝脏切除术只适用于肝脏只有局部癌细胞转移的患者
放射治疗通常不适用于肝癌，以免肝脏受损	肝脏多处出现转移性肿瘤，无法用外科手术切除，转移性癌通常不宜接受放射治疗，因为容易令肝脏受损。但可以用放疗减轻患者的疼痛和不适。如肝脏有多于一处肿瘤，可以采用冷冻治疗

续表

原发性肝癌	转移性肝癌
(1) 外科手术是治疗原发性肝癌的方法之一。如果肿瘤只局限于肝脏的一边，其余部分未有硬化，情况良好，便可考虑动手术切除肿瘤。这种手术称为肝脏切除 (2) 如果切除其中一叶肝脏，则称为肝叶切除 (3) 肝脏的自我修复能力惊人，即使被切去四分之三也能够迅速再生 (4) 有条件者可以做肝脏移植	(1) 转移性肝癌通常不只影响肝脏局部位置，因此多会选择采取化学治疗 (2) 但在少数情况下，尤其是当大肠癌扩散到肝脏时，便有可能进行肝脏切除 (3) 务必向医生问清楚你的情况是否适合做手术

一、外科手术

手术后患者会被送到监护室接受护理，麻醉药效力完全消退通常需要24小时。由于肝脏的血管多，手术部位事后出血的机会也较高，因此术后需要接受深度护理，以便医护人员密切注意患者的血压变化。

有时患者需要在颈部静脉置入中心静脉导管，以便准确测量血液循环的情况，通常在离开监护室前，便可将之拔除，患者亦不会觉得痛。另外，手术部位会放置两至三条引流管，让伤口的血液排走。如果出血量不多，术后几天就能拔除引流管。

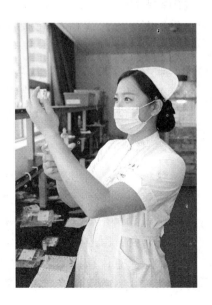

术后初期，患者需要暂时利用静脉输液补充水分和营养，几天后就能恢复正常饮食。

手术后的头几天因为不方便下床和走动，患者需要暂时用尿管排尿。

手术后感到疼痛或不适是正常的，医生会在术后的头几天为患者定时打止痛针，并可能同时注射止吐针。待恢复正常饮食后，就会改用口服止痛药。

大部分患者能在术后的6~12天内出院，其后几个星期继续服用止痛药。通常患者最少要6个星期才能完全复原。

二、化学治疗

化疗是转移性肝癌的主要治疗，所用的药物视原位癌的位置，例如由原发性乳癌转移而成的肝癌，所使用的就会是针对乳癌的化疗药物。

三、放射治疗

放疗是恶性肿瘤治疗的三大基本手段之一。20世纪90年代以前，由于放疗效果较差，且对肝脏损伤较大，原发性肝癌患者较少接受放疗。现代放疗即三维适形放疗和调强适形放疗等技术，为肝癌治疗提供了新的机会。

四、新疗法

1. 冷冻治疗

治疗时，医生会把冷冻器插入肿瘤内，然后透过冷冻器注入液态氮，以低温破坏癌细胞。冷冻治疗只适用于单一且体积较小的肝肿瘤，肝功能太差或不能接受全身麻醉的患者均不适宜采用此治疗。

2. 肝动脉血管栓塞术

这种疗法适用于肿瘤已经扩散至两边的肝脏，但还未转移到其他器官，或肿瘤只局限在肝的一边，但因肝功能差而不能接受手术的患者。治疗原理是通过堵塞肝动脉血管截断肿瘤的营养供应，令其缺血坏死。

接受治疗时，医生会以导管将化疗药物及油性栓塞物质混合液注射入肝动脉。这种混合液会堵塞微血管，并延长化疗药物在肝脏发挥作用的时间，加强疗效。

术后短时间内可能会有肝区疼痛，恶心，呕吐，食欲缺乏等情况，可以清淡饮食，加强营养，少吃多餐缓解。

3. 射频消融术

这种疗法是利用高能量射频将肿瘤加热，使其坏死。治疗时，患者只需局部麻醉，医生会将射频仪器刺进肿瘤中央，然后发出高能射频破坏肿瘤。

术后3天左右会有肝区、剑突下或右肩疼痛，若能耐受，这种症状会逐渐减轻。若不能耐受，医生则会使用止疼药。

术后注意休息，保证充足睡眠，一周内有疲乏无力、食欲缺乏等正常现象时，要加强营养，防感冒，以促进康复。

4. 无水乙醇注射

治疗方法是将无水乙醇注入肿瘤，以吸干细胞的水份，使肿瘤枯死。

术后若有腹痛，及时告诉医生，医生会酌情使用止疼药。

术后3~5天可能会出现发热，请患者注意多喝水，进清淡易消化的饮食。出汗多时，应注意及时更换内衣，防止感冒。当体温超过38.5°时，需使用退热药物。

5. 高强度聚焦超声波治疗

这种新疗法适用于无法以手术切除的肝肿瘤。高强度聚焦超声波可将能量聚焦在病变组织,并以高温破坏癌细胞。超声波聚焦的精准度高,可大大降低正常组织受损的风险。

术后注意卧床休息,6小时后可以喝水,若无不适,可以逐渐进流质、半流质、软食至普通饮食。

因治疗可使局部皮肤变薄、易破损,所以要避免搓擦、抓挠局部皮肤。

6. 生物治疗

原发性肝癌的生物治疗包括免疫治疗、基因治疗、分子靶向治疗和生物化疗等手段。分子靶向治疗的多靶点药物有索拉非尼和舒尼替尼,单靶点药物有厄罗替尼和吉非替尼,单克隆抗体有贝伐单抗、西妥昔单抗。

五、姑息疗法

即使无法有效治愈转移性肝癌,也可以利用不同的方法舒缓不适和疼痛。这类治疗称为姑息疗法。

1. 疼痛

转移性肝癌会使肝脏胀大,压迫四周组织,引起疼痛。除了使用特效止痛药外,患者还可以使用化疗药物缩小肿瘤或手术切除受影响的部位,以舒缓疼痛。

某些特效止痛药会引起便秘,故服药期间日常饮食需多摄取纤维及多喝水。为预防便秘,医生有时亦会同时开具缓泻剂。

类固醇药物也有助于收缩胀大的肝脏,通常需要服药几个星期至几个月。

2. 疲倦和食欲不振

疲倦和食欲不振等症状相对较为轻微,但仍会影响生活质量。医生有时会开具类固醇药物,让患者改善食欲。

3. 呕吐

止吐药可以减轻呕吐。目前有多种止吐药可供选择,医生会开具最适合患者的药物。如果患者因为恶心影响进食,膳食安排就要多花点心思。

4. 腹水

腹水令腹部肿胀,肺叶难以完全舒展,因而影响呼吸,令患者感到呼吸困难和不适。服用利尿剂可帮助身体排走多余的水分,以免体内积液。

此外,还可进行腹腔穿刺,将腹腔积液引流到体外。插入引流管时需要在腹部进

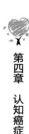

行局部麻醉，有需要的话可多次进行引流。

5. 黄疸

连接肝脏与小肠的胆管如果被癌细胞堵塞，胆汁无法顺畅地流向小肠，就会在血液里积聚，形成黄疸。患者的皮肤和眼皮会呈现微黄，并感到皮肤瘙痒。此时可使用抗组胺或其他药物止痒，且可缓解黄疸。部分患者或需要将一根小导管置于胆管，保持胆汁流动顺畅。

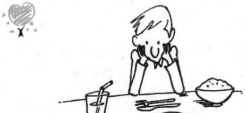

6. 发冷或发热

如果发高烧、出汗或发冷，应立即就医。

7. 打嗝

若肝脏胀大并压迫横膈膜，患者会有打嗝的现象。有很多药可以缓解这种状况。

8. 瘙痒

若皮肤瘙痒，切勿使用消毒肥皂洗刷，以免皮肤干燥，令瘙痒加剧。可尝试涂润肤霜或使用止痒药。

 ## 积极防治

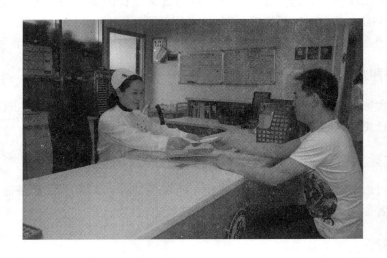

一、三级预防

一级预防：根据我国大量流行病学调查，在20世纪70年代开始的注意水、粮食的卫生、防霉、防肝炎的做法，不仅初见成效，且已成为我国肝癌一级预防的特色。在过去的20年，一些肝癌高发地区，采取一级预防措施，肝癌发病率和死亡率均明显下降。

二级预防可概括为"早期发现、早期诊断、早期治疗"。"两早"防治肝癌，多指早预防和早诊断。临床实践证明，直径小于3厘米的小肝癌和中晚期肝癌的治疗效果截然不同。中晚期肝癌，常伴有肝内外转移，无法通过手术切除，介入栓塞和药物治疗难有成效。但早期诊断的小肝癌，手术切除、栓塞、消融等治疗方法效果都不错。

三级预防就是临床积极治疗。

二、流行病学的高危人群、高危地区的疾病筛查

肝癌高危人群最好每半年体检一次，包括：

1. 慢性肝病史者

目前的研究表明，存在"肝炎—肝硬化—肝癌"三部曲。临床调查资料显示：病毒性肝炎约有10%发展成慢性活动性肝炎，而慢性活动性肝炎中有50%可发展成肝硬化，肝硬化发生肝癌的几率为9.9%~16.6%；其中以乙型肝炎为主，其次为丙型肝炎；慢性肝炎和肝硬化常常是肝癌发病的基础，但并非所有的肝炎、肝硬化患者都会发生肝癌。因此，曾经患过乙型/丙型病毒性肝炎者且转为慢性者、已发生肝炎后肝硬化者，应戒酒、积极定期复查和治疗慢性肝炎和肝硬化，切不可掉以轻心。

2. 有肝癌家族史者

研究表明：肝癌存在家族聚集现象，可能某些遗传缺陷导致发生肝癌的危险性增加。因此，肝癌患者的家人应到医院做相关检查。有些人就是到医院探望患肝癌的亲人时，顺便检查发现肝癌了的。

3. 酗酒者

饮酒是慢性肝病的重要因素，饮酒与肝癌的危险性增加有关。

4. 重度脂肪肝的病人

由于饮食上不太注意，吃大量高脂肪的食品，使得肝脏负担加重，对脂肪的分解能力下降造成重度脂肪肝，这种病人也容易患肝癌。

5. 肝癌高发区人群

在我国，存在肝癌高发区，如广西扶绥、江苏启东、广东顺德、福建同安等地。通过流行病学调查研究发现，我国肝癌高发区的居民食用的粮食中存在不同程度的黄曲霉毒素污染的现象。因此，住在肝癌高发区的人群应注意筛查。

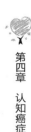

三、定期复查

治疗结束后患者需定期到医院做检查,通常每年至少检查一次。在每次检查期间,若患者有任何疑问,或有任何异常症状,请立刻通知医生。

第十一节　胆道系统肿瘤

胆道系统　/ 258
胆道系统肿瘤　/ 259
什么可导致胆道肿瘤　/ 259
胆道肿瘤的症状　/ 260
医生如何诊断　/ 260
如何治疗　/ 262
积极防治　/ 264

胆道系统

胆道系统包括肝内胆道系统和肝外胆道系统：左右肝管、肝总管、胆囊及胆囊管胆总管。

一、正常胆囊及胆道的解剖位置、形态

1. 左右肝管及肝总管

左肝管斜长（2.5~4cm），右肝管直短（1~3cm），左右肝管在肝门稍下方汇合成肝总管，6%~10%的人有副肝管，多位于胆囊三角内。

2. 胆囊及胆囊管

胆囊呈梨形附着于肝的脏面胆囊窝处，胆囊分为底、体、颈三个部分，囊状扩张的颈部称为胆囊壶腹，胆囊管由胆囊颈延续而成，长2~3cm。

螺旋状黏膜皱襞（Heister瓣）可防止胆囊管扭曲，调节胆汁进出胆囊时的流向，阻止胆囊内细小结石流入胆总管。

大多数胆囊管在肝总管右后方与之汇合成胆总管。

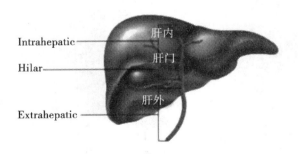

二、胆道系统的生理功能、作用

1. 储存胆汁

在非消化期间，胆汁储存在胆囊内，当消化需要的时候，再由胆囊排出，所以胆

囊被称为"胆汁仓库"。同时，它还可起到缓冲胆道压力的作用。

2. 浓缩胆汁

金黄色碱性肝胆汁中的大部分水和电解质，由胆囊黏膜吸收返回到血液，留下胆汁中有效成分储存在胆囊内，变成棕黄色或墨绿色呈弱酸性的胆囊胆汁。

3. 分泌黏液

胆囊黏膜每天能分泌稠厚的黏液 20ml，保护胆道黏膜不受浓缩胆汁的侵蚀和溶解。

4. 排空

进食 3~5 分钟后，食物经十二指肠，刺激十二指肠黏膜，产生一种激素叫缩胆囊素，使胆囊收缩，将胆囊内胆汁立即排入十二指肠，以助脂肪的消化和吸收，在排出胆汁的同时，也将胆道内的细菌与胆汁一起排出体外。一般来讲，进食脂肪半小时，胆囊即可排空。

胆道系统肿瘤

胆道肿瘤包括胆囊肿瘤、肝内和肝外胆道肿瘤。其中胆囊肿瘤为多见。胆囊癌多发生在 50 岁以上的中老年妇女，男性较少，女与男比约为 34∶1。主要临床表现为：有长期慢性胆囊炎病史，当发生癌肿后病情突然恶化，右上腹持续性隐痛，食欲不振，恶心或伴呕吐，晚期可出现黄疸，且进行性加深，伴有发热、腹水等症状。因为慢性胆囊炎反复发作时，胆囊内的结石长期刺激胆囊，久之使正常胆囊组织细胞发生变性，变性后的组织容易发生癌变。所以患有慢性胆囊炎伴结石并且反复发作者，应尽早手术切除胆囊，以免后患无穷。

胆囊癌大约有 80% 是腺癌。胆囊癌常出现早期淋巴结扩散和血液转移。

胆管癌包括所有源于胆管上皮细胞的肿瘤。虽然胆管癌诊断可以见于整个胆管树，它们的区别在于解剖部位，通常被分类为肝内或肝外胆管癌。超过 90% 的胆管癌是腺癌。

什么可导致胆道肿瘤

- 胆管结石。可能与胆管癌发生有关，约 1/3 的胆管癌患者并发胆管结石，而 5%~10% 的胆管结石患者将会发生胆管癌。
- 华支睾吸虫。吃生鱼感染肝吸虫者导致胆道感染、胆汁淤滞、胆管周围纤维化和胆管增生，是导致胆管癌发生的因素之一。吃富含亚硝酸盐食物习惯的人群，更易诱发癌症。

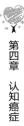

- 胆管囊性扩张症。少数胆管囊性扩张症患者会发生癌变。
- 原发性硬化性胆管炎。有报道认为原发性硬化性胆管炎是胆管癌的癌前病变。

胆道肿瘤的症状

- 黄疸。肿瘤堵塞胆管，胆汁排泄不畅，或当肝脏机能衰退，代谢胆红素的功能减弱，体内积聚胆红素可引致黄疸，可出现逐渐加重的持续性黄疸，伴有瘙痒和体重减轻。其他症状有食欲不振、恶心呕吐、乏力、消瘦。
- 大小便异常。大便灰白，呈白陶土色，尿色深黄，如浓茶。
- 胆囊肿大。中段、下段胆管癌患者可触及肿大的胆囊，但 Murphy's 征可能阴性；而肝门部胆管癌胆囊一般不肿大。医生会为患者触诊检查。
- 肝脏损害。肝功能失代偿可出现腹水，或双下肢水肿。肿瘤侵犯或压迫门静脉，可造成门静脉高压；晚期患者可并发肝肾综合征。
- 胆道感染。患者可合并胆道感染，感染细菌最常见为大肠杆菌、粪链球菌及厌氧性细菌。内镜和介入放射性检查可诱发或加重胆道感染，出现右上腹疼痛、寒战高热、黄疸，甚至出现休克。
- 胆道出血。如癌肿破溃可导致上消化道出血，出现黑便，大便潜血阳性、贫血。

医生如何诊断

第一步通常是先看肝胆外科医生或肿瘤科医生，由医生安排所需的检查如验血或照 B 超。在看过病历后，医生会观察体温、脉搏、呼吸及血压，巩膜及皮肤黄疸的情况，锁骨上淋巴结有无肿大；腹部有无压痛；肝脏质地如何、有无压痛；胆囊有无肿大及压痛；脾脏有无肿大，有无腹水征及腹部肿块，必要时还会进行肛指检查。

一、血液学检查

肝功能、CEA 及 CA 19-9 等测定，但这些标志物对胆管癌并不特异，也可以与其他恶性疾病或良性状态有关。

二、超声检查

超声检查是诊断胆道肿瘤的常用影像诊断技术。肝门部胆管癌可见肝内胆管扩张，胆囊空虚，肝外胆管不扩张，胆管下端癌可见肝内外胆管明显扩张，伴胆囊肿大；胆管中段癌则显示肝内胆管扩张及肝门胆管扩张；胰头癌可见胰头肿大及胰头实质性占位。

三、X 线检查

静脉胆道造影在梗阻性黄疸或肝功能明显损害时均不宜施行，必要时作胃肠钡餐检查，对胰头癌、十二指肠乳头癌诊断有一定价值。

四、CT 检查

CT 对了解胆道梗阻部位，与上述超声检查所见有同样的诊断价值；CT 在显示胆囊病变或胆囊肿瘤、肝实质占位病变、肝门与后腹膜淋巴结有无受累及胰头体尾病变等方面比超声检查更为清晰。CT/MR 延迟强化显像推荐为肝内胆管癌病人的初始评估的组成部分。尽管 CT/MR 显像无肝内胆管癌疾病特异性的表现，CT/MR 显像仍然用来帮助确定肿瘤的可切除性（根据原发肿瘤的特点），它与临近大血管和胆管树的关系，肝内是否有卫星灶和远处转移。

五、内镜逆行胆胰管造影（ERCP）

对于梗阻性黄疸患者，在术前了解梗阻的部位和原因可提供重要诊断依据。对于胆道不完全梗阻患者，可清楚显示肝内外胆管，提示病变部位在肝门部、胆管中段或胆管下端，并清楚显示病变程度及范围，为手术治疗提供重要依据。对于胆道完全梗阻患者，ERCP 仅能显示梗阻部位的截断征，不能显示梗阻部位近侧胆管及梗阻变的范围；为了解梗阻近侧胆管情况，可施行 PTC 检查。ERCP 检查有引发急性化脓性胆管炎的危险，对于有梗阻性黄疸患者，应非常慎重。

六、经皮经肝胆管引流术（PTCD）检查

为进一步诊断胆管肿瘤，明确肿瘤部位的重要检查。PTCD 可产生出血、感染、漏胆等多种并发症，应严格掌握指征，多于手术前进行。

七、MRCP

因为磁共振胆管造影（MRCP）的无创性，它是较直接胆管造影更为安全的选择；因此，除非计划治疗性介入，它是优于内窥镜逆行胆管造影（ERCP）或经皮经肝胆管造影（PTCD）的选择。

八、PET-CT

尽管 PET-CT 扫描对评价胆管系统癌病人的作用尚不清楚，但越来越多的证据显示它有助于探查其他方面均可以切除的病变的患者是否存在淋巴结受累和远处转移。

九、病理学检查

组织病理上可将胆囊癌分为两型：一型是腺癌，占 90%；一型是鳞癌，约占 10%。

 ## 如何治疗

选择治疗方法时，需要考虑多个因素，当中的重要因素有：
- 年龄；
- 身体状况；
- 肿瘤的类型和大小。

其他病友的治疗方法或许与你的不同，这可能是因为彼此的病情不同，故需要的治疗方式也有别。此外，不同医生的治疗取向也会有分别。如果对接受的疗法有疑问，必须告诉医生。

但无论用哪种治疗，事前都要请医生详细解释治疗细节，你必须完全清楚及明白有关详情才能展开治疗。

一、外科手术

尽管大部分胆囊癌和肝内胆管癌患者诊断时已处于疾病的晚期而已经不适于手术，但完全切除仍是唯一的治愈手段。完全切除是肝外胆管癌病人主要的根治方法。肝移植是肝外胆管癌者唯一的可能治愈手段。这种方法推荐用于高度选择的病灶，虽不能切除但胆管、肝功却正常的病人，或因慢性肝病不适于外科手术者。

注意术后禁饮食，待胃肠蠕动恢复，肛门排气后，可先喝温开水，若无不适，再进少量流质饮食，以后逐渐过渡到半流质饮食、软食到普通饮食。饮食种类以清淡、易消化、富有营养为原则，减少豆类、乳类、糖类等易产气的食物。

二、经内镜置管引流术和经皮方法（PTCD）进行胆道引流

对中、晚期胆管癌，包括肝门部胆管癌、胆管下段癌无手术探查指征者，或高龄胆管癌，合并严重心、肺、脑疾病，不适于手术治疗者，可行纤维内镜置金属导管内支撑引流，以减轻黄疸，消除胆道内高压并改善肝肾功能，延长患者生命。

做完 PTCD 后，你可能需要带管回家，这样患者就需要学会以下的观察护理方法：

(1) 患者需要学会妥善固定 PTCD 引流管，避免引流管脱落。
(2) 学会每日观察胆汁量、颜色，并做记录，如出现异常应及时就诊。
(3) 每周更换 2 次引流袋。
(4) 出院后带管者每 15 天门诊复查 1 次。
(5) 保持引流管处伤口敷料干燥、清洁，伤口纱布脱落应及时来门诊更换。

（6）若 PTCD 管脱落或出现腹痛、发热、黄疸应及时就诊。

（7）出院后应劳逸结合，生活要有规律。可散步、打太极拳。

（8）调节情绪保持情绪稳定，开朗豁达，避免发怒、焦虑、愁闷。

（9）出院后应合理膳食，宜进易消化的食物。减少脂肪及胆固醇的摄入，少量多餐，以不出现腹胀及饥饿感为原则。避免暴食，禁饮酒类、浓茶、咖啡，禁食辣椒、油炸食物禁烟。

（10）胆道肿瘤术后第一年每三个月复查一次，第二年每半年复查一次，第三年每年复查一次。

三、放射治疗

外科手术切除是胆管癌唯一的根治性治疗，辅助性放射治疗只能提高患者的生存率，对于不可切除和局部转移的胆管癌经有效的胆道引流后，放疗可以改善患者的症状与延长寿命。但是，胆管癌一直被认为属于放射线不敏感的肿瘤。

四、化学治疗

胆管癌对化学治疗并不敏感，胆管癌较其他胃肠道肿瘤例如结肠癌化疗敏感性差。但化疗可能缓解胆管癌所引起的症状、改善患者生活质量，还可能延长存活期。

五、光动力疗法

胆管癌局部治疗的相对新的一种疗法，它是一种射频方法，先静脉注射光敏药物，然后用特定波长的光选择性照射，使局部的药物激活，已经作为姑息疗法用于胆管癌的治疗。

胆道恶性肿瘤膳食

1. 控制脂肪与胆固醇的摄入量。
2. 给予足够的热能和较高的碳水化合物。
3. 给予适量蛋白质。
4. 给予充足的维生素和膳食纤维。
5. 清淡、易消化的饮食。
6. 节制饮食、少食多餐、定时定量。

积极防治

近年来，城市中胆管癌和胆囊癌的发病率呈现上升趋势，中晚期病人的治疗十分困难。因此，定期进行防治胆道肿瘤的检查，对于早期发现和早期治疗胆道肿瘤十分重要。胆道系统肿瘤预防应主要集中于对与其密切相关的疾病及癌前病变的早期治疗。无创伤性检查B超应作为该系疾病普查的基本手段。

一、一级预防

胆管癌病因尚不清楚，与胆石症的关系也不如胆囊癌密切。因此，胆管癌的一级预防缺乏有效的方法，主要是对肝胆管结石的防治以及定期的系统的健康检查。

二、二级预防

二级预防是本病预防的重点。阻塞性黄疸患者，在排除胆石症、肝炎、肝硬化等疾病，应高度警惕胆管癌的可能。在详细询问病史、全面体格检查的基础上，应尽早做B超、CT、PTCD及ERCP检查，以便早期发现、早期诊断、早期治疗。

三、三级预防

三级预防就是临床积极治疗。

有胆管囊性扩张、原发性硬化性胆管炎等与胆管癌关系密切的疾病患者，应定期随访复查；多吃富含维生素A和维生素C的蔬菜和水果、鱼类及海产类食物，这些食物有助于清胆利湿、溶解结石。此外，生活要有规律，注意劳逸结合，经常参加体育活动、按时吃早餐、避免发胖、减少妊娠次数等也是非常重要的预防措施。

第十二节 胰腺癌

胰腺　/ 266
什么是胰腺癌　/ 267
什么导致胰腺癌　/ 267
胰腺癌的症状　/ 267
医生如何诊断　/ 268
胰腺癌的分期　/ 270
治疗方法　/ 270
控制副作用　/ 272
饮食问题　/ 273
积极防治　/ 275

胰腺

胰腺是人体第二大消化腺，位于腹后壁的一个狭长腺体，长 17～20cm，外表凹凸不平，可分为头、颈、体、尾 4 个部分。

胰腺的构造有一个特殊处，就是有一段胆管会通过胰腺，并被胰腺组织包住。胆管的作用是将胆汁由肝脏输送到小肠。胰腺如果运作不正常，将会影响这段胆管，妨碍胆汁输送。

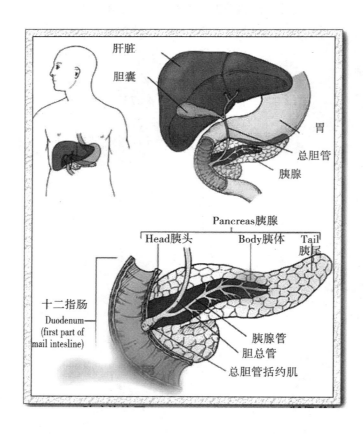

胰腺有两种腺体，分别供应外分泌液和内分泌液，协助我们消化。
- 外分泌腺：外分泌腺由腺泡和腺管组成，腺泡所产生胰液，内含多种消化酶，有分解蛋白质、脂肪和糖类等作用。外分泌液通过胰管进入十二指肠。外分泌腺和胰管占了胰腺细胞的 95% 以上。

- 内分泌腺：胰腺只有不到5%的细胞是内分泌细胞。内分泌细胞一团一团的，看上去像海岛，因此称为胰岛。内分泌细胞负责释出胰岛素。胰岛素的功能就像生理"邮差"，通知身体将血液里的糖分维持在适当水平。胰腺如果不能产生足够的胰岛素，则体内的血糖将失控，从而导致糖尿病。

 ## 什么是胰腺癌

胰腺癌是指发生于胰头、胰颈、胰体、胰尾的恶性肿瘤，同时也包括部分十二指肠乳头部癌，是消化系统较为常见的恶性肿瘤之一。

胰腺癌令胰腺不能正常地工作。问题通常出现在胰头。胰头有问题的时候，会堵塞胆管，导致黄疸病。胰腺癌有时候会扩散到附近的神经和淋巴结，令患者感到痛楚，又或者影响到外分泌腺或内分泌腺的功能。

根据胰腺癌的组织来源可分为：导管腺癌；腺泡细胞癌；胰岛细胞癌；黏液性细胞癌。

 ## 什么导致胰腺癌

胰腺癌明确的起因至今未明，研究的工作仍在继续进行。不过调查发现有些人患胰腺癌的风险因素大于其他的人。

这些风险因素包括：
- 年龄：多数胰腺癌患者的年龄超过65岁。
- 酗酒：长期饮酒可致慢性胰腺炎。
- 吸烟：抽烟的人患得胰腺癌的几率比不吸烟的人高2~3倍。
- 饮食因素：过量摄入"三高"饮食（高热量、高蛋白、高脂肪饮食）。
- 糖尿病：糖尿病患者得胰腺癌的几率显著地高。
- 家庭历史：家族中有胰腺癌、卵巢癌或肠癌的患者，风险也高。
- 化学因素：长期接触某些化学物质如联苯胺、烃化炯等（油漆燃料、涂料）。

胰腺癌的发病率在全球范围内呈现上升趋势，据统计胰腺癌的死亡率与发病率比例为0.99∶1。在我国近十年来胰腺癌的发病率居恶性肿瘤的第6~7位，由于复杂的解剖以及病理特点导致其治疗效果不尽如人意。

 ## 胰腺癌的症状

早期的胰腺癌没有明显的症状，通常一直到肿瘤已经大到可以触摸并影响到邻近的内脏组织才被发现。

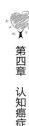

胰腺癌的症状包括：
- 上腹疼痛。是胰腺癌的最常见的首发症状，开始为上腹部持续性轻度疼痛，与饮食无关，以后逐渐加重。
- 黄疸。胰头癌多出现黄疸，且出现较早，胰体及尾部的癌肿多无黄疸。
- 消瘦。约有90%患者可出现体重迅速减轻，以致消瘦，晚期常伴有恶病质。
- 消化道症状。主要表现为食欲缺乏、恶心、呕吐、腹胀、便秘等症状。
- 发热。
- 水肿。

其他比较少见的症状包括：
- 严重的背部疼痛；
- 糖尿病发作——当癌肿阻止胰腺制造适当分量的胰岛素，造成10%~20%胰腺癌病人得糖尿病。

如果发觉有上述任何一种症状，必须请医生检查。但谨记，大多数有这些症状的人，未必患有癌症。

 ## 医生如何诊断

如果怀疑有胰腺癌，医生会做一系列的检查，以确定你是否患有胰腺癌。其中一些检查可以显示肿瘤细胞是否扩散到身体其他的部分。下列检查只有医生才能决定你哪些需要做。

胰腺癌的检验分为三类：

一、实验室检查

主要包括：血常规、生化功能、肿瘤标记物、血清淀粉酶和脂肪酶、血糖及糖耐量实验检查、白细胞黏附抑制试验等。

二、影像检查

- 超声波扫描（Ultrasound scan）。
- CT扫描（CAT scan）。
- 磁共振图像（MRI）。
- 正子放射型计算机断层摄影（PET scan）。
- 经内窥镜逆行性胆胰管造影（ERCP）。可显示胆管和胰管近壶腹侧影像或肿瘤以外的胆、胰管扩张的影像，还可以收集胰液，分离细胞，或通过特制的细胞刷进行取样，做细胞学检查。
- 数字减影血管造影（DSA）。这是一种有创检查，目前多用于术前判断肿瘤的可切除性。

- 经皮肝胆管穿刺造影（PTC）。适用于胰腺癌引起的肝外胆管梗阻伴有黄疸的患者。

三、组织抽样检查

1. 内窥镜

内窥镜是一个细小、有弹性、具有望远镜功能的软管，可以穿过喉咙进入消化系统，让医生得以检查身体内部的状况。透过内窥镜，医生注入一种特别的染液，进入胰腺管和胆管，染液让这部分的内脏在 X 光上显影，显示管道是否阻塞或发炎，让医生了解这些症状是否由肿瘤或者其他的问题造成。在测试的过程中，医生也会取一小块组织或液体，以帮助诊断。

在做内窥镜检查前，医生会要求你不得进食，会为你做局部麻醉。检查以后不得驾车或操作机器。内窥镜检查有一定风险，有些人会受到影响，包括发炎，流血和胰腺炎。在做检查以前，医生会向你解释，得到你的同意后才做。

2. 内窥镜超音波

一个软管状内窥镜的尾端附上声波传感器可以深入地观察胰腺。医生将内窥镜透过口腔和胃部进入小肠。内窥镜超音波可以清楚地了解肿瘤在胰腺哪些部位出现。

3. 细针管抽取穿刺细胞学检查

细针管组织检查意味着用针管从胰腺抽取一些细胞或组织。可用超声或 CT 扫描帮助引导针管。

除了用针管抽取活组织以外，也可以在内窥镜检查或内窥镜超音波检查时抽取活组织。活组织会送到实验室在显微镜下检查。检验时，有时候需要局部甚至全身麻醉。

4. 腹腔镜检查

腹腔镜是一种仪器，如内窥镜一样，用来检查腹部内的组织。在检查前 8 个小时，医生会要求你停止进食。

你需要做全身麻醉。医生会在你的肚脐附近切一个小孔，透过一个软管把腹腔镜引入身体；医生会再开个小孔，使用另一个工具取得组织样本。腹腔镜检查的作用在于了解肿瘤细胞是否扩散到腹腔的其他组织。这个检查在手术前进行。医生会将小孔缝合，在复原的时候你会感觉有些疼痛，医生可以给你药物减轻痛苦。

腹腔镜检查可能引起感染或对内脏造成损害。医生在要求你同意检查以前，会向你说明这些风险。

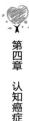

胰腺癌的分期

将癌症分期可以了解肿瘤细胞扩散的程度，以帮助医生选择最适合的治疗方法。

Ⅰ期——肿瘤细胞仍然在胰腺组织内，没有扩散到小肠、胃或胆管附近的组织。

Ⅱ期——肿瘤细胞很大但是尚未扩散到附近的组织，或者肿瘤细胞已经扩散到胰腺附近的淋巴结（淋巴结是豆状的淋巴组织，散布在全身各处，主要功能是制造和储存抵抗疾病的细胞）。

Ⅲ期——肿瘤细胞已经扩散到附近的组织，如胃、脾、大肠、附近的大血管或者附近的淋巴结。

Ⅳ期——肿瘤细胞已经扩散到其他组织，譬如肝、肺或腹部的内层预测疾病治疗的成效。

胰腺癌越早被诊断出，预测治疗成效的结果就会越好。虽然如此，多数的胰腺癌是在后期才发现，治愈的机会相对就小得多。化学治疗或放射治疗可以帮助或舒缓症状，改善生活的质量。

只有主管医生最了解你病情可能的发展以及最适用的治疗方法。你需要与主管医生讨论治疗发展的可能性。

 ## 治疗方法

在治疗胰腺癌时，外科手术、化学治疗或放射治疗可能单独使用，也可能混合使用。治疗胰腺癌的方法取决于肿瘤的大小以及是否从原位扩散到其他组织？

如果答案是肯定的，需了解已经扩散到哪些组织。你的主管医生也会考虑你一般的健康状况。

一、外科手术

早期发现的胰腺癌如果能用手术割除是最好的方法。在决定是否动手术时，外科医生会考虑两个重要的因素：

- 肿瘤细胞仍然在胰腺组织内，没有扩散到附近的组织。
- 你的一般健康状况（除了患得癌病外）还不错，可以顶得住大手术。

手术治疗胰腺癌最常用的手术是惠尔普手术。这个手术包括：

- 胰十二指肠切除术；
- 保留幽门的十二指肠切除术；
- 合并血管切除的胰腺癌手术；
- 胰体、尾部切除术；
- 全胰切除术。

手术后你会有几天的时间感觉疼痛极不舒服。医护人员会给你止痛药。在你能够正常的进食以前，护士会为你静脉注射点滴，以维持身体内的液体。在手术后的 10~14 天之间你就可以回家。

有些人在胰腺手术后，需要服用药物以帮助消化脂肪和蛋白质。他们也可能因此患上糖尿病而需要注射胰岛素。

如果肿瘤细胞已经扩散，手术也许不能够治愈癌症，但是可以减轻一些症状。如果胆管或者胃部的出口有任何阻塞，可以采用分流手术加设旁管。

分流手术的目标是舒缓症状，让你感觉舒服甚于治愈癌症。在手术时，大肠的一段会接胆囊或胆管，使得胆汁的流动不至于受到阻碍。这是中等程度的手术，你会在医院中停留 7~10 天。

二、放射治疗

放射治疗是在肿瘤细胞存在的地方，以高能量的 X 光射线消灭肿瘤细胞，使它们无法继续繁殖或生长。

有研究认为，在切除术后给予放射治疗，术后联合化学治疗，可延长患者的生存期。医生会根据患者的病情制订相应的放疗计划。

胰腺癌的放射治疗最常见的副作用包括恶心、呕吐、腹泻，皮肤红肿和在治疗区域的毛发脱落。

三、化学治疗

化学治疗常作为术后辅助治疗，临床常用的化学治疗药物主要有氟尿嘧啶、丝裂霉素、多柔比星等。对于不能手术，已多处转移或术后复发者，也是常用的治疗方法之一。

多数化学治疗药物会有副作用。常见的副作用包括：恶心和呕吐、贫血、疲倦和透不过气、抵抗力弱、口腔溃烂、腹泻、类似感冒的症状（譬如发烧、头痛和肌肉疼痛、没有胃口、积水、皮肤红肿、毛发脱落和虚弱）。

在接受化学治疗后，你可能没有上述任何副作用，也可能有一部分。副作用是暂时的，也有方法去预防或者减轻其症状。

四、生物免疫治疗

肿瘤的生物治疗是一种新兴的、极具前景的治疗模式，是继手术、放疗、化疗之后的第四大肿瘤治疗模式，具有无创伤、无毒性反应、效果好等优点。免疫细胞治疗不仅适用于早期肿瘤患者的治疗，且少数晚期肿瘤患者通过这种治疗，也能达到治疗的目的。

目前常用或正在试用的方法有：各种细胞因子输注、输注针对肿瘤细胞的单克隆抗体、细胞过继治疗及基因修饰治疗等。

五、姑息治疗

如果你的肿瘤细胞已经扩散，手术已经无法治愈，你的医生可能会建议用舒缓治疗。在这个意义上，舒缓疗法可以减轻因为癌症产生的疼痛或并发症，使你比较舒服同时活得比较长久。

姑息治疗可以减轻的症状包括：
- 黄疸症——因为胆管变窄。
- 持续性的呕吐和体重减轻——因为十二指肠受阻。
- 无法分解食物——因为胰腺的导管停止供应分解食物所需要的酶。
- 疼痛——下腰和腹部。

控制副作用

一、黄疸

由于胆管穿过胰腺，胰腺若出现癌肿，会压住胆管，令胆汁不能顺畅地由肝输送到十二指肠。这样会使胆汁在血液里积聚，引发黄疸病。患者的眼睛和皮肤会呈现黄色，小便变黑，皮肤瘙痒不适。胆管如果阻塞，人的消化能力会减弱，食欲不振，体重下降。但只要贯通胆管，让胆汁恢复流畅，黄疸就会消除。方法包括动手术或者利用内窥镜（endoscope），将内支架（stent）插入胆管。这在医学上称为"内窥镜逆行胰胆管造影"（endoscope retrograde cholangio-pancreatography，简称 ERCP）。

ERCP 将导管通过口腔进入体内，在胆管出口处进入十二指肠。然后利用 X 光协助定位，用塑料或金属制造的管子打通阻塞的部位。过程需要全身麻醉，需要留院观察。

黄疸的症状通常要两三个星期才会完全消失。但只要三四天，皮肤就不会瘙痒。到时候食欲就会恢复，体重会回升。

二、疼痛

由于胰腺位于腹腔后方，比较接近背部，有癌肿时，腹部的中间和背部下方可能会感到痛楚。

口服药物可以缓解大多数的疼痛。只要严格控制用量，吗啡、阿片类等药物能有效地止痛。但服后可能会出现呕吐和便秘。阿片类药物用量不大，镇痛效果好，用者不会上瘾。

如果疼痛持续，口服药控制不住，也可以将药物直接注入背部的神经。最重要的是，感到疼时要告诉医护人员，以便及早处理。

饮食问题

诊断患得胰腺癌后，营养会是一个主要的焦点。胰腺癌的治疗无论是手术、放射治疗或化学治疗对身体消化的能力都会有影响，引发一些饮食问题，包括：

- 没有胃口和体重减轻；
- 缺少消化酶以致无法吸收食物的营养；
- 恶心和呕吐；
- 腹泻；
- 糖尿病（高血糖）。

一、惠尔普手术后的饮食

胰腺癌病人在做完惠尔普手术后，会对他们的饮食有很多的问题和关注。在手术进行时，一根喂食管会放在胃部下方的大肠内，这样可以帮助病人在手术后得到适宜的营养。取出喂食管后，你将逐渐恢复到固体的饮食。

惠尔普手术后小贴士

避免吃太肥、太油和油炸的食物；

避免吃会产生肠气的食物，譬如豆类、西兰花、椰菜、椰菜花、芦笋和有气的软性饮料；

每两至三小时进食一次；

在进食时如果喝饮料请小口小口地喝，以免引起胃胀，如果服用酶补充剂，一定需要由医生指定剂量你需要服用多种维生素，如高钙、叶酸、铁质、维生素B12。如果脂肪无法吸收，你也需要服用分解脂肪的维生素（维生素A、D和K）。

二、食欲不振和维持体重

许多胰腺癌的病人体重下降，这可能是由于癌症本身或其治疗的后果。你的胃口或者味觉可能受到影响，对食物的吸收能力也降低。有胃口的时候尽量享受食物！

> **小贴士**
>
> 少量多餐，以小食为主，譬如每两个小时进食一次。
> 每天最饿的时候吃最主要的一餐。
> 视进食为每日必须执行的工作，记录每日进餐、小食的类别和时间表。
> 进食时，尽量在食物内加辅料，譬如在麦片、壳类、甜品、汤、饮料、蛋类食品中加入奶粉或高蛋白补充剂；在调味汁、色拉、蔬菜、蛋类食品中加芝士；在麦片、水果或饮料内加糖、糖浆、蜂蜜或者是果糖粉。
> 放松饮食的限制；在患得胰腺癌时，增加/维持体重比避免摄取过量的脂肪和糖类重要。
> 在轻松舒适的环境下进食。
> 每周量一至两次体重，如果有任何疑问，请咨询主管医生。

三、味觉改变

受到治疗的影响，味蕾也可能改变，使你觉得食物的味道与从前不一样。有些人以金属味来形容食物的味道，也有些人感觉所有食物的味道都一样。当治疗的副作用逐渐减退，味觉也会慢慢地恢复正常，完全恢复一般需要一年时间。

四、酶补充剂

胰腺分泌的消化酶，功能是将食物分解成基本的营养，以供身体吸收。患得胰腺癌之后，你的身体可能无法分泌足够的消化液，使得体内的脂肪或蛋白质无法有效地被消化；这种情况可能引起痉挛、腹泻、肠气和大便含有油脂。

医生可能会开具含酶的药物来帮助食物分解。一般来说，每餐服用一至两粒。

服药的剂量与进食的脂肪含量有关。如果是低脂的食物或者水果，就不需要服药。寻找适当的药量可能需要一段时间。

如果吞食药囊/药片有困难，可以将药囊打开或磨成粉末，混入其他软性食物，譬如果汁等。

五、恶心和呕吐

呕吐有时会跟着恶心来，这些现象的产生可能是因为治疗、食物的气味、胃气/肠气或晕车。有些人只要想到治疗就会有不舒服的感觉。如果呕吐的现象超过一天，请立即联系医生。

六、腹泻

有些癌症的治疗，譬如化学治疗、对腹部/盆骨的放射治疗，又或者发炎、对食物敏感都可能会造成肠胃的不舒服，请咨询主管医生。

不论哪些原因引起腹泻，改变饮食习惯通常会有帮助。如果不明原因的腹泻长达两日，请迅速看医生。

七、胰腺癌与糖尿病

有些人在诊断患得胰腺癌以前就已经患有糖尿病。糖尿病，也就是高血糖，是由胰腺无法分泌足够的胰岛素而造成。若患有胰腺癌，控制糖尿病的方法就是同时控制你的血糖和饮食。必要的时候，血糖可以用药物控制。糖尿病的控制每个人的方法都不一样，最好的方法是与营养师讨论。少量多餐可以帮助控制血糖。

如果你服用药片或胰岛素来控制你的糖尿病，则需要在每餐加入碳水化合物以避免血糖过低。碳水化合物包括面包、麦片、米面、水果和有淀粉质的蔬菜。

积极防治

- 普及防癌知识，定期体格检查，尤其 50 岁以上的年龄段，为高发年龄段。
- 详细询问病史，对于出现一般性消化不良症状者，需严密观察，或出现无家族史的糖尿病等，均应进一步检查。
- 注意自我观察，如发现身体某部位出现硬结或肿块，或出现恶心、腹痛、黑便或便血、小便量多、口渴、周身水肿、体重在短时间内迅速下降等异常情况，应及时到医院检查和治疗。
- 定期复查，一般出院后，每个月复查一次血常规，血生化，肝、肾功能，AFP 定量及肝、胆、脾 B 型超声，半年后每 2 个月复查一次，以后根据情况或遵医嘱合理安排。

第十三节 大 肠 癌

  肠道　　/277
　什么可导致大肠癌　　/278
　　大肠癌的症状　　/278
　　医生如何诊断　　/280
　　　治疗方法　　/282
　　治疗的副反应　　/284
　　　饮食指导　　/287
　　　积极防治　　/287

肠道

肠道指的是从胃幽门至肛门的消化管。肠道是人体最大的消化器官,也是人体最大的排毒器官。

肠道包括小肠、大肠。大量的消化作用和大部分的消化产物的吸收都是在小肠内进行的,大肠主要浓缩食物残渣,形成粪便,再通过直肠经肛门排出体外。

小肠位于腹中,上端起自幽门,下端通过回盲部与大肠的起始端——盲肠相连。小肠是食物消化吸收的主要场所,全长 5~7m,分为十二指肠、空肠和回肠三个部分。

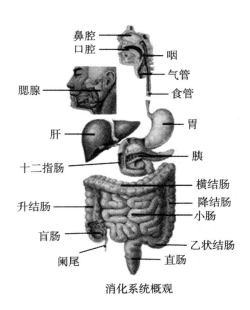

消化系统概观

大肠的主要功能是进一步吸收粪便中的水分、电解质和其他物质(如氨、胆汁酸等),形成、贮存和排泄粪便。同时大肠还有一定的分泌功能,如杯状细胞分泌黏液中的黏液蛋白,能保护黏膜和润滑粪便,使粪便易于下行,保护肠壁免受机械损伤,免遭细菌侵蚀。

什么可导致大肠癌

大肠癌是指原发于大肠的恶性肿瘤，包括结肠癌和直肠癌，是常见的消化道恶性肿瘤，占全部消化道癌的第 2 位。大肠癌的发病有明显的地区分布差异，中国浙江省及上海市患病率最高，男女发病年龄之比，国内有报道为 1.42∶1，其中 60% 左右发生在 40~50 岁。

大肠癌的发病率从高到低依次为直肠、乙状结肠、盲肠、升结肠、降结肠及横结肠，近年有向近端（右半结肠）发展的趋势。

大肠癌的病因可能与以下因素有关：

- 高动物蛋白、高脂肪、低纤维素饮食。
- 长期便秘，粪便在大肠内停留时间越长，其中致癌物质对肠壁黏膜不良影响越大。
- 长期患有大肠慢性溃疡性炎症：溃疡性结肠炎是炎性肠病之一种，长期治疗不当，病情多次复发，病程在 8 年以上者要警惕大肠癌的发生。
- 大肠腺瘤。
- 大肠息肉大肠癌约 80% 来自大肠息肉，大肠息肉病人必须定期进行肠镜检查。
- 遗传因素：大肠癌家族史有此病家族史的各年龄段人群均应随时注意大肠癌症状的出现。
- 环境因素（如土壤中缺钼）。
- 其他因素，如：血吸虫病、盆腔放射、肥胖、缺乏运动、痔疮反复出血、饮酒、吸烟等会增加患病风险。

大肠癌的症状

早期无明显症状，仅表现为大便习惯、大便性状的改变，消化不良，或无痛性便血，血液呈红色或鲜红色，与早期内痔的症状非常相似。

主要有下列 5 个方面的表现：

- 肠刺激症状和排便习惯的改变：便频、腹泻或便秘，有时便秘和腹泻交替。
- 便血。
- 肠梗阻：结肠癌晚期的表现。
- 腹部肿块。
- 直肠病变：直肠指检可触及肠腔内菜花状硬块，或边缘隆起、中心凹陷的溃疡，或肠腔环状狭窄，指套常染有脓血。
- 贫血、消瘦、发热、乏力等全身中毒症状。

一、右半结肠癌

右侧结肠肠腔相对宽大,不易产生肠梗塞,肿瘤出血后,如出血量不多,血液易与肠内容物混合在一起,不易察觉,长期慢性失血可致贫血;且右侧结肠吸收功能较强,肿瘤因缺血坏死合并感染时,细菌产生的毒素易被吸收,可出现中毒症状。临床表现以腹部肿块、腹痛及贫血最为多见。

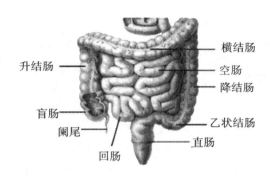

二、左半结肠癌

左半结肠肠腔较右半结肠的肠腔窄,左半结肠癌更容易引起完全或部分性肠梗阻。肠梗阻导致大便习惯改变,出现便秘、便血、腹泻、腹痛、腹部痉挛、腹胀等。病期的确诊常早于右半结肠癌。

三、直肠癌

直肠癌具有如下症状:

- 直肠刺激症状:便意频繁,排便习惯改变;便前肛门有下坠感、里急后重、排便不尽感,晚期有下腹痛。
- 肠腔狭窄症状:癌肿侵犯致肠管狭窄,初时大便变形、变细,当造成肠管部分梗阻后,有腹痛、腹胀、肠鸣音亢进等不完全性肠梗阻表现。
- 癌肿破溃感染症状:大便表面带血及黏液,甚至有脓血便。
- 癌肿侵犯前列腺、膀胱,可出现尿频、尿痛、血尿。侵犯骶前神经可出现骶尾部剧烈持续性疼痛。

四、肿瘤浸润及转移症

大肠癌最常见的浸润形式是局部侵犯,肿瘤侵及周围组织或器官,造成相应的临床症状。

- 局部扩散:除肠壁内扩散,还可以侵袭整个肠壁以致肠周围的器官(如膀胱、前列腺、子宫等）。
- 淋巴道转移：占60%。
- 血道转移：占34%，多转移至肝脏，次为肺。
- 种植转移：指肿瘤细胞脱落种植在腹腔及盆腹膜形成结。

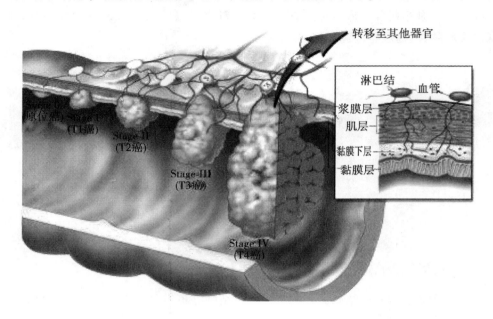

医生如何诊断

一、初级筛查

- 大便潜血试验：早期发现大肠癌的主要方法之一。
- 直肠指诊：直肠癌最重要、简便易行的检查。肛门指诊检查简便易行，一般可发现距肛门7~8cm深度的病变。据报道，80%的直肠癌可通过肛门指诊检查而发现。

二、内镜检查

1. 乙状结肠镜

可以检查距肛缘25cm以内的全部直肠及部分乙状结肠，至少60%的大肠癌可通过此方法检查发现。乙状结肠镜对直肠癌的诊断最有效、最安全、最可靠。

2. 结肠镜

将纤维结肠镜伸入到结肠起始部位回盲部，检查结肠和直肠的肠腔，并在检查过程中进行活检和治疗。结肠镜检查比钡剂灌肠 X 射线更准确，尤其对结肠小息肉，可通过结肠镜摘除并进行病理学诊断。良性息肉摘除可预防其转变为结直肠癌，癌性息肉有助于明确诊断和治疗。

三、病理学检查

包括活体组织检查和脱落细胞学检查。活体组织检查对大肠癌，尤其是早期癌和息肉癌变的确诊以及对病变进行鉴别诊断有决定性意义，可明确肿瘤的性质、组织学类型及恶性程度、判断预后和指导临床治疗。脱落细胞学检查准确性高，取材繁琐，不易获得满意的标本，临床应用少。

四、实验室检查

- 肿瘤标志物检查：包括癌胚抗原、结直肠癌抗原、血清糖链抗原等。
- 其他实验室检查：进行血常规检测、肝功能、肾功能、电解质等相关指标检测，了解全身情况。治疗中可以帮助医生了解患者是否出现了治疗相关的毒副反应，要定期检测，需重复多次化验。

五、CT 扫描

详见第四章第一节。

六、磁共振成像(MRI)

详见第四章第一节。

七、正电子发射计算机断层显像(PET-CT)

详见第四章第一节。

八、大肠钡剂灌肠造影检查

灌肠 X 线检查对乙状结肠中段以上的肿瘤是必要的检查方法，可发现肿瘤部位有恒定不变的充盈缺损、黏膜破坏、肠壁僵硬，肠腔狭窄等改变；亦可发现多发性结肠癌。此检查阳性率可达 90%，但有狭窄时应慎用，以防发生梗阻。

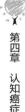

九、放射学诊断

胸部拍片检查能了解心肺功能情况。

十、腹部B超

主要用于检查大肠癌患者有无肝及腹盆腔淋巴结转移，经腹壁检查也可显示肠道原发肿块的部位、大小及与周围组织的关系。

 治疗方法

外科手术是治疗大肠癌的主要方法，但亦有可能同时使用化学治疗或放射治疗。

治疗方法取决于癌症的分期（包括位置、大小和有否扩散）、检查结果、外科手术的发现及患者的身体状况而定。部分患者在手术前或需先接受放射或化学治疗。

一、大肠癌的分期（Dukes分类法）[①]

A期：癌瘤浸润深度未穿出肌层，且无淋巴结转移。

B期：癌瘤已穿出深肌层，并可侵入浆膜层、浆膜外或直肠周围组织，但无淋巴结转移。

C期：癌瘤伴有淋巴结转移。根据转移淋巴结部位不同分为C1期和C2期。

    C1期：癌瘤伴有肠主系膜淋巴结转移。

    C2期：癌瘤伴有系膜动脉根部淋巴结转移。

D期：癌瘤伴有远处器官转移，或因局部广泛浸润或淋巴结广泛转移而切除后无法治愈或无法切除者。

二、外科手术治疗

早期的大肠癌只需利用外科手术就能治愈。部分患者在接受手术后，还需要进行放射治疗或化学治疗，以降低肿瘤复发的机会。

已经扩散的大肠癌，也可先考虑用手术切除，减轻症状，缓解患者的不适，再辅助放射治疗和化疗治疗，或先行放射治疗和化疗治疗控制局部病灶，再寻手术时机。

---

① 万德森：《临床肿瘤学》，人民卫生出版社2010年版，第338页。

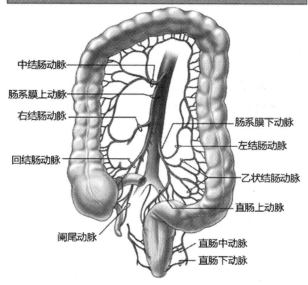

结肠癌可采用以手术切除为主的综合治疗方案。A、B、C 期性的患者可采用切除+区域淋巴结清扫,根据肿瘤所在部位确定根治切除范围及其手术方式。D 期患者若出现肠梗阻、严重肠出血时,暂不做根治手术,可行姑息性切除,以缓解症状,改善患者生活质量。

直肠癌根治性治疗的基础是手术,直肠手术较结肠困难。对于 B、C 期直肠癌,建议术前行放射、化学治疗,缩小肿瘤,降低局部肿瘤分期,再行根治性手术治疗。

三、放射治疗

放射治疗方式包括:
- 术前放射治疗;
- 术中放射治疗;
- 术后放射治疗;
- 直肠癌的腔内放射治疗;
- 根治性外照射;
- 姑息性放射治疗。

四、化学治疗

化学治疗的给药途径可分为全身化学治疗及动脉灌注化学治疗。常见化疗药物包括:氟尿嘧啶、丝裂霉素、多柔比星等。

五、分子靶向治疗

分子靶向治疗是在细胞分子水平上，针对已明确的致癌位点（可以是肿瘤细胞内部的一个蛋白分子，也可以是一个基因片段）来设计相应的靶向药物，药物进入体内会特异地结合致癌位点，发生作用使肿瘤细胞特异性死亡，而不会波及肿瘤周围的正常组织细胞。其特点为：选择性高、来源广阔、疗效独特、毒性一般较小。

1. 贝伐珠单抗（安维汀）

贝伐珠单抗属于抗肿瘤血管生成类药物，它是一种人源化的抗血管内皮细胞生长因子的单克隆抗体。它不直接作用于肿瘤细胞，而是中和体内引起肿瘤血管生成的主要分子——血管内皮细胞生长因子。

2. 西妥昔单抗（爱必妥）

西妥昔单抗是一种抗表皮生长因子受体的单克隆抗体。表皮生长因子是许多肿瘤细胞生长依赖的重要分子，它通过和肿瘤细胞表面的表皮生长因子受体结合发挥促进肿瘤生长的作用。西妥昔单抗可以阻断表皮生长因子与受体的结合，从而抑制肿瘤细胞的生长。另外，西妥昔单抗与肿瘤细胞结合后，还可以协助体内的免疫细胞捕捉并杀死肿瘤细胞，即所谓"抗体依赖细胞介导的细胞毒性作用"。

治疗的副反应

治疗后身体复原需要时间。治疗引起的副作用，每个人都不一样。有些人只有很少的副作用，有些人很多。副作用引起的不适，可以有很多方法应对。

一、手术后的副反应

1. 疲惫

疲惫是常见的副作用。多数患者在手术后，身体尚未复原之前又开始化学治疗。治疗结束后，疲倦会持续一段时间。应合理安排一天的作息，以确保有充足的休息时间。

2. 肠道问题

手术后，可能有肠道方面的问题，譬如腹痛、便秘或腹泻。这些现象可能在治疗后一段时间才发生。最好能避免便秘的发生，因为会增大肠道的压力。

手术也可能造成肠道堵塞；肿瘤复发也可能造成肠道阻塞。如果你有恶心、呕吐、腹部疼痛或不舒服的现象，应该尽快就医。

- 如果便秘，要多吃高纤维的食物，如全麦面包、麦麸、水果和蔬菜。
- 喝大量的水可以帮助大便通畅，补充因为腹泻失去的水分，尤其是多喝温水和热水。
- 少量多餐，避免吃大餐。

3. 造口的护理

在某些情况下，切除肿瘤后的肠道可能无法连接起来，此时就需要借助结肠造口手术，将肠的一端接到腹部之外，形成人工造口。造口可作为粪便排泄的临时管道，外有小袋覆盖以收集粪便。

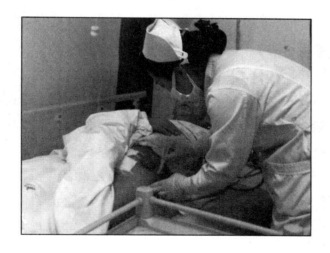

日常造口护理小贴士

- 用物准备：包括造口袋、小毛巾、盆、卫生纸、剪刀、测量尺、污物袋、纱布或棉花等。
- 摘除旧的造口袋：动作要轻柔，防止损伤皮肤，摘除后将造口袋闭合粘贴减少异味，观察摘除下的造口袋(底盘的渗漏的位置)。
- 造口的清洗：使用温水清洗，不要使用酒精、碘酒等消毒用品，使用柔软的卫生纸或毛巾轻柔擦拭，防止用力过猛，损伤皮肤表皮。
- 造口的观察：观察皮肤状况，有无发红、出疹、破损等，观察黏膜的颜色。
- 测量：使用造口测量尺分别测量造口的长或宽。
- 剪切造口底盘：将测量的尺寸做在造口底盘上。
- 粘贴造口底盘或造口袋。

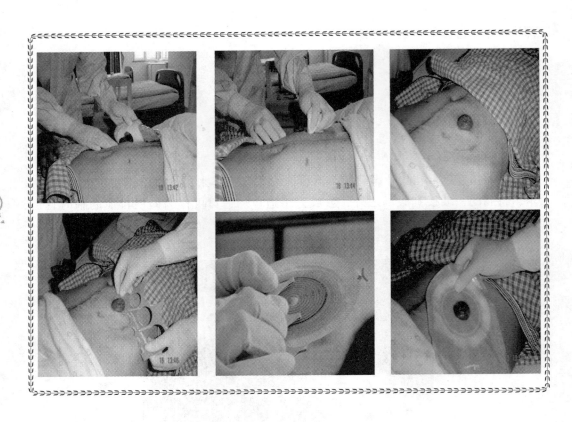

二、靶向治疗的副反应

1. 贝伐珠单抗副反应

- 血压升高：停药后会下降。
- 出血：主要是与肿瘤相关的出血。
- 胃肠道穿孔。
- 血栓栓塞。
- 伤口愈合困难：手术期患者不建议应用。
- 蛋白尿。

2. 西妥昔单抗副反应

- 药物反应：表现为发热、寒战、呼吸困难等，主要在首次滴注时发生，可减慢滴注速度或暂停滴注，给予抗过敏治疗。重者可能出现支气管痉挛、低血压、荨麻疹等，应立即停药给予相应治疗。
- 皮肤毒性：常见痤疮样皮疹、瘙痒、皮肤干燥、皮肤脱屑或甲沟炎。
- 结膜炎：眼睛不适、疼痛、畏光、异物感、结膜充血等。

饮食指导

饮食以清淡、易消化、富有营养的饮食结构为原则。合理搭配糖、脂肪、蛋白质、维生素、矿物质等食物。每天饮食中，都要搭配有谷类、瘦肉、鱼、蛋、奶、新鲜蔬菜、豆制品及水果等。

术后早期，以质软、易消化、纤维素较少的饮食为主，如小米粥、大米粥、玉米面粥、豆腐脑、浓藕粉汤、蛋羹等。以后随着胃肠功能的恢复，逐渐增加膳食纤维丰富的蔬菜，如芹菜、韭菜、白菜、萝卜及其他绿叶蔬菜等，以刺激肠蠕动，增加排便次数，防止便秘。但若有结肠癌向肠腔凸起时，因肠腔变窄，若摄入过多的膳食纤维容易引起肠梗阻，所以此时应适当限制粗纤维食物，减少食物中的脂肪含量。在一般情况下，每日膳食中的油脂类含量（包括食用植物油、动物脂肪等）应控制在 50g 以下，避免食用油炸、油煎、高温烹调的食物及烧烤类食物，减少腌制及精加工的食物含量，因这些食物摄入过多，有刺激原癌细胞向癌细胞转化的作用。

注意补充食物中的维生素及微量元素，特别是含胡萝卜素、维生素 C、维生素 B、维生素 E 丰富的蔬菜、水果，以及豆类、紫菜及一些主要来源于植物性食品的营养素和无机元素，如钾、铁、磷、锌等，因这些食品可降低大肠癌的复发风险。

减少食物中盐的含量，因食盐过多有诱发大肠癌复发的危险。

积极防治

一、一级预防

- 改变生活习惯，加强体育锻炼，防止肥胖，戒烟戒酒。
- 注意饮食调整，减少能量摄入，尤其是高脂肪、高蛋白食物的摄入，增加水果、蔬菜和膳食纤维的摄入量。
- 治疗癌前病变。大肠腺瘤患者、溃疡性结肠炎患者，大肠癌发病率明显增加，通过普查与随访，尽早切除腺瘤，治疗结肠炎，可降低大肠癌的发病率、死亡率。
- 对于有家族史者，通过遗传学检查，筛查高危人群，进行电子结肠镜检查，是大肠癌预防工作的重要方面。

二、二级预防

- 早期发现、早期诊断、早期治疗以防止或减少肿瘤引起的死亡。
- 普查是二级预防的重要手段。大肠癌的发生、发展是一个相对漫长的过程，从癌前病变到浸润性癌，估计需要经过 10~15 年的时间，这为普查发现早期病变提供了机会。普查的主要手段是大便隐血检查及大肠镜检查。

三、三级预防

肿瘤患者积极治疗，可提高患者生活质量，延长生存期。目前对大肠癌患者的治疗方式以手术治疗为主，辅以适当的化学治疗、放射治疗治疗、免疫治疗等。

第十四节　膀　胱　癌

膀胱　/290
膀胱癌　/290
什么可导致膀胱癌　/291
膀胱癌的症状　/291
医生如何诊断　/292
膀胱癌的分期　/294
制订治疗方案　/295
治疗方法　/296
膀胱癌的预后及预防　/297
膀胱癌术后尿瘘的护理　/298
使用造口　/298
手术会改变我的性生活吗　/299
跟进措施　/300
膀胱癌饮食注意要点　/300
膀胱癌的术后保健　/301

膀胱

膀胱为锥体形囊状肌性器官，位于小骨盆腔的前部。在男性，其位于前列腺的上方，直肠的前方；在女性，其后上方为子宫，后下方为阴道。

膀胱是一个储尿器官。它是由平滑肌组成的一个囊形结构，表面覆盖有一层黏膜，由上尿路肾脏集合系统和输尿管延续下来。膀胱专门收集由肾脏滤出的尿液。其下端开口与尿道相通。膀胱与尿道的交界处有内括约肌，参与控制尿液的排出。

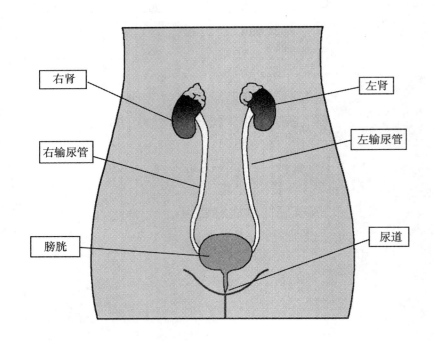

 ## 膀胱癌

膀胱癌是指发生在膀胱黏膜上的恶性肿瘤，是泌尿系统最常见的恶性肿瘤，也是全身十大常见肿瘤之一。膀胱癌占我国泌尿生殖系肿瘤发病率的第一位。2012年全国肿瘤登记地区膀胱癌的发病率为6.61/10万，居肿瘤发病率的第9位。膀胱癌可发生于任何年龄，甚至于儿童。其发病率随年龄增长而增加，高发年龄在 50~70 岁。男性膀胱癌发病率为女性的 3~4 倍。我国每年约有 12500 人死于转移性膀胱癌。

 ## 什么可导致膀胱癌

膀胱癌的发生是复杂、多因素、多步骤的病理变化过程，既有内在的遗传因素，又有外在的环境因素。

较为明确的两大致病危险因素是吸烟和长期接触工业化学产品。吸烟是目前最为确定的膀胱癌致病危险因素，30%~50%的膀胱癌由吸烟引起，吸烟可使膀胱癌的发病率增加 2~4 倍，其发病率与吸烟强度和时间成正比。另一重要的致病危险因素为长期接触工业化学产品，职业因素是最早获知的膀胱癌致病危险因素，约 20%的膀胱癌是由职业因素引起的，包括从事纺织、染料制造、橡胶化学、药物制剂和杀虫剂生产、油漆、皮革及铝、铁和钢生产。柴油机废气累积也可增加膀胱癌的发生危险。其他可能的致病因素还包括慢性感染（细菌、血吸虫及 HPV 感染等）、应用化疗药物环磷酰胺（潜伏期为 6~13 年）、滥用含有非那西汀的止痛药（10 年以上）、近期及远期的盆腔放疗史、长期饮用砷含量高的水和氯消毒水、咖啡、人造甜味剂及染发。

另外，膀胱癌还可能与遗传有关，有家族史者发生膀胱癌的危险性明显增加，遗传性视网膜母细胞瘤患者的膀胱癌发生率也明显升高。

对于鳞状细胞癌和腺癌，慢性尿路感染、残余尿及长期异物刺激（留置导尿管、结石）是主要病因。

 ## 膀胱癌的症状

膀胱腺癌的临床表现无明显特异性，与移行细胞癌的表现基本相同但出现较晚，故早期较难发现。常见的症状如下：

- 血尿。90%的膀胱癌患者以无痛性血尿或显微镜下血尿为首发症状。血尿表现为间歇、无痛，有些也可表现为全段血尿，有时伴有血块。
- 膀胱刺激症。出现尿频、尿急甚至尿痛并不是膀胱癌的特异性症状，但排除泌尿系统感染后，可考虑为膀胱癌的可能。
- 排尿困难。部分患者因肿瘤较大，或肿瘤发生在膀胱颈部，或有血块形成时，会造成尿路阻塞，出现排尿困难或尿潴留。
- 上尿路阻塞。当肿瘤浸及尿道口时，可引起肾盂及输尿管扩张积水，甚至感染，出现不同程度的腰部酸痛、发热等症状。
- 全身症状。如恶心、胃口不好、发热、消瘦、贫血、恶病质等。

医生如何诊断

如发现异常状况,第一步应先看社区医生。医生会替你验尿,并检查直肠,女性患者则会同时检查阴道。若有需要,医生会转介患者到泌尿专科接受检查。

对于40岁以上出现无痛性肉眼血尿,应考虑到泌尿系肿瘤的可能性,特别是膀胱癌。综合患者既往史、家族史,结合症状和查体做出初步判断,并进一步进行相关检查。

泌尿科医生会为你做进一步的检查,如发现癌细胞,需确定肿瘤的类型及分期,以便制订治疗方案。

检查方法包括尿常规检查、尿脱落细胞学、尿肿瘤标记物、腹部和盆腔B超等检查。根据上述检查结果决定是否行膀胱镜、静脉尿路造影、盆腔CT或/和盆腔MRI等检查明确诊断。

膀胱癌的检查一般包括以下几项:

一、超声检查

出现无痛性血尿就诊最先的检查就是超声检查。超声检查不仅可以发现膀胱癌,还能同时检查上尿路,对血尿的来源有个综合评判,但彩超对于直径小于0.5cm的膀胱肿瘤可能会漏诊。

二、CT检查

可以发现较小肿瘤(1~5mm),但是原位癌仍不易被发现,分期准确性不高,肿大淋巴结不能区分是转移还是炎症,不能准确区分肿瘤是局限于膀胱还是侵犯到膀胱外。

三、胸部检查

由于膀胱癌通常肺转移,超声或CT发现膀胱肿瘤后术前应常规拍胸部X线片,了解有无肺部转移。对肺部转移最敏感的检查方法是胸部CT。

四、MRI

MRI检查膀胱,T1加权像尿呈极低信号,膀胱壁为低至中度信号,而膀胱周围脂肪为高信号。T1加权像有助于检查扩散至邻近脂肪的肿瘤、淋巴结转移以及骨转移情况,甚至可评价前列腺以外的邻近器官受侵犯情况。T2加权像尿液呈高信号,正常逼尿肌呈低信号,而大多数膀胱癌为中等信号。低信号的逼尿肌下方的肿瘤出现中断现象提示肌层浸润。因此，MRI 有助于肿瘤分期。动态 MRI 在显示是否有尿路上皮癌存在以及肌层侵犯程度方面准确性高于 CT 或非增强 MRI。由于膀胱肿瘤的平均表观弥散系数（ADC）较周围组织低，弥散加权成像（DWI）能更好地对肿瘤的 T 分期进行术前评估，且在可能在评估肿瘤侵犯周围组织中有价值。在检测有无骨转移时 MRI 敏感性远高于 CT，甚至高于核素骨扫描。

五、尿细胞学检查

尿细胞学检查是膀胱癌诊断和术后随诊的主要方法之一。尿标本的采集一般是通过自然排尿，也可以通过膀胱冲洗，这样能得到更多的癌细胞，利于提高诊断率。尿细胞学阳性意味着泌尿道的任何部分，包括：肾盏、肾盂、输尿管、膀胱和尿道，存在尿路上皮癌的可能。尿细胞学检测膀胱癌的敏感性为 13%～75%，特异性为 85%～100%。

六、尿液膀胱癌标记物

美国 FDA 已经批准将 BTAstat、BTAtrak、NMP22、FDP、ImmunoCyt 和 FISH 用于膀胱癌的检测。其他还有许多的标记物，如：端粒酶、存活素（survivin）、微卫星分析、CYFRA21-1 和 LewisX 等，在检测膀胱癌的临床研究中显示了较高的敏感性和特异性。虽然大部分尿液膀胱癌标记物显示出了较高的敏感性，但是其特异性却普遍低于尿细胞学检查，到目前为止，仍然没有一种理想的标记物能够取代膀胱镜和尿细胞学检查而对膀胱癌的诊断、治疗、术后随诊和预后等方面做出足够的判断。

七、尿液镜检查和活检

膀胱镜检查和活检是诊断膀胱癌最可靠的方法。通过膀胱镜检查可以明确膀胱肿瘤的数目、大小、形态（乳头状的或广基的）、部位以及周围膀胱黏膜的异常情况，同时可以对肿瘤和可疑病变进行活检以明确病理诊断。如有条件，建议使用软性膀胱镜检查，与硬性膀胱镜相比，该方法具有损伤小、视野无盲区、相对舒适等优点。

八、诊断性经尿道电切术（TUR）

如果影像学检查发现膀胱内有非肌层浸润的肿瘤占位病变，可以省略膀胱镜检查，直接行 TUR，这样可以达到两个目的：一是切除肿瘤，二是明确肿瘤的病理诊断和分级、分期，为进一步治疗以及预后提供依据。

九、荧光膀胱镜检查

荧光膀胱镜检查是通过向膀胱内灌注光敏剂，如：5-氨基酮戊酸（5-ALA）、Hexaminolaevulinate（HAL）或 Hypericin，产生的荧光物质能高选择地积累在新生的膀胱黏膜组织中，在激光激发下病灶部位显示为红色荧光，与正常膀胱黏膜的蓝色荧光形成鲜明对比，能够发现普通膀胱镜难以发现的小肿瘤、发育不良或原位癌，检出率可以提高14%~25%。

十、二次经尿道电切术（ReTUR）

非肌层浸润性膀胱癌电切术后，相当多的肿瘤复发是由于肿瘤残余造成的，特别是中、高分级的 T1 期膀胱癌，首次电切术后肿瘤残余率可以达到 33.8%~36%，此外，由于电切技术和送检肿瘤标本质量问题，首次电切还可以造成一部分肿瘤的病理分期偏差。一些学者建议，对非肌层浸润性膀胱癌在首次电切术后短期内进行 ReTUR，特别是对那些高风险的 T1 期膀胱癌，可以降低术后肿瘤复发率和进展率，并且可以获得更准确的肿瘤病理分期。

膀胱癌的分期

癌症的分期可显示肿瘤在显微镜下的状态，以及从原发位置扩散到其他部位的可能性，同时亦能预示癌症的发展速度。根据组织学来源，膀胱腺癌可分为 3 种类型：原发性膀胱腺癌、脐尿管腺癌以及继发性膀胱腺癌。

膀胱癌通常分为 5 期（0~Ⅳ期），期数越高情况越严重。

一般用 TNM 划分膀胱肿瘤的等级：

- T 显示肿瘤的大小；
- N 显示淋巴系统是否受到影响；
- M 显示癌细胞是否扩散到身体其他部位。

T（肿瘤大小）

- Tis：癌细胞在膀胱内壁小范围地生长，属于早期膀胱癌；
- Ta：癌细胞只在膀胱内壁出现，属于早期膀胱癌；
- T1：癌细胞已经生长至膀胱壁附近的组织，属于早期膀胱癌；
- T2：癌细胞已经入侵膀胱壁的肌肉层，属于侵犯性的膀胱癌；
- T3：癌细胞已经入侵膀胱表面的脂肪层，属于侵犯性的膀胱癌；
- T4：癌细胞已经入侵膀胱附近的器官如前列腺、阴道或盆腔内其他组织，属于后期膀胱癌。

N（影响淋巴结）

- N0：癌细胞没有扩散到淋巴结；

- N1：癌细胞只出现在一个淋巴结内；
- N2：癌细胞扩散至两个或以上的淋巴结；
- N3：癌细胞已经扩散到髂动脉上的多个淋巴结。

M（扩散程度）
- M0：癌细胞没有扩散到其他器官；
- M1：癌细胞已经扩散到身体其他部位，如远程淋巴结、骨骼、肝脏、肺部等。

 ## 制订治疗方案

膀胱癌的治疗取决于肿瘤的类别和分期。医生会决定最适合患者的治疗方案。

外科手术、放射治疗（radiotherapy）及化学治疗（chemotherapy）均可治疗膀胱癌，三者既可单独使用，也可结合使用。

制订治疗方案时，医生会考虑以下因素：
- 患者的年龄；
- 整体健康状况；
- 肿瘤的类型和大小；
- 肿瘤在显微镜下的形态；
- 肿瘤有否扩散，扩散的范围。

患者可能发现其他膀胱癌患者所接受的治疗跟你不同。这种情况其实经常会发生，因为情况不同，所需的治疗便不同；也可能是不同医生对治疗方法有不同的看法。

如果患者对所接受的疗法有任何疑问，可向医生或护士咨询，与亲友同往询问也有帮助。有些人觉得多征询一个医生的意见，有助于决定采用哪种治疗。如果有此需要，可以向主管医生提出要求，他们大多乐意介绍患者向另一位专科医生查询。

进行治疗前，医生会向你说明治疗的目标，同时请你签署一份同意书。没有你的同意，医院是不能够进行任何治疗的。在签署同意书前，你应该详细了解：
- 治疗的类别和范围；
- 治疗的优点和缺点；
- 医院能够提供的其他治疗方式；
- 有关治疗的风险和副作用。

癌症治疗比较复杂，遇有不明白的地方，可请医护人员再作解释。就诊时不妨请亲友陪同，在讨论治疗方法时就可以让他们帮忙记下重点。

患者也可以在就诊前先写下心中的疑问。许多人觉得医护人员太忙，无暇解答自己的问题。不过，了解治疗是非常重要的，医护人员有责任解答患者的疑问。如果患者无法立刻决定采用哪种治疗方法，大可要求多一点时间考虑。

若选择不接受治疗，请尽快告知医护人员，他们会告诉患者不接受治疗可能出现的后果。如果患者能说出不接受治疗的原因，医护人员或许可为其释除疑虑。

治疗方法

早期诊断肿瘤、术前正确的临床分期、行鉴别诊断,对原发性膀胱腺癌及早行根治性全膀胱切除术、严格掌握膀胱部分切除指征、术中冰冻标本检查手术的切缘及肿瘤的综合治疗,可明显提高膀胱腺癌疗效。医生会根据你的情况,选择最合适的治疗方法:

膀胱癌的治疗分为非肌层浸润性膀胱癌和肌层浸润性膀胱癌的治疗。

一、非肌层浸润性膀胱癌的治疗

非肌层浸润性膀胱癌(non muscle-invasive bladder cancer)或表浅性膀胱癌(superficial bladder cancer)占初发膀胱肿瘤的70%,其中Ta占70%、T1占20%、Tis占10%。Ta和T1虽然都属于非肌层浸润性膀胱癌,但两者的生物学特性有显著不同,由于固有层内血管和淋巴管丰富,故T1容易发生肿瘤扩散。

1. 手术治疗

(1)经尿道膀胱肿瘤切除术。经尿道膀胱肿瘤切除术(TUR-BT)既是非肌层浸润性膀胱癌的重要诊断方法,同时也是主要的治疗手段。膀胱肿瘤的确切病理分级、分期都需要借助首次TUR-BT后的病理结果获得。

(2)光动力学治疗。光动力学治疗(photodynamic therapy,PDT)是利用膀胱镜将激光与光敏剂相结合的治疗方法。肿瘤细胞摄取光敏剂后,在激光作用下产生单态氧,使肿瘤细胞变性坏死。膀胱原位癌、控制膀胱肿瘤出血、肿瘤多次复发、不能耐受手术治疗等情况可以选择此疗法。

单纯TUR-BT术不能解决术后高复发和进展问题,因此建议所有的非肌层浸润性膀胱癌患者术后均进行辅助性膀胱灌注治疗。

TUR-BT术后24小时内完成表柔比星(epirubicin)、吡柔比星(THP)或丝裂霉素(mitomycin)等膀胱灌注化疗可以使肿瘤复发率降低39%,因此推荐所有的非肌层浸润性膀胱癌患者TUR-BT术后24小时内均进行膀胱灌注化疗,但术中有膀胱穿孔或术后明显血尿时不宜采用。

①术后维持膀胱灌注化疗。每周1次,共4~8周,随后每月1次,共6~12个月。

②术后膀胱灌注免疫治疗。卡介苗(BCG)适合于高危非肌层浸润性膀胱癌的治疗,可以预防膀胱肿瘤的进展。BCG灌注一般在TUR-BT术后2周开始。BCG治疗一般采用6周灌注诱导免疫应答,再加3周的灌注强化以维持良好的免疫反应。需维持BCG灌注1~3年(至少维持灌注1年),因此建议在3、6、12、18、24、36个月时重复BCG灌注,以保持和强化疗效。

BCG膀胱灌注的主要副作用为膀胱刺激症状和全身流感样症状,少见的副作用包括结核败血症、前列腺炎、附睾炎、肝炎等。

膀胱灌注若对非肌层浸润性膀胱尿路上皮癌（如肿瘤进展、肿瘤多次复发、Tis 和 T1G3 肿瘤经 TUR-BT 及膀胱灌注治疗无效等）治疗无效，则建议行根治性膀胱切除术。

二、肌层浸润性膀胱癌的治疗

根治性膀胱切除术同时行盆腔淋巴结清扫术，是肌层浸润性膀胱癌的标准治疗方式，也是提高浸润性膀胱癌患者生存率、避免局部复发和远处转移的有效治疗方法。

基本手术指征为 T2-T4a，N0-X，M0 浸润性膀胱癌，其他指征还包括高危非肌层浸润性膀胱癌 T1G3 肿瘤，BCG 治疗无效的 Tis，反复复发的非肌层浸润性膀胱癌，单靠 TUR 或腔内手术无法控制的广泛乳头状病变等；挽救性膀胱全切除术的指征包括非手术治疗无效、保留膀胱治疗后肿瘤复发和膀胱非尿路上皮癌。

目前根治性膀胱切除术的方式可以分为开放手术和腹腔镜手术（包括机器人辅助腹腔镜）两种。与开放手术相比，腹腔镜手术具有失血量少、术后疼痛较轻、恢复较快的特点。

根治性膀胱切除术围手术期的死亡率为 1.8%~3.0%，主要死亡原因有心血管并发症、败血症、肺栓塞、肝功能衰竭和大出血。

患者的总体 5 年生存率为 54.5%~68%，10 年生存率为 66%。若淋巴结阴性，T2 期的 5 年和 10 年生存率分别为 89% 和 78%，T3a 期为 87% 和 76%，T3b 期为 62% 和 61%，T4 期为 50% 和 45%。而淋巴结阳性患者的 5 年和 10 年生存率只有 35% 和 34%。

对于身体条件不能耐受根治性膀胱切除术，或不愿接受根治性膀胱切除术的浸润性膀胱癌患者，可以考虑行保留膀胱的综合治疗，手术方式为 TUR-BT 和膀胱部分切除术。鉴于浸润性膀胱癌较高的淋巴结转移比例，考虑施行保留膀胱治疗的患者需经过细致选择，对肿瘤性质、浸润深度进行综合评估，正确选择保留膀胱的手术方式，并辅以术后放射治疗和化学治疗，且术后需进行密切随访。

根治性膀胱切除术大多数需进行尿流改道，即使是原位新膀胱手术，也会对术后患者生活质量造成一定的影响。

回肠膀胱术（bricker operation）目前仍是一种经典的最常用可选择的术式，主要缺点是需腹壁造口、终身佩戴集尿袋。早期并发症可达 48%，包括尿道感染、肾盂肾炎、输尿管回肠吻合口漏或狭窄。

原位新膀胱术主要优点是不需要腹壁造口，提高了生活质量和改变了自身形象。缺点是夜间尿失禁和排尿失败需要导尿或间歇性自我导尿。长期并发症包括昼夜尿失禁（分别为 8%~10%，20%~30%）、输尿管肠道吻合口狭窄（3%~18%）、尿潴留（4%~12%）、代谢性疾病、维生素 B12 缺乏病等。另一缺点是尿道肿瘤复发，尿道肿瘤复发在男性、女性患者中为 1.5%~7%。

膀胱癌的预后及预防

针对病因采取预防措施，如已经肯定在外来致癌因素中，染料、橡胶、皮革等工

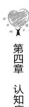

种引起膀胱癌的发生，吸烟和服用某些药物，膀胱癌的发病率明显增高，这就要求改善染料、橡胶、皮革等工业的生产条件，提倡禁止吸烟，避免大量、长期服用可致癌的药物。

高度重视血尿病人的密切随访尤其对40岁以上的男性不明原因的肉眼血尿，原则上要采取严格的措施，包括膀胱镜检查等手段进行膀胱肿瘤的筛选。

开展群众性的普查工作，尤其是对高发人群的普查。

 ## 膀胱癌术后尿瘘的护理

一、什么是尿瘘

回肠代膀胱术和部分膀胱切除术，吻合口都存在着瘘的可能。换句话说，就是对接的切缘愈合不良，尿液漏至腹腔。这是较为常见的术后合并症之一。一旦发生，需要很长时间才能愈合。个别严重的病例，还需重新手术。

二、尽早发现尿瘘

(1)腹腔引流管的目的是引出腹腔内液体，引出的量术后会逐渐减少，如果引流量突然增多且呈尿的淡黄色则很有可能发生瘘。

(2)部分膀胱切除的病人要观察冲洗的入量和出量，如果引出的液体量少于或等于冲洗的入量，需要高度怀疑尿瘘的发生。

(3)尿瘘的病人常伴有发热症状。

三、尿瘘的预防和处理

加强营养和保持膀胱内引流管的通畅是术后防尿瘘的有效手段。术前要纠正营养不良，手术排气后在加强饮食营养的同时，有时需要静脉补充营养(输入白蛋白等)。

如果引流不通，膀胱内的液体量多，压力和容积超过一定限度，就会影响吻合口的愈合。一旦发生尿瘘，医生需通过仔细检查后决定保守治疗还是再行手术。保守治疗就是通过采取加强营养等方法，促进愈合，但有一部分人最后还是需要再次手术。

 ## 使用造口

只有少数膀胱癌患者需要切除整个膀胱并使用造口。学习护理造口需要时间和耐性，初期难免感到不适应和沮丧，但一段时间后自然熟能生巧。

多数患者能带着造口正常生活，不少人更能重返工作岗位及进行自己喜爱的活动，包括游泳。

医院的"造口护士"都受过特殊训练，可指导你使用和护理造口，以及应付相关的问题。武汉大学人民医院肿瘤科会定期举行"健康知识大讲堂"，一些过来人会讲述他们的亲身经历，应该对患者很有帮助。

在接受手术以前，医护人员会详细计划造口的位置，以确保无论坐下、站立或走动，腹部的尿袋都不会移位。造口通常开在肚脐的右方，但具体位置还要视乎多个因素而定。

建立造口时，需避开腹部的皱纹、疤痕及皮下的重要骨骼，以免日后出现渗漏。造口的位置亦可按照患者的特殊需要量身定制，例如喜欢打高尔夫球的患者可选择将尿袋固定在身体的左侧，以免妨碍打球。手术后的头几天，护士会替你护理造口、清理及更换尿袋。

初期储尿的位置会有点胀满，要过几星期才能恢复正常。同时，造口也可能会分泌一些白色的黏液。虽然分泌不会完全停止，但分量会日渐减少。

待逐渐康复后，护士就会教患者如何清理造口和更换尿袋。此时可以请亲友陪同学习，回家后他们便可以帮上忙。

市面上有好几种不同的尿袋，护士会助患者选择最适合的一种。常备足够的尿袋和清洁用品，并将之放在固定的地方，有需要时无需到处寻找。

更换尿袋时不用心急，可一步步慢慢来。此外，选一个能保障隐私的地方，可以避免被人打扰。

造口的大小和位置会影响尿袋在衣服下会否被人察觉，不过造口的设计多为扁平状，藏在衣服下难以察觉。衣服的款式当然也很重要，但即使穿贴身牛仔裤，也不容易看出带着尿袋。所以只要你不说，别人就不会注意到。

出院前护士会为患者准备足够的尿袋以便替换，其后所需用品可以在药店或向供货商购买，但最好先预订。

出院后如有问题，仍可致电护士询问。

手术会改变我的性生活吗

除了在心理上要作调适外，切除膀胱还可能造成身体的改变，令性生活产生问题。若盆腔的神经在手术中受到破坏(医生动手术时会尽量避免损坏神经，但有时也难以避免)，就会令男性难以勃起，而女性性交时则可能感觉与前不同或不适。

如果男性有勃起困难，可以用药物解决，医生会为患者开具适合的药物。

如果有性方面的问题，不妨向医护人员请教。说出恐惧和顾虑是解决问题的第一步，但男性大多会回避性问题。有需要的话，医生可为患者转介性治疗专科医生或性治疗师。他们可以为患者提供实质建议和情绪上的支援。这些专家擅长处理各种性问题，跟他们倾谈时不用觉得尴尬。

对于女性患者，医生动手术时会尽量保持阴道完整，但有时也需要缩短或缩窄阴

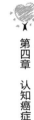

道才能切除膀胱。这或会造成行房困难，解决办法是定期进行温和的性行为，让阴道得以伸展，令行房更容易。也可以使用阴道扩张器，医护人员会教患者如何使用。

若因癌细胞扩散而需要切除子宫，可能令女性觉得失去性征。向医生坦述困扰，有助于宣泄忧虑和恐惧。如有需要，医生会转介性学专家或辅导人员为患者提供意见和支持。

身上多了一个造口或令人难以适应和接受，术后部分患者可能不想跟伴侣行房，或担心在展开一段新关系时会遭到拒绝。其实只要鼓起勇气向伴侣说出恐惧，心情自然会轻松下来。坦承内心感受有助面对恐惧，也让其他人有机会了解你的感受。亲密关系是建立在爱和信任上的，若能坦诚地表明疑虑，相信伴侣能够了解和支持。

如果能跟伴侣一同前往就诊，说出彼此的担心和恐惧，对两人的关系将更有帮助。

很多患者担心癌细胞会透过性行为传给伴侣。癌症并非传染病，是不会经性接触传播的。只要身体状况许可，性行为是绝对安全的。

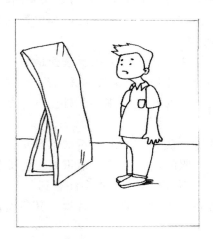

 ## 跟进措施

完成疗程后，患者需要定期到医院进行膀胱镜和 X 光检查。如果你切除了部分膀胱或接受过放射治疗，则需要在往后的几年内，每 3~6 个月进行膀胱镜检查及照 X 光。复诊期间一旦发现任何异常情况，必须尽快通知医生。

 ## 膀胱癌饮食注意要点

一、生活要注意

（1）保持会阴区特别是尿道口的清洁，预防感染。

(2)进行心理护理，帮助病人解除紧张、恐惧、失望等不良心态，引导其忘掉疾病，心情舒畅，更好地配合多种治疗。

二、饮食要注意

(1)多吃抗膀胱和尿道肿瘤作用食物：海带、紫菜、甲鱼、海蜇、薏米。
(2)尿道梗阻宜吃：裙带菜、紫菜。
(3)感染宜吃：鸽子、海蜇、荞麦、豆浆、泥鳅。

膀胱癌的术后保健

保留膀胱的患者，应在术后 2 年内每 3 个月复查膀胱镜 1 次，2 年内无复发者改为每 6 个月复查 1 次。其他可选复查内容有：尿脱落细胞学检查、静脉尿路造影、尿常规、B 超和 CT 等。

回肠膀胱过道患者的日常护理和保健：因患者尿液从腹壁回肠造口流出，需永久安置集尿器。集尿器由底盘和尿袋两部分组成，一般底盘数天更换一次，尿袋 1~2 天更换 1 次。护理时应注意：(1)永久性皮肤造瘘者应保护造瘘口周围的皮肤，每天清洗消毒，外涂氧化锌油膏等；(2)发现尿液有絮状黏液时，可以多饮水，并口服小苏打片，使尿液碱化，黏液变稀薄，以利排尿通畅；(3)术后 2 年内每 3 个月全面复查 1 次，2 年后每 6 个月复查 1 次；(4)注意泌尿系统逆行感染的发生，如有突发性高热，也需及时去医院诊治；(5)若尿道口出现血性分泌物，应警惕残留或发生尿道肿瘤的可能性，及时来院就诊。

原位回肠代膀胱患者的日常护理和保健：由于尿液还从原阴茎尿道排出，为防止发生尿失禁应该做提肛训练以锻炼会阴部和盆底肌肉，30 次为 1 组，每天完成 30 组。最初应每 2 小时排尿 1 次，坐位排尿，放松盆底肌肉，加腹部压力，每次排尿都要确保将尿液排尽，病人出院后继续保持定时排尿习惯，提前或推迟排尿均会影响新膀胱功能的稳定，排尿的姿势可采用蹲位或半坐位，争取将尿液排尽，最大限度地减少并发症的发生。病人夜间可控性相对较差，其原因可能是入睡后尿道括约肌张力下降，此时如新膀胱无抑制收缩，尿液便溢出，可叮嘱病人适当增加夜间排尿次数，严重者可于夜间定时排尿。夜间应用闹钟每 2 小时闹醒，按时排尿。3~6 个月后逐渐延长排尿间隔为 3~4 小时，改为站立排尿，每天饮水 2~3 升，适当多吃盐。术后 6 个月内，每 1~2 周查 1 次肝肾功能和电解质，防止电解质平衡紊乱。术后 2 年内每 3 个月全面复查 1 次，2 年后每 6 个月复查 1 次。

所有患者均应戒烟，同时养成多饮水的好习惯，每天饮水 2~3 升。

第十五节 前列腺癌

前列腺　　/ 303
什么会导致前列腺癌　　/ 303
前列腺癌的症状　　/ 304
医生如何诊断　　/ 304
治疗方法　　/ 308
积极防治　　/ 311

前列腺

前列腺是男性特有的性器官，前列腺如栗子，底朝上，与膀胱相贴，尖朝下，抵泌尿生殖膈，前面贴耻骨联合，后面依直肠，所以有前列腺肿大时，可做直肠指诊，触知前列腺的背面。前列腺腺体的中间有尿道穿过，扼守着尿道上口，所以，前列腺有病，排尿首先受影响。

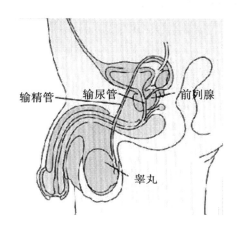

前列腺是人体非常少有的，具有内、外双重分泌功能的性分泌腺。作为外分泌腺，前列腺每天分泌约2毫升前列腺液，它是精液的主要成分，对维持精子正常的生育功能具有重要作用；作为内分泌腺，前列腺分泌的激素称为"前列腺素"，这只是因为该激素最先在精液中发现而命名，实际上体内很多组织细胞都产生前列腺素，因而这一功能对前列腺而言并不是那么重要。

什么会导致前列腺癌

前列腺癌是指发生于前列腺上皮的恶性肿瘤。病理类型包括腺癌、导管腺癌、尿路上皮癌、鳞状细胞癌、腺鳞癌。我国属于前列腺癌低发国家之一，发病率约为1/10万，但有逐年上升的趋势。前列腺癌发病率在男性泌尿生殖系统恶性肿瘤中上升到第3位。

前列腺癌病尚无明确的病因，主要发生于老年男性，新诊断患者中位年龄为72

岁，高峰年龄为75~79岁。前列腺癌与地域分布相关，欧美发达国家前列腺癌的发病率明显高于亚洲地区。外源性因素如饮食会影响从潜伏型前列腺癌到临床型前列腺癌的进程。高动物脂肪饮食是一个重要的危险因素。其他危险因素包括维生素E、硒、木脂素类、异黄酮的摄入不足。番茄中的番茄红素是很强的抗氧化剂，阳光暴露后可增加活性维生素D的含量，可以用来预防前列腺癌的发生。

已经被确认的危险因素包括年龄、种族和遗传。非洲黑人及欧美白种人发病率要比亚洲黄种人高很多。如果直系亲属患前列腺癌，相对危险性会增加5~11倍。有前列腺阳性家族史的，比无家族史患者的确诊年龄早6~7年。大约9%的亚人群为真正的遗传性前列腺癌，指3个或3个以上亲属患病或至少2个为55岁前早期发病。

近年来，在预防癌症方面的定期检查已经变成非常重要的一部分。医学界中一直争论，前列腺癌的预防检查是否有成效，所以至今尚未形成定期检查的风气。

很遗憾的是，目前没有任何一个单一的检查可以诊断出是否患有前列腺癌，通常需要做几种不同的检查才可得到确切的诊断。

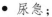 前列腺癌的症状

年纪大的男性常有前列腺肿大的情况，通常是属于良性的前列腺增生。良性和恶性肿瘤的症状有很多相似之处，可能有的症状如下：

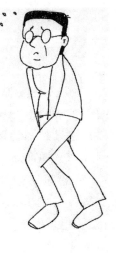

- 尿急；
- 排尿开始困难；
- 排尿时刺痛；
- 尿频，夜间尤甚；
- 尿后淋漓不尽；
- 尿痛伴血尿。
- 只有在晚期发生骨转移时会引起骨骼疼痛、病理性骨折、贫血、脊髓压迫等症状，甚至下肢瘫痪。

如果患者有上述任何症状，请找医生检查。但谨记，绝大多数前列腺肿大是良性的，很容易治疗。

前列腺癌是一种生长较为缓慢的癌症，尤其是年纪大的男性，肿瘤存在数年都不被察觉，通常第一个征兆是背痛、臀部痛和骨盆痛，但此时癌细胞已经扩散到骨骼了。

医生如何诊断

前列腺的诊断主要是通过直肠指检（DRE）联合前列腺特异性抗原（PSA）检查。前

列腺癌大多数起源于前列腺外周带，也就是前列腺的背侧，因此手指伸入到直肠可以感觉到前列腺发生癌变部位形成结节，坚硬如石。但是首先进行 DRE 往往会导致血 PSA 值增高，因此一般是先抽血查 PSA 后再进行 DRE。

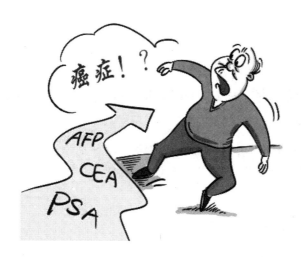

前列腺特异性抗原是由前列腺上皮分泌的具有组织特异性的有糜蛋白酶样作用的丝氨酸蛋白酶族，可以分解精液中的主要胶状蛋白，有稀释精液的作用。一般 PSA 很少进入血液中，但前列腺上皮受到破坏如前列腺炎、前列腺增生、前列腺癌等都会伴有血 PSA 的升高，只是前列腺癌 PSA 要更高一些。PSA 结果正常值的判断与年龄相关。在我国前列腺增生患者年龄特异性的 tPSA 各年龄段分别为：40～49 岁为 0～1.5ng/ml，50～59 岁为 0～3.0ng/ml，60～69 岁为 0～4.5ng/ml，70～79 岁为 0～5.5ng/ml，超过 80 岁为 0～8ng/ml。超过正常值和 10ng/ml 之间为灰区，需要结合 PSA 其他的相关变数（请咨询专科医生）。超过 10ng/ml 以上的应当进一步进行前列腺穿刺活检。

癌症一旦被治疗，PSA（前列腺特异性抗原）的水平就会降低。在治疗癌症期间，患者会经常接受 PSA 水平的检查，这是测量癌细胞对治疗反应的良好指标。验血是为了检查患者血液前列腺特异性抗原（PSA）的水平。PSA 水平升高，被视为患癌症的征兆。虽然良性的前列腺肿瘤 PSA 的水平也可能提高，但一般来说，PSA 水平越高，患有癌症的可能性就越大。

穿刺后的组织病理结果通常要进行 Gleason 评分。前列腺癌组织分为主要和次要分级区，每区的 Gleason 分值为 1～5，将主要和次要分级区相加得到的分值为 Gleason 评分值。

临床上通常根据 PSA、Gleason 评分和临床分期将前列腺癌分为低、中、高三个等级，以便指导治疗和判断预后。

医生在检查后，如果发现患者有任何不正常的现象，就会要求患者到医院做进一步的检查。以下所提到的方法虽然都是用来检查前列腺癌，但患者并不需要做所有的检查。在检查以前，医生会与患者谈各种检查的细节及它们的作用。

前列腺癌的诊断方式主要包括 DRE、PSA 检查、TRUS 及其引导的前列腺穿刺活检诊断。

前列腺癌危险因素等级

	低危	中危	高危
PSA(ng/ml)	<10	10~20	>20
Gleason 评分	≤6	7	≥8
临床分期	≤T2a	T2b	≥T2c

一、透过直肠的超声波扫描和活组织检验(Trans-rectal Ultrasound Scan and Biopsy)

经直肠超声检查(TRUS)，典型的前列腺癌 TRUS 征象为外周带的低回声结节，但特异性较低。一般超声发现这种结节，无论 PSA 值多少都推荐做前列腺穿刺活检。

二、活组织检验(Biopsy)

前列腺穿刺活检是诊断前列腺癌最可靠的方法。由于前列腺穿刺后会导致前列腺周围出血，从而影响影像学临床分期，因此前列腺穿刺活检应在 MRI 之后进行。

前列腺穿刺活检一般在直肠 B 超引导下进行。第一次穿刺结果为阴性的情况下，在某些情况下需重复穿刺(请咨询专科医生)。前列腺穿刺活检的并发症一般较少，感染是最为严重的并发症，因此在准备前列腺穿刺之前，通常需口服 3 天抗生素和清洁灌肠的肠道准备。其他的常见并发症包括血尿、血精及迷走神经反射等，通常会自行缓解。

三、针管抽取活组织检验(Needle Biopsy)

进行此项检查前，先要做局部麻醉。然后将一根细针，通过直肠，插入前列腺，将抽取细胞样本放入针筒。这项检查只需几分钟，可能会令人觉得不舒服，但是不会感觉疼痛。

四、膀胱镜(Cystoscopy)

在接受全身麻醉，或脊椎麻醉后，将膀胱镜放入患者的尿道中。透过膀胱镜，医生可以看到是否有阻碍物及移除它。在这项检查中，医生可以同时刮下一小片前列腺细胞样本，做活细胞检验。

五、静脉尿道显影术(Intravenous Urogram)

这项检查也称为 IVU 或 IVP，可以测出肾脏或泌尿系统的异常状况。这需要在医院的放射科进行,约需 1 个小时。方法是把显影剂(Contrast)注射入手臂的静脉,让显影剂跟随血液流到肾脏。医生在 X 光屏幕上观察显影剂通过肾脏的情况,记录下任何异常的情况。患者可能有炙热的感觉,脸颊感到发红、发烫。这种情况在几分钟后就会渐渐消失。检查完成后可离开医院。

六、X 光

对胸部和骨骼照 X 光,主要是为检查癌细胞是否扩散到身体其他部分。尿道造影可见后尿道膀胱颈移位,晚期在脊椎、骨盆、股骨、胸骨摄片中可见有无骨质破坏病灶。

七、同位素骨骼扫描(Isotope Bone Scan)

前列腺癌最常见的远处转移部位是骨骼。在 PSA>20ng/ml 和 GS 评分>7 时,应做该项检查,敏感性比常规 X 线要高很多,但存在假阳性情况。。

八、CT 扫描(CAT Scan)

扫描会显示肿瘤是否侵入前列腺以外的范围。

九、磁共振图像(Magnetic Resonance Imaging,MRI 或 NMR 扫描)

磁共振(MRI)扫描:可以显示前列腺包膜的完整性,了解肿瘤是否侵犯到周围组织及气管,同时能显示盆腔淋巴结是否有转移,这对是否选择根治性手术十分重要。磁共振波谱检查(MRS)是根据前列腺癌组织中枸橼酸盐、胆碱和肌酐的代谢与正常组织和前列腺增生组织中的差异呈现出不同的波谱线,对于前列腺癌的诊断有一定价值。

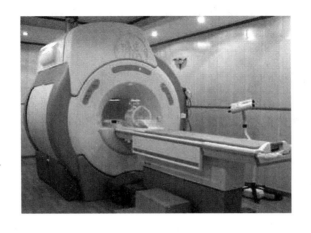

治疗方法

决定最适当的治疗方式并不容易,需要考虑几项因素,其中最重要的包括:
- 年龄;
- 健康状况;
- 癌症在哪个阶段,可能扩散的程度,以及是否已经从前列腺转移到其他组织。

前列腺癌的预后不仅和肿瘤的分期密切相关,而且与肿瘤的分级亦有密切关系。

许多老年人虽然患有前列腺癌,但是仍然可以过正常的生活。许多人觉得这种不采取治疗的方式颇难接受,但是治疗的副作用往往比疾病难受。由于前列腺癌生长得非常缓慢,在早期或许不需要做任何治疗,但是需要定期检查以确定癌细胞没有扩散。

治疗前列腺癌有几种不同的选择,包括:
- 外科手术;
- 放射治疗;
- 激素治疗;
- 化学治疗(比较少见);
- 不治疗(只是做定期检查)。

医生可能会选择结合几种不同的治疗方式,以获得最好的效果。

找出最有效治疗前列腺癌的方法的研究工作一直在进行,由于前列腺癌生长缓慢,所以进行临床试验往往需要很多年。患者可能发现在医院遇到的其他男士,所接受的治疗方法,跟自己的有所不同。这种情况常常会发生,因为病情不同,因此有不同的治疗方式。有时候也可能是医生对治疗方法有不同的观点。如果患者对治疗方法有疑问,可向医生或护士询问。

对于预期寿命>10年的低危局限性前列腺癌患者,推荐的程序为:

前列腺癌根治术;根治性放疗;主动监测。

主动监测是指对已明确诊断的前列腺癌,有治愈可能的患者,因担心生活质量、手术风险等因素、不即刻进行主动治疗而选择严密随访,积极监测疾病的发展进程,在出现肿瘤进展,达到预先设置的疾病进展阈值时再给予治疗。

主动监测的内容包括:
- 前2年每3个月复查PSA和DRE,2年后可每6个月复查一次。
- 主动监测过程中第一次穿刺应在诊断性穿刺后12个月以内完成,因为初次穿刺可能会漏掉一些高级别的肿瘤,如果穿刺阴性或穿刺病例没有太大变化,可根据PSA倍增时间、PSA速率、患者焦虑状况、年龄及MRI等结果,每3~5年重复穿刺检查。
- 口服度他雄胺可降低前列腺癌进展的风险,主动监测患者可以从中受益。
- 主动监测何时转积极治疗请咨询专科医生。

一、外科手术

根据肿瘤的种类、大小和扩散的情况，医生会讨论最适合患者的外科手术。

前列腺癌根治术是治愈局限性前列腺癌（T1～T3a）最为有效的方法之一。当然由于盆腔解剖的复杂性，前列腺癌根治术也是泌尿外科最为复杂的手术之一，对于手术医生的经验和技能要求很高。近年来腔镜技术设备的发展，通常采用的是腹腔镜前列腺癌根治术或机器人辅助腹腔镜前列腺癌根治术，大大减少了手术创伤和并发症。

前列腺癌根治术围手术期死亡率为0～2.1%，主要并发症有术中严重出血、直肠损伤、术后阴茎勃起功能障碍、尿失禁、尿道狭窄、深部静脉血栓、淋巴囊肿、尿瘘、肺栓塞等。

二、放射治疗

前列腺癌患者的放射治疗具有疗效好、适应症广、并发症少等优点，适用于各期患者。早期患者（T1-2 N0M0）若进行根治性放射治疗，其局部控制率和10年无病生存率与前列腺癌根治术相似。局部晚期前列腺癌（T3-4 N0M0）治疗原则以辅助性放疗和内分泌治疗为主。转移性癌可进行姑息性放疗，以减轻症状、改善生活质量。

放疗可能出现泌尿系统和肠道系统副作用及性功能障碍。放疗引起的副反应因单次剂量和总剂量、放疗方案和照射体积的不同而异。

泌尿系统副作用主要有尿频、排尿困难、血尿、少数出现尿道狭窄、膀胱瘘、出血性膀胱炎、尿失禁等。

胃肠副作用包括急性胃肠道反应者为30%～40%，常发生在治疗后4周，包括腹泻、直肠不适、里急后重等。

放射性急性皮肤副作用为红斑、皮肤干燥和脱屑，主要发生于会阴和臀部的皮肤皱褶处。

其他副作用包括：耻骨和软组织坏死，下肢、阴囊或阴茎水肿等，发生率均低于1%。放疗后性功能障碍发生率低于根治性手术患者。

三、前列腺癌的内分泌治疗

前列腺细胞在无雄激素刺激的状况下将会发生凋亡。大多数前列腺癌细胞也是这样。当然也有少数前列腺癌细胞是很顽固的，在没有雄激素刺激的情况下也能够继续生存，这就是非雄激素依赖性的前列腺癌。

早期的前列腺癌去势治疗主要是手术切除睾丸，这对很多患者从心理上是有较大影响的，前列腺内分泌药物的出现替代了这种手术去势的方式，内分泌治疗因此也称为药物去势。前列腺癌内分泌治疗的药物通常包括作用于中枢的抑制睾酮分泌的药物如亮丙瑞林、戈舍瑞林等（皮下注射）；阻断雄激素受体的药物如比卡鲁胺、氟他胺等（口服），这两种药物联合应用可以达到最大限度比阻断雄激素的目的。其他策略包括

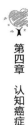

抑制肾上腺来源雄激素的合成，以及抑制睾酮转化为双氢睾酮等。

前列腺癌内分泌治疗的方式有持续最大限度雄激素阻断和间歇性内分泌治疗两种选择。前列腺内分泌治疗主要用于晚期前列腺癌和手术或放疗后辅助治疗，以及手术或放疗后复发的治疗。

前列腺癌内分泌药物常见的副作用包括：①皮疹，常不需中断治疗即可恢复。②偶见皮下注射部位的轻度肿胀。③男性病人可见潮红及性欲减退，偶见乳房肿胀和硬结。④前列腺癌病人用药初期可见暂时性骨骼疼痛加剧，可行对症治疗。⑤偶有肝肾功能异常，个别病例可见尿道梗阻和脊髓压迫。

四、其他的前列腺癌治疗方法

前列腺癌的冷冻治疗（CSAP）、高能聚焦超声（HIFU）和组织内肿瘤射频消融（RITA）等试验性局部治疗和根治性前列腺癌手术和放疗相比较，其对临床局限性前列腺癌的治疗效果，还需要更多的长期临床研究加以评估和提高。

五、疗后跟进

疗程结束后，患者将定期返院做检查，这些检查包括验血、检查疗 PSA 水平和照 X 光。手术之后，患者的 PSA 会很快降至零，因为不应该有任何前列腺的细胞制造 PSA。放射治疗后，患者的 PSA 会逐渐降低；可能需要一至两年的时间，达到最低的水平。医生会决定患者检查的频率。如果在一段时间后，没有产生问题，检查的次数会逐渐减少，任何时候，发现有任何问题或注意到任何新的症状，尽早到医院复查。

六、治疗的副作用

前列腺癌的治疗可能发生令人非常不愉快和沮丧的副作用，所以在进行任何治疗前，患者需要非常清楚地了解可能发生的副作用。

1. 不育

前列腺癌的治疗可能造成不育，对于一些原本希望在未来生孩子的男士来说，这可能是很大的打击。在开始治疗以前，和自己的伴侣一起与医生讨论这个可能性很重要。有些病人在治疗以前，可以将精子储存起来。青少年病人的父母需要为孩子的将来打算，了解孩子可以预先储存精子，以便为日后使用做准备。

2. 小便失禁

不论是因为前列腺癌外科手术或是放射治疗之后，都可能造成小便失禁的现象。近年来在应付小便失禁的研究方面，有许多新进展及新方法。有些医院专门训练医护人员指导病人处理小便失禁的问题。需要牢记在心的是，这些副作用不一定会发生在所有接受治疗的人身上。如果患者心中对治疗或副作用有任何疑问，一定要与医生讨论细节，以对未来可能发生的问题做好充分的心理准备。

3. 便秘

放射治疗可能会造成直肠流血、腹泻或大便次数频繁的问题。这种情况可以请胃肠科的医生给予专业的治疗方法。

4. 丧失性欲

在癌症治疗期间，不少人失去性欲。有时候是对诊断的担忧甚于治疗。在治疗结束后，性欲通常会恢复。

5. 身体形象的改变

癌症可能改变患者对自己的感觉。治疗或副作用如小便失禁，会让患者感到难堪或不安。有一些改变是暂时的——失禁的问题通常可以改善或处理；但是其他，譬如失去一个或两个睾丸，则是永久性的。

积极防治

如果患者的 PSA 水平上升，此时癌细胞仍未扩散到身体其他部分，这表示前列腺中仍然有癌细胞。如果这种情况发生，患者需要接受更进一步治疗，这称为抢救治疗。如果患者已经动手术，医生可能建议接受放射治疗。如果已经接受了放射治疗，医生通常不会再给予这种抢救治疗，因为很可能造成不育和失禁的问题。如果癌细胞已经扩散到身体其他部分，激素治疗是一种选择。

即使了解各种治疗的可能性后，有时还是很难决定哪种方式最适合自己。患者可能觉得事情排山倒海而来，根本来不及仔细考虑。

首先，患者需要有足够的知识了解自己的病情、治疗方法和副作用，才能够做决定。但是总能安排时间考虑什么是最适合自己的治疗方法。与其他人讨论，也可能对自己有帮助。前列腺癌生长的速度很慢，患者可以仔细考虑选择治疗方法，多了解新信息，寻求他人的建议，不需要急于做决定。

等待检查结果的过程常常很困难。有些人觉得手上的信息太多，也有些人觉得不够。当选择治疗方法时患者需要：
- 衡量每种治疗的优点和缺点；
- 考虑每种治疗的副作用，以及自己能够接受的程度；
- 生活方式的改变；
- 与自己的伴侣讨论这些副作用。

如果医生只建议一种治疗方法，问医生是否有其他的选择，也可以向另一名医生咨询专业意见；或在网页上找资料，与家人谈或其他前列腺癌的病友交换信息。

在选择治疗时，每个人的考虑都可能不同。有些人认为治愈重于一切，也有些人认为治疗的效果一定要强过副作用。还有些人认为生活的质量比治愈更重要，他们宁愿缓解症状，也不愿意接受杀伤力强的有效治疗。

第十六节　卵　巢　癌

卵巢　/314
卵巢癌　/315
什么导致卵巢癌　/315
卵巢癌的症状　/316
医生如何诊断　/316
治疗方法　/318
积极防治　/321

卵巢

卵巢是位于子宫两侧后下方的一对卵圆形的性腺器官，与盆腔侧壁相接。卵巢左右各一，灰红色，质较韧硬，呈扁平的椭圆形，表面凸隆；幼女的表面平滑，性成熟后，由于卵泡的膨大和排卵后结瘢，致使其表面往往凹凸不平。卵巢的大小和形状，也因年龄不同而异。在同一人，左右卵巢并不一致，一般左侧大于右侧。通常成人卵巢的大小，相当于本人拇指指头大小，约4cm×3cm×1cm，形状像杏仁，具有生殖和内分泌的作用。

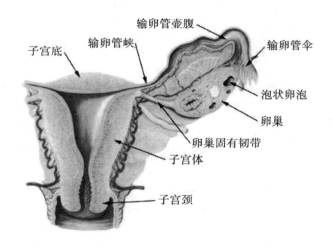

卵巢表面的细胞称为上皮层。上皮层之下是生殖细胞，生殖细胞成熟后称为卵子。卵细胞(即卵子)是由卵泡产生的，这是卵巢的功能之一。随着年龄的增长，卵巢内的绝大部分原始卵泡逐渐解体而消失。从青春期开始，每月有一定数量的卵泡生长发育，但通常只有一个卵泡成熟(大约经历28天)，由其中一个卵巢释出一个成熟的卵子，称为排卵。卵子沿着输卵管进入子宫。卵子如果在排卵期内遇不到精子，无法成孕，就会随着每月的经血排出子宫。

卵巢主要分泌雌激素和孕激素，此外还分泌抑制素、少量的雄激素及多种肽类激素。卵泡期主要由颗粒细胞和内膜细胞分泌雌激素，而黄体期则由黄体细胞分泌孕激素和雌激素。

妇女随着年事渐长，卵巢释出的雌激素和孕酮会下降，排出的卵子也会减少，月经周期逐渐变得不准确，最后绝经。一般妇女在45~55岁之间绝经，这段时期称为更年期。绝经后就不可能再生育。

 ## 卵巢癌

卵巢癌是指生长在卵巢上的恶性肿瘤。占女性常见恶性肿瘤的 2.4%~5.5%。其发病率在女性生殖道恶性肿瘤中居第二，仅次于宫颈癌，但死亡率高，居妇科常见恶性肿瘤之首。

卵巢癌可分为如下几类（WHO 1973 年）：
- 上皮性卵巢癌。癌细胞出现于卵巢表面的上皮层，90%的卵巢癌属于这类。
- 生殖细胞卵巢癌。生殖细胞卵巢癌也就是制造卵子的细胞发生癌变。通常只见于未满 30 岁的妇女，在卵巢癌里属于少数。
- 性索——间质卵巢癌。
- 转移性肿瘤。

 ## 什么导致卵巢癌

卵巢癌的成因至今不明，目前只知道下列妇女风险较高：
- 45 岁以上。
- 从未生育。
- 不能生育。
- 初产年龄较大（大于 35 岁）。
- 性早熟，或更年期来得晚。
- 持续排卵。持续排卵使卵巢表面上皮不断损伤与修复，可能导致卵巢癌的发生。流行病学调查发现卵巢癌危险因素有未产、不孕，而多次妊娠哺乳和口服避孕药有保护作用。应用促排卵药物可增加发生卵巢肿瘤的危险性。绝经后的激素替代治疗会使卵巢癌的罹患风险增加。
- 环境及其他因素。流行病学证据表明，工业的各种物理或化学产物可能与卵巢癌的发病相关。高动物脂肪饮食可增加患病危险，而维生素、纤维素、水果和蔬菜可降低危险性。
- 遗传因素。上皮性卵巢癌的发生与遗传因素有密切的关系。5%~10%的卵巢上皮癌患者，家庭里可能有遗传性的基因缺陷，以致患癌的风险较高。在这类家庭中，父系如果有两个或以上的女性患卵巢癌，患癌的可能性就会增加，母系亦然。上皮性卵巢癌的发生与三个遗传性癌综合征有关，即遗传性乳腺癌——卵巢癌综合征（HBOC），遗传性位点特异性卵巢癌综合征（HSSOC），遗传性非息肉性结直肠癌综合征（HNPCC）。有卵巢癌、乳腺癌、子宫内膜癌、结直肠癌家族史者，卵巢癌的发病率明显升高。因此对有这些癌家族史者除常规体检外，

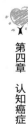

更应提高警惕，密切监测，甚至做预防性卵巢切除。

卵巢癌的症状

卵巢癌初期往往没有症状，很容易忽视。少数人有以下症状，但并不显著：
- 腹部肿胀；
- 盆、腹部感到有压力、不适甚至疼痛，下肢水肿；
- 肠胃不适，如胃灼热、恶心、鼓胀、食欲不振；
- 大便的习惯改变，有人便秘，也有人腹泻；
- 小便不正常，尿意频繁，经常要上洗手间，感到疲倦；
- 月经出现变化，月经失调或闭经又或者过了更年期后忽然出血；
- 性行为时感到疼痛；
- 出现并发症如蒂扭转、破裂、感染时可出现下腹部疼痛；
- 如肿瘤嵌顿于盆腔，可引起尿频、便秘；
- 巨大卵巢肿瘤压迫膈肌或出现胸腹水时可出现呼吸困难、心悸；
- 另外，随着肿瘤的增大和出现腹水、腹胀，有些病人可感腰围增大，甚至自认为是肥胖而减肥；
- 卵巢癌晚期可出现乏力、消瘦、贫血等表现。

其他疾病也会有上述症状。事实上，有这些症状的妇女，其实大多没有卵巢癌。因此，一旦发现上述症状，宜尽早做详细的检查。

医生如何诊断

很多妇女发现自己有卵巢肿瘤时，癌肿往往已存在了一段时间。而且有时候是因为切除子宫等其他手术，才发现的。

一旦发现有上述症状，就要尽早做检查，确定问题的来源。做检查需要点耐性，特别是可能要做几种不同的检查。

注意：常见的子宫颈涂片检查又称巴氏试验不能检验卵巢癌。

一、腹部B超、阴道B超检查

腹部B超可以检出直径<1cm的实性肿块，可以了解肿块的部位、大小、形态、性质等。阴道B超将传感器送入阴道内，检查探头离盆腔器官更近，能更清楚地观察到影像。这个过程没有痛楚，但涉及私隐，有些人有顾虑。可以请女医生来做，对于有异物在阴道内，也有人会感到不自在。

二、腹腔镜检查

可直接窥视盆、腹腔脏器,明确有无肿瘤及肿瘤的具体情况,有无转移及转移部位,在可疑部位进行组织活检,行病理检查,或抽取腹水行细胞学检查。有助于鉴别卵巢原发癌与转移癌。

三、病理学/细胞学检查

在手术中可用腹腔镜检查,取出异常组织进行病理学检查。

腹腔或后穹窿穿刺以及术中取腹水或腹腔洗液细胞学检查有助于卵巢恶性肿瘤的诊断、鉴别诊断和分期,但有引起囊液外溢及肿瘤细胞扩散的可能。

四、CT、MRI 检查

能检出 B 超难以发现的小病灶,且可清楚显示肿瘤与周围组织器官的关系,腹盆腔、腹膜后淋巴结情况,以及在肝、脾、肺等器官有无转移,对肿瘤的诊断、分期有较大帮助。

五、正电子发射计算机断层显像(PET-CT)

不仅能检出更小的病灶,而且能清楚显示肿瘤与周围组织器官的关系,腹盆腔、腹膜后淋巴结情况;还可以清晰显现全身细节的图像,对肿瘤的鉴别、复发诊断、全身评价有帮助。

六、肿瘤标记物测定

肿瘤细胞释出的蛋白质会流入血液,称为肿瘤标志物。卵巢癌最常见的指标代号是 CA125。

- CA125 是上皮性卵巢癌的相关抗原,此标记物特异性不高,但敏感性高,卵巢上皮癌的阳性率可达 82%~94%,是目前临床上应用最多的卵巢癌标记物。
- 甲胎蛋白(AFP)在卵巢恶性生殖细胞肿瘤,如内胚窦和胚胎癌可出现阳性,但应排除原发性肝癌、肝炎和妊娠等可出现 AFP 阳性的情况。
- 绒毛膜促性腺激素(HCG)是胚胎癌和原发性绒毛癌的敏感肿瘤标记物。①
- 性激素:颗粒细胞瘤、卵泡膜细胞瘤产生较高水平的雌激素。浆液性、黏液性囊腺瘤或勃勒纳瘤有时也可分泌一定量雌激素。②

---

① 万德森:《临床肿瘤学》,人民卫生出版社 2010 年版,第 470 页。
② 乐杰:《妇产科学》,人民卫生出版社 2010 年版,第 373 页。

七、血液检查

进行血液常规检测、生化功能、凝血功能、血型、输血前病原学等相关指标检测，有助于了解全身身体状态。

八、放射学诊断

腹部平片检查对卵巢成熟性畸胎瘤可显示牙齿及骨质。如发现盆腔孤立钙化灶，提示曾有盆腔淋巴结结核，可作为卵巢癌与结核进一步鉴别诊断的依据。消化道造影及胃镜肠镜检查可了解盆腔肿物是否为消化道转移癌，淋巴造影可判断有无淋巴结转移。

治疗方法

卵巢癌的治疗以手术治疗为主，辅以化学治疗、放射治疗。

一、外科手术

手术治疗不仅是最有效的治疗，而且是确定诊断、明确分期的必要手段。一旦怀疑为卵巢恶性肿瘤，应及早手术。

医生也会从肿瘤、所摘除的器官和腹腔里的液体抽取样本化验，以判别肿瘤的类型和是否扩散。这有助于断定肿瘤的分期，以利于决定是否做进一步的治疗。

临床评估肿瘤不能切除或有手术禁忌症，可先行化疗治疗或放射治疗，为以后手术治疗创造条件，待肿瘤缩小，局部症状控制后，再评估手术可行性。

常有以下几种不同的手术方式：全面分期手术、肿瘤细胞减灭术、保留生育功能的全面分期手术等。①

1. 疼痛

手术后，可能需要一些止痛药物，来控制手术后引起的疼痛。对于持续剧烈的长时间疼痛，应在专业医生指导下使用止痛药物，以达到无痛效果。

2. 肠道问题

有些妇女可能有肠道方面的问题，譬如腹痛、便秘或腹泻。这些现象可能在治疗后一段时间后才发生。最好能避免便秘的现象发生，因为会对大肠增加压力。手术也可能造成肠道堵塞。肿瘤复发也可能造成肠道阻塞。如果你有恶心、呕吐、腹部疼痛、肠道不通便、不排气的现象，应该尽快看医生。

---

① 万德森：《临床肿瘤学》，人民卫生出版社 2010 年版，第 472 页。

> **贴 士**
>
> - 术后尽早下床活动,或在床上进行腹部按摩,早日促进肛门排气、排便。
> - 如果便秘,要多吃高纤维的食物,如全麦面包、麦麸、水果和蔬菜。
> - 喝大量的水可以帮助大便通畅,补充因为腹泻失去的水分;多喝温水和热水。
> - 少量多餐,避免大餐。

3. 生育功能丧失/提早绝经

对于那些想要生儿育女的年轻妇女来说,如果子宫或两个卵巢都被切除,绝经的现象会提早到来。这表示将不再会怀孕。

对已绝经的妇女来说,在卵巢切除手术后,也可能有很深的失落感,对她们来说,失去卵巢有如失去部分女子的性征,削弱了她们的女性特征。

4. 更年期(绝经)的副作用

绝经不论在身体上或心理上,都不容易接受。绝经的副作用包括热潮红、皮肤干燥、阴道干燥、难以入睡、疲倦、情绪起伏、感到焦虑和沮丧。这些症状往往比正常发生的绝经要来得强烈。正常的绝经是因为激素的分泌逐渐减缓,让身体慢慢适应。

5. 淋巴水肿

在骨盆附近的淋巴结如果被切除,因而积聚的液体会使一条腿或两条腿肿胀,造成行动困难。

> **贴 士**
>
> - 移动或按摩液体积聚的部位,可使淋巴管道通畅;
> - 穿戴特殊设计的绷带、长袜或者富弹性的衣着也可以帮助消退肿胀及防止肿胀恶化;
> - 注意皮肤与指甲,避免感染;
> - 避免双腿受到感染。

6. 个人卫生/性生活

- 阴道可能会有少量分泌物,保持外阴卫生,保持会阴部清洁干燥。

- 穿着全棉内衣、勤更换，毛巾定期更换，洁具定期消毒。
- 手术后 3 个月内禁止性生活、盆浴、重体力劳动。半年内避免从事增加骨盆充血的活动，如久坐、跳舞等。
- 注意避孕，2 年内不能妊娠。

二、化学治疗

对于绝大多数卵巢癌病例，单纯手术不能达到治愈的效果，化疗是卵巢癌综合治疗中不可缺少的重要措施。在进行化学治疗前，患者应具备足够的脏器功能和体力。治疗期间需要适时地进行血液常规、血液生化、肿瘤标志物的检查，帮助医生评估化学治疗后的副反应与治疗效果。

三、放射治疗

放射治疗仅对卵巢无性细胞瘤敏感性高，其他多数卵巢肿瘤均对放射线敏感性低。放射治疗，可用于局部淋巴结转移和部分紧靠盆壁的局限性病灶的局部治疗。对于复发患者，也可将局部放射治疗作为一种可选方案以控制症状。

卵巢癌放射治疗方案中需注意如下副反应：放射性肠炎、放射性膀胱炎、放疗后引起的生殖器官反应。

放射治疗，特别是近距离照射，可引起阴道黏膜粗糙、水肿增厚、引发阴道炎，后期可因阴道内壁纤维化，引起阴道缩窄、宫颈及宫体萎缩变小，盆腔组织纤维化严重者可引起循环不畅，压迫神经导致水肿和疼痛。

贴 士

- 坚持每天进行阴道冲洗，有利于清除阴道内异物，减少感染，避免阴道炎症且有效预防阴道粘连。出血者，禁止阴道冲洗。
- 加强个人卫生，保持外阴、会阴部清洁、干燥，禁止盆浴，穿着柔软舒适的棉质内衣，保持床单清洁无污，勤换内衣及床上用品。
- 保证舒适水温，不可过烫或过冷，不可用毛巾用力擦洗外阴，不可用肥皂、沐浴露以及妇科洗液等。
- 毛巾每天清洗、消毒，定期更换，洁具每天清洁，并在阳光下暴晒，或用消毒液浸泡消毒，毛巾、洁具均应清洁、干燥保存。
- 放射治疗结束后半年方可尝试性生活。性生活会由于放疗后的生殖器反应导致性交困难或产生疼痛及其他不舒适的感觉。如阴道干燥，不润滑，可以使用润滑油；如因阴道内壁缩窄，可以使用相关的爱情产品，或在医务人员指导下，定期使用阴道扩张器，逐渐伸展肌肉，可减轻阴道缩窄、僵硬。

积极防治

- 普及防癌知识，做到早发现、早诊断、早治疗。
- 30岁以上妇女每年应行妇科检查，高危人群每半年体检一次，必要时进行B超检查和女性肿瘤标志物检测。注意：常见的子宫颈涂片检查又称巴氏试验不能检验卵巢癌。
- 家族有卵巢癌、乳腺癌、子宫内膜癌、结直肠癌史者，更应提高警惕，密切监测。
- 如出现腹胀、盆腹疼痛、进食困难或很快出现饱腹感，以及尿路刺激症状（尿急、尿频）尤其当这些症状是新出现以及频繁发作(>12天/月)，应尽快就医。
- 卵巢增大或卵巢囊肿有下列指征者，应及早行腹腔镜检查或剖腹探查：①卵巢实性肿块；②卵巢囊肿直径大于8cm；③青春期前、绝经后期；④生育年龄正在口服避孕药；⑤囊肿持续存在超过2个月。
- 卵巢癌患者治疗期间，也需要定期进行相关检查以了解治疗效果。
- 卵巢癌患者完成治疗后，前2年内每2~4个月复查一次，后3年内每3~6个月复查一次，5年后每年复查一次。

第十七节　子宫内膜癌

　　子宫　　/ 323
　　子宫内膜癌　　/ 323
　　什么可导致子宫内膜癌　　/ 324
　　子宫内膜癌的症状　　/ 324
　　医生如何诊断　　/ 324
　　治疗方法　　/ 326
　　积极防治　　/ 328

子宫

子宫是女人独有的脏器,是产生月经和孕育胎儿的器官,位于骨盆中央,膀胱与直肠之间,可分为子宫底、子宫体、子宫颈三个部分。

子宫是壁厚腔小的肌性器官,子宫壁由外向内,可分为浆膜层、肌层、子宫内膜层。子宫内膜受卵巢性激素影响,发生周期的增生和脱落,脱落的内膜由阴道流出成为月经,约28天为一个月经周期。

 子宫内膜癌

子宫内膜癌是发生于子宫内膜的一组上皮性恶性肿瘤,由于发生于子宫体部,也称为子宫体癌。与子宫颈癌、卵巢癌并列为最常见的女性生殖道三大恶性肿瘤,近年来,发病率在世界范围内呈上升趋势。

一、子宫内膜癌的病理类型

- 子宫内膜样腺癌;
- 乳头状浆液性腺癌;
- 透明细胞癌;
- 黏液性腺癌;
- 鳞状细胞癌;
- 未分化癌。

二、子宫内膜癌分期

阶段分期通常用来形容在显微镜下肿瘤细胞的形状、大小,是否已经从原发位置扩散到身体的其他部分。这些信息可以帮助医生选择最合适的治疗方法。

子宫内膜癌的发展通常分为四个期(0~Ⅳ):数字越低,癌细胞扩散的机会越小;反之,数字越高,情况越严重,扩散的几率越高。

Ⅰ期:癌细胞只在子宫内壁或者肌肉层发现。

Ⅱ期:癌细胞已经扩散到子宫颈。

Ⅲ期：癌细胞扩散到附近的组织，包括盆骨内的薄膜、阴道以及附近的淋巴结。有的时候扩散到骨盆的肿瘤细胞会压迫到一个输尿管，造成肾脏内的尿液升高。

Ⅳ期：肿瘤已经扩散到附近其他器官，如膀胱、大肠或者身体其他部位。

 ## 什么可导致子宫内膜癌

年龄在 50~64 岁的妇女患上子宫内膜癌的情况最为常见。子宫内膜癌极少侵袭 50 岁以下的妇女。关于子宫内膜癌的发病原因尚不清楚，可能与以下因素相关：

- 雌激素长期大量刺激：长期服用雌激素、三苯氧氨、他莫昔芬类药物。
- 不育或少育、月经初潮早或绝经延迟、无排卵周期妇女。
- 垂体功能紊乱、过度肥胖、高血压、糖尿病。
- 女性疾患：多囊卵巢综合征、乳腺癌、卵巢癌、子宫内膜增生、子宫内膜息肉或其他子宫内膜组织良性生长。
- 林奇综合征，是一种遗传性结肠癌最常见形式，由 MMR 基因突变引起；亦会导致子宫内膜癌。
- 营养因素：摄取过量动物脂肪、过量饮酒。
- 其他因素：盆腔放疗、遗传免疫缺陷、多发癌倾向、缺乏运动。

 ## 子宫内膜癌的症状

子宫内膜癌患者早期可无明显症状、体征，部分患者可有子宫异常增大，应结合病史等情况综合分析。随着病情进度，以后可出现阴道流血、阴道排液、疼痛等。

- 异常阴道流血。绝经后出血、生育年龄妇女则表现为月经周期紊乱、两次月经中间有流血的现象、月经期延长、经量增多甚至大出血。
- 异常阴道分泌物。阴道不正常的排出水样、血性分泌物、脓性分泌物并伴异味，此症状先于阴道出血，并多见于绝经后患者。
- 疼痛。下腹腹痛或阵发性疼痛、在性交时疼痛或不舒服。

 ## 医生如何诊断

一、子宫内膜活检或分段诊刮

取子宫内膜做病理检查，是诊断子宫内膜癌的权威方法。

二、宫腔镜检查

宫腔镜可以直接窥视子宫腔内和子宫颈管内病变,尤其对早期微小病灶,在直视下准确活检,可提高诊断准确性。

由于行宫腔镜检查时,注入的膨宫介质使宫腔内压力增高,有可能使宫腔内的肿瘤细胞经输卵管注入腹腔或经血管扩散,对已明确诊断者,不宜做此检查。

三、超声学检查

经阴道 B 型超声检查可了解子宫大小、宫腔形态、宫腔内有无赘生物、子宫内膜情况等。

四、CT、MRI 检查

能较准确地分辨宫颈与宫体、宫内膜与肌层,并能较准确地辨别子宫肌层浸润程度及局部淋巴结情况。

五、正电子发射计算机断层显像(PET-CT)

不仅能较准确地分辨宫颈与宫体、宫内膜与肌层,而且能较准确地辨别子宫肌层浸润程度及局部淋巴结情况,还可以清晰显现全身细节的图像,对肿瘤鉴别、复发诊断、全身评价有帮助。

六、肿瘤标记物测定

CA125 是上皮性卵巢癌的肿瘤标记物,用于子宫内膜癌也有一定的价值。与 CA19-9 联合检测,有助于判断肿瘤的存在与来源,也有助于肿瘤治疗效果的监测。

七、血液检查

进行血液常规检测、生化功能、凝血功能、血型、输血前病原学等相关指标检测,有助于了解全身身体状态。

八、放射学诊断

胸片检查能了解心肺功能情况。

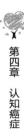

九、遗产学咨询和基因诊断

患者年龄<50岁且有明显的子宫内膜癌、结直肠癌家庭史或有选择性高危因素的患者，可考虑检测。

治疗方法

子宫内膜癌的治疗手段有手术、放疗、化疗及内分泌激素治疗。根据患者的全身情况、肿瘤病变情况、病理学类型等，选择适宜的治疗方法。

一、外科手术

早期患者以手术为主。手术治疗可以确定病变范围及预后相关因素，可以切除病变部位及其他存在的转移病灶。手术时切除的病变部位及可疑部位，需要进行病理检查及雌、孕激素受体检测，以作为手术后的后续治疗的依据。

1. 疼痛

手术后，可能需要一些止痛药物，来控制手术后引起的疼痛。对于持续剧烈的长时间疼痛，应在专业医生指导下使用止痛药物，以达到无痛效果。

2. 肠道问题

手术后，有些妇女可能有肠道方面的问题，譬如腹痛、便秘或腹泻。这些现象可能在治疗后一段时间后才发生。最好能避免便秘的现象发生，因为会对大肠增加压力。手术也可能造成肠道堵塞。肿瘤复发也可能造成肠道阻塞。如果你有恶心、呕吐、腹部疼痛、肠道不通便、不排气的现象，应该尽快看医生。

贴　士

- 术后尽早下床活动，或在床上进行腹部按摩，早日促进肛门排气、排便；
- 如果便秘，要多吃高纤维的食物，如全麦面包、麦麸、水果和蔬菜；
- 喝大量的水可以帮助大便通畅，补充因为腹泻失去的水分，尤其是多喝温水和热水；
- 少量多餐，避免大餐；

3. 淋巴水肿(参见淋巴水肿)

在骨盆附近的淋巴结如果被切除,因而积聚的液体会使一条腿或两条腿肿胀,造成行动困难,严重者可致下肢静脉血栓形成。

贴　士

- 移动或按摩液体积聚的部位,使得淋巴管道通畅;
- 穿戴特殊设计的绷带、长袜或者富弹性的衣着也可以帮助消退肿胀及防止肿胀恶化;
- 注意皮肤与指甲,避免感染;
- 避免双腿受到感染。

---

4. 个人卫生/性生活

- 阴道可能会有少量分泌物,保持外阴卫生,保持会阴部清洁干燥。
- 着全棉内衣、勤更换,毛巾定期更换,洁具定期消毒。
- 手术后3个月内禁止性生活、盆浴、重体力劳动;半年内避免从事增加骨盆充血的活动,如久坐、跳舞等。

二、放射治疗法

放射治疗在子宫内膜癌的治疗中占有重要地位。对于不能耐受手术的患者或不适宜进行手术的患者,能有效减轻症状、改善生活质量、延长生存期、创造手术机会;对于手术后的患者,可降低局部复发,提高生存率。

子宫内膜癌放射治疗方案中需注意如下副反应:放射性肠炎、放射性膀胱炎、放疗后引起的生殖器官反应。

放射治疗,特别是近距离照射,可引起阴道黏膜粗糙、水肿增厚、引发阴道炎,后期可因阴道内壁纤维化,引起阴道缩窄、宫颈及宫体萎缩变小,盆腔组织纤维化严重者可引起循环不畅,压迫神经导致水肿和疼痛。

三、内分泌激素治疗

治疗方案的选择与应用,请咨询专业医生,并在专业医生指导与严密监测下治疗。内分泌激素治疗主要用于孕激素受体和雌激素受体阳性和分好的子宫内膜样腺癌的辅助治疗,以及晚期或复发患者的姑息治疗,早期要求保留生育能力的患者、子宫内膜不典型增生、高危患者的治疗。

内分泌治疗具有如下副反应：水钠潴留、水肿、药物性肝炎。

四、化学治疗

化学治疗主要用于配合手术治疗、放射治疗的增敏化疗、复发和(或)转移患者的全身治疗，以及特殊类型子宫内膜癌的治疗。

子宫内膜癌治疗方案中需注意的副反应：
- 胃肠道反应；
- 药物反应/过敏反应；
- 化学性静脉炎；
- 心脏毒副反应。

五、靶向治疗

接受细胞毒性药物化疗后肿瘤仍进展者或考虑使用贝伐单抗。

积极防治

- 普及防癌知识，定期体检，做到早发现、早诊断、早治疗。
- 积极治疗子宫内膜癌病变——子宫内膜增生症。
- 重视绝经以后妇女阴道流血和绝经前妇女月经紊乱的诊治。
- 正确掌握雌激素应用指征及方法。
- 重视高危因素及高危人群，定期筛查：40岁以上出现不规则阴道出血者，绝经后长期使用雌激素治疗者，不孕、肥胖者，有乳腺癌、卵巢癌、大肠癌家庭史且出现不规则阴道流血者，有子宫内膜增生史治疗后又出现症状者，绝经年龄超过52岁者，有多囊卵巢综合征、卵巢妇性化肿瘤病史者。
- 患者年龄<50岁且有明显的子宫内膜癌、结直肠癌家庭史，或有选择性高危因素的患者，可考虑检测遗产学咨询和基因诊断。
- 体检时发现子宫异常增大者，需提高警惕，同时结合病史等情况综合分析。
- 行内分泌治疗的患者，需密切随访，每3~6个月进行1次内膜活检。
- 治疗完成后定期复查，前2~3年每3~6个月复查一次，阴道细胞学检查每6个月一次，以后每6~12个月复查一次。出现不适症状，及时就诊。

第十八节 子宫颈癌

　　子宫颈　　/ 330
　　子宫颈癌　　/ 330
　　什么可导致子宫颈癌　　/ 331
　　子宫颈癌的症状　　/ 332
　　医生如何诊断　　/ 333
　　治疗方法　　/ 334
　　积极防治　　/ 336

子宫颈

子宫颈位于子宫下部，近似圆锥体，长2.5~3cm，上端与子宫体相连，下端深入阴道。阴道顶端的穹隆又将子宫颈分为两部分：宫颈突入阴道的部分称宫颈阴道部，在阴道穹隆以上的部分称宫颈阴道上部。子宫颈阴道上部的前方借膀胱阴道隔与膀胱底部相邻，子宫颈阴道部借尿道阴道隔与尿道相邻。

子宫颈内含有腺体，可分泌一种黏液，即宫颈黏液，这种黏液的性状和量的多少，与子宫内膜一样，受卵巢功能的影响并呈明显的周期性变化。

 ## 子宫颈癌

子宫颈癌是发生于子宫颈的上皮性恶性肿瘤，是女性生殖系统中最常见的恶性肿瘤。近几十年来由于宫颈细胞学筛查的普遍应用，宫颈癌和癌前病变得以早期发现和治疗，其发病率和死亡率已有明显下降。

一、子宫颈癌的病理类型

- 子宫颈鳞状细胞癌。是子宫颈癌最常见的病理类型。
- 子宫颈腺癌。起源于子宫颈管柱状上皮和黏液的腺体。
- 宫颈腺鳞癌。少见，指在子宫颈癌灶中，同时可见到腺癌及鳞癌的成分。
- 其他少见的类型。如小细胞癌、腺样囊腺癌、腺样基底癌、透明细胞癌、神经内分泌癌等。

二、子宫颈癌的分类方法

1. 目观

在发展为浸润癌前，肉眼观察无特殊异常，或类似一般宫颈糜烂。随着宫颈肿瘤发生的部位、疾病的早晚期，可分为以下几种①：

---

① 万德森：《临床肿瘤学》，科学出版社2010年版，第448~450页。

- 糜烂型。宫颈外形可见，表面糜烂状或颗粒状，触之易出血，多见于早期浸润癌。
- 结节型。多源自宫颈外口向颈管内生长，宫颈表面结节状或团块状。
- 菜花型。肿瘤通常由宫颈外口向阴道内呈菜花样生长，增长快，血管丰富，质脆，易出血，坏死，常合并感染。
- 溃疡型。内、外生型合并感染后可形成溃疡，在内生型，可为小溃疡或较深，呈火山口状溃疡，子宫颈癌灶浸润深和癌组织大量坏死脱落，宫颈外形被破坏，形成空洞状，与阴道穹窿部连在一起。

2. 镜查

- 不典型增生：可分为轻度不典型增生、中度不典型增生和重度非典型增生。
- 原位癌。
- 镜下早期浸润癌。
- 鳞状上皮浸润癌。
- 腺癌。
- 腺鳞癌。
- 其他少见类型：小细胞癌、腺样囊腺癌、腺样基底癌、透明细胞癌。

什么可导致子宫颈癌

关于子宫颈癌的发病原因尚不清楚，可能与以下因素相关：

- 病毒感染。人乳头状病毒（HPV）持续感染是宫颈癌的主要危险因素。90%以上的子宫颈癌伴有高危型 HPV 感染。① 某些人类疱疹病毒Ⅱ型（HSV-2）、人类巨细胞病毒（CMV）也与宫颈癌发病有关。
- 性行为及分娩次数。多个性伴侣、性生活紊乱、初次性生活小于16岁、初产年龄小、早婚、早孕、多孕多产等与宫颈癌发生有密切关系。
- 其他生物学因素。沙眼衣原体、单纯疱疹病毒Ⅱ型、滴虫等病原体的感染在高危 HPV 感染导致宫颈癌的发病过程中有协同作用。
- 其他行为因素。吸烟作为 HPV 感染的协同因素可以增加子宫颈癌的患病风险。另外，宫颈阴道慢性炎症、口服避孕药、长期免疫功能低下等也可影响疾病的发生。②

生殖器的 HPV 主要是通过性生活传播，密切接触也可以导致感染 HPV，无论男性或是女性均可感染这种病毒。

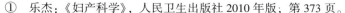

① 乐杰：《妇产科学》，人民卫生出版社2010年版；第373页。
② 万德森：《临床肿瘤学》，科学出版社2010年版，第447～448页。

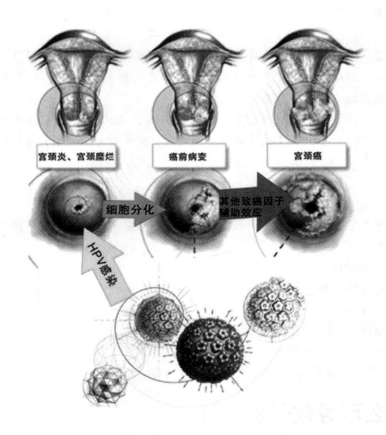

子宫颈癌的症状

一、阴道流血

早期多表现为接触性出血,性交后或妇检后有少量出血;中晚期为不规则阴道流血。年轻患者也可表现为经期延长、经量增多;老年患者常为绝经后不规则阴道流血。出血量根据病灶大小、病灶的部位、侵及间质内血管情况而不同,若侵袭大血管可引起大出血。

二、阴道排液

多数患者有阴道排液,或性交、妇检后阴道排液增多者。液体为白色或血性,可稀薄如水样或米泔状,或有腥臭。晚期患者因肿瘤组织坏死伴感染,可有大量米汤样或脓性恶臭白带。

三、晚期症状

根据肿瘤灶累及范围出现不同的继发性症状。如尿频、尿急、便秘、下肢肿痛等；肿瘤压迫或累及输尿管时，可引起输尿管梗阻、肾盂积水及尿毒症；晚期可有贫血、恶病质等全身衰竭症状。

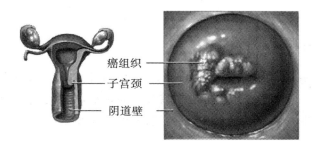

医生如何诊断

一、妇科检查[①]

- 宫颈刮片细胞学检查。这是筛查宫颈癌前期病变和早期宫颈癌的主要方法。
- 宫颈碘试验。正常宫颈阴道部鳞状上皮含丰富糖原，碘溶液涂染后呈棕色或深褐色，不染色区说明该处上皮缺乏糖原，可能有病变。在碘不染色区取材活检可提高诊断率。
- 阴道镜检查。阴道镜不能直接诊断肿瘤，但可协助选择活检的部位进行宫颈活检，有助于提高检出率。
- 宫颈和宫颈管活组织检查。为确诊宫颈癌及宫颈癌前病变的可靠依据。在宫颈刮片细胞学检查为巴氏Ⅲ～Ⅳ级以上涂片，但宫颈活检为阴性时，应在宫颈鳞-柱交界部的6、9、12和3点处取四点活检，或在碘试验不着色区及可疑癌变部位，取多处组织，并进行切片检查，或应用小刮匙搔刮宫颈管，将刮出物送病理检查。
- 宫颈锥切术。适用于宫颈刮片检查多次阳性而宫颈活检阴性者；或宫颈活检为原位癌需确认者。可采用冷刀切除、环形电切除或冷凝电刀切除。

二、CT、MRI 检查

能清楚显示子宫、子宫颈肿瘤图像及盆腔淋巴结有无转移，对肿瘤的诊断、协助

---

① 乐杰：《妇产科学》，人民卫生出版社 2010 年版，第 267 页。

分期、随访时观察残余瘤的变化和肿瘤有无复发有一定作用。

三、正电子发射计算机断层显像（PET-CT）

不仅能清楚显示宫颈、子宫颈肿瘤图像及盆腔淋巴结有无转移，还可以清晰显现全身细节的图像，对肿瘤的鉴别、复发诊断、全身评价有帮助。

四、肿瘤标记物测定

子宫颈癌尚未分离出理化性质纯粹、专一的特异抗原。自发现鳞状上皮癌肿瘤相关抗原（SCC）以来，SCC 敏感度在原发性宫颈癌为 44%~67%，复发为 67%~100%，特异度为 90~96%，随着治疗效果升降，用于监测疾病疗效和复发。

五、血液检查

进行血液常规检测、生化功能、凝血功能、血型、输血前病原学等相关指标检测，有助于了解全身身体状态。

六、放射学检查

胸片检查能了解心肺功能情况。

 # 治疗方法

子宫颈癌的治疗选择以手术治疗和放射治疗为主，辅助化学治疗。根据临床分期、患者年龄、生育要求、全身情况、医疗技术水平及设备条件等综合考虑制订适当的个体化治疗方案。

一、外科手术治疗

主要用于低分期和小病灶的早期宫颈癌患者。了解肿瘤的大小、肿瘤侵犯的程度，以明确分期。根据患者不同分期选用不同的术式。

年轻患者卵巢正常可保留。对要求保留生育功能的年轻患者，属于特别早期的可行宫颈锥形切除术或根治性宫颈切除术。

1. 疼痛

手术后，可能需要一些止痛药物，来控制手术后引起的疼痛。对于持续剧烈长时间疼痛，应在专业医生指导下使用止痛药物，以达到无痛效果。

2. 肠道问题

手术后，有些妇女可能有肠道方面的问题，譬如腹痛、便秘或腹泻。这些现象可能在治疗后一段时间后才发生。最好能避免便秘的现象发生，因为会对大肠增加压力。手术也可能造成肠道堵塞，肿瘤复发也可能造成肠道阻塞。如果你有恶心、呕吐、腹部疼痛、肠道不通便、不排气的现象，应该尽快看医生。

3. 提早绝经/更年期(绝经)的副作用

如果子宫或两个卵巢都被切除，绝经的现象会提早到来。这表示将不再会怀孕。

绝经不论在身体上或心理上，都不容易接受。绝经的副作用包括热潮红、皮肤干燥、阴道干燥、难以入睡、疲倦、情绪起伏、感到焦虑和沮丧。这些症状往往比正常发生的绝经要来得强烈。正常的绝经是因为激素的分泌逐渐的减缓，让身体慢慢适应。

4. 淋巴水肿(参见淋巴水肿)

在骨盆附近的淋巴结如果被切除，因而积聚的液体会使一条腿或两条腿肿胀，造成行动困难，严重者可致下肢静脉血栓形成。

5. 个人卫生/性生活

- 阴道可能会有少量分泌物，保持外阴卫生，保持会阴部清洁干燥。
- 着全棉内衣、勤更换，毛巾定期更换，洁具定期消毒。
- 手术后 3 个月内禁止性生活、盆浴、重体力劳动。半年内避免从事增加骨盆充血的活动，如久坐、跳舞等。

二、放射治疗

宫颈癌治疗中的常用手段，放射治疗适用于：
- 中晚期患者；
- 全身情况不适宜手术的早期患者；
- 宫颈大块病灶的术前放疗；
- 手术治疗后病理检查发现有高危因素的辅助治疗；
- 根治性子宫切除术后辅助放射治疗。

宫颈癌放射治疗方案中需注意如下副反应：放射性肠炎、放射性膀胱炎、放疗后引起的生殖器官反应。

三、化学治疗

化学治疗主要应用于不适合放射治疗或廓清手术的盆腔外转移的晚期和复发的患

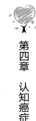

者、初治早期局病灶较大患者术前治疗，以及应用于放射治疗的增敏性化疗。

宫颈癌治疗方案中需注意的副反应：胃肠道反应、药物反应/过敏反应、化学性静脉炎。

积极防治

- 普及防癌知识，开展性卫生教育，提倡晚婚少育。
- 定期开展宫颈癌的普查，每年普查一次，30岁以上应定期参加宫颈癌普查，做到早发现、早诊断、早治疗。
- 凡有性生活妇女，月经异常和性交出血者，应警惕宫颈癌发生的可能。每年到妇科门诊就诊，应作常规宫颈刮片检查，每3~5年接受一次HPV筛查，若有异常应作进一步检查。
- 早期发现及诊治宫颈上皮内瘤变，阻断宫颈浸润癌发生。
- 注意保持外生殖器卫生，积极治疗阴道炎症和中、重度宫颈糜烂。
- 及时诊断和治疗HPV感染、非典型增生(CIN)(CINⅡ级或CINⅢ级是宫颈癌的癌前病变)，以阻止宫颈癌的发生。
- 重视高危因素及高危人群，有异常症状者及时就医。
- 子宫颈癌患者治疗期间，也需要定期进行相关检查以了解治疗效果。
- 子宫颈癌患者治疗完成后，前2年每3~6个月复查一次，之后的3~5年每6个月复查一次，以后每年一次。出现不适症状，及时就诊。

第十九节 皮 肤 癌

皮肤　　/ 338
皮肤癌　　/ 339
什么可导致皮肤癌　　/ 341
皮肤癌的症状　　/ 342
医生如何诊断　　/ 343
治疗方法　　/ 343
积极防治　　/ 345

皮肤

皮肤指身体表面包在肌肉外面的组织,是人体最大的器官,主要承担着保护身体、排汗、感觉冷热和压力等功能。皮肤总重量占体重的 5%~15%,总面积为 $1.5 \sim 2m^2$,厚度因人或部位而异,为 0.5~4mm。皮肤覆盖全身,它使体内各种组织和器官免受物理性、机械性、化学性和病原微生物性的侵袭。

皮肤具有两个方面的屏障作用:一方面防止体内水分、电解质、其他物质丢失;另一方面阻止外界有害物质的侵入。皮肤保持着人体内环境的稳定,同时皮肤也参与人体的代谢过程。

皮肤由表皮、真皮和皮下组织构成,并含有附属器官(汗腺、皮脂腺、指甲、趾甲)以及血管、淋巴管、神经和肌肉等。

表皮:皮肤的最上层亦即外层,由三种细胞构成:基底细胞、鳞状细胞、黑色素细胞。黑色素细胞释出的黑色素是一种较深的色素,构成我们皮肤的颜色。晒太阳后肤色会变深,就是因为黑色素细胞在阳光作用下会释出大量黑色素。

真皮:位于表皮下,包括毛囊、释放出汗水和油脂的腺体、血管、淋巴管和神经。

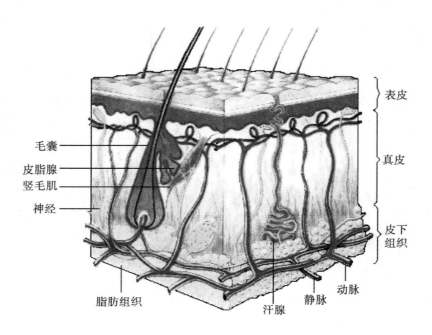

皮肤癌

皮肤癌也就是皮肤细胞的增生失控或者称为癌变。皮肤癌可以分为以下几种：基底细胞癌、鳞状细胞癌、黑色素瘤。

基底细胞癌和鳞状细胞癌（两者又称非黑色素皮肤癌）是最常见的皮肤癌。黑色素瘤是黑色素细胞的癌变。除了以上这三种，还有一些比较罕见的皮肤癌，例如汗腺和毛囊引起的皮肤癌。

一、基底细胞癌（BCC）

基底细胞癌（BCC）是最常见的皮肤癌，约占皮肤癌的60%，年轻人虽然也会患这种病，但最常见于40岁以上的人士，通常见于头部、颈部和上身的外皮。发病的部位面积不大，远看像疤痕，有时候隆起，有点像珍珠；有时候呈鳞状，又或者像枯死的皮，颜色暗淡，有时候会出血，甚至有溃疡的现象，但自行痊愈后又再复发。BCC增生通常比较慢，也很少转移到其他部位。但若不加处理，会逐渐深入皮肤内部，侵害邻近的组织，一旦转移，不但会增加治疗的难度，更会增加复发的风险。

二、鳞状细胞癌（SCC）

鳞状细胞癌（SCC）大约占皮肤癌的30%，患者大多是50岁以上的人士，患处通常是经常晒太阳的部位，例如头、颈、手和前臂，但有时候也见于上身和腿部。鳞状细胞癌（SCC）看上去像鳞状的红色小茧，逐渐容易出血，有点像未愈合的伤口。鳞状细胞癌（SCC）增生得很快，整个发展的过程只需几个月，而且会转移到其他部位，如果出现在嘴唇或耳朵，尤其容易转移。一发现有迹象就要到医院检查，不要耽搁。

鲍温氏病

鲍温氏病（Bowen's disease）通常称为原位鳞状细胞癌。这是一种早期的皮肤癌，癌变细胞集中在表皮，看上去往往像鳞状的红斑。大约有5%会恶化成侵袭性的鳞状细胞癌。

三、黑色素瘤（Melanoma）

黑色素瘤只占皮肤癌的2%，虽然罕见，却是最严重的皮肤癌。只要发现得早，大

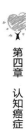

多数黑色素瘤都可以治疗，但也容易转移到身体的其他部位。

黑色素瘤起初通常是在皮肤上冒出一个新的斑点，或者是身体上原有的斑点或者痣发生变化，可能是面积扩大、改变形状或转换颜色。但变化的过程可以长达几个星期甚至几个月，并非几天之内就可以察觉。身体上正常的斑点或者痣通常颜色均匀，四周比较规则，但黑色素瘤的形状往往不规则，或者表面凹凸不平，看上去像污迹。黑色素瘤颜色不一，褐色、黑色、蓝色、红色、白色、浅灰色都有可能。如果发觉斑点或者痣很痒、流血、变大，或者形状变得不规则，则不排除可能是黑色素瘤，要立即看医生。

结节型黑色素瘤（Nodular melanoma）

结节型黑色素瘤是一种很危险的黑色素瘤。增生迅速，不仅在皮肤上生长，更向体内转移，如果不及早发现、尽早除去，有可能危及生命。结节型黑色素瘤有时候看上去像圆形隆起的小包，颜色可能是黑色、褐色、红色甚至粉红色。

近年来，皮肤恶性黑色素瘤的发病率有增高的趋势，有资料显示皮肤恶性黑色素瘤的发生与紫外线、先天性痣密切相关，有色人种皮肤恶性黑色素发病率较低，临床病理特点及生物学行为与白人有较大差异，以肢端多见，预后差。

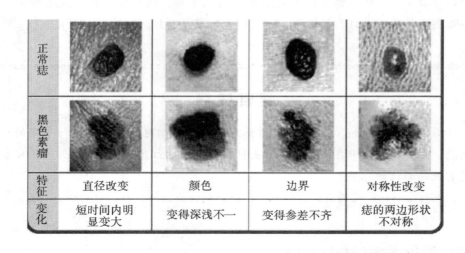

什么可导致皮肤癌

一、病因

几乎所有皮肤癌都是紫外线(ultraviolet,简称 UV)照射引起的,阳光是紫外线主要的来源,其次是健身美容时照射的紫外光灯。只要避免暴晒,使用防晒设备,大多数皮肤癌是可以避免的。

紫外线照射肉眼看不见,但会引起以下状况:
- 日灼(sunburn),受损的皮肤会感到灼热疼痛,接着会脱落,换上新皮;
- 皮肤老化加速;
- 日久皮肤受损,可能发展成肿瘤。

皮肤癌通常与长期暴露在紫外线下有关。这里说的不仅是一次暴晒,像户外活动后常见的满身皮肤通红,接着脱皮,而是一生中累计的照射量。住在热带或者高原区,或者需要长期在户外工作,接触猛烈的阳光,这些人尤其需要保护皮肤。年纪大的人容易患皮肤癌,因为紫外线在日积月累中逐渐形成,只不过我们不知不觉。研究发现,皮肤细胞往往在儿童时期就已受损,如果成年后不加以保护,继续暴晒,就可能令本已受损的细胞产生癌变。

二、高危因素

任何肤色的人都有可能患上皮肤癌,而且与健康好坏无关。但有些人的风险比较高,这主要是:
- 身体上的痣特别多。
- 家族中有人患过黑色素瘤。
- 长时间在烈日下暴晒,尤其是皮肤被灼伤;即使偶然一次,也有风险(例如旅游、爬山)。
- 晒不黑但容易灼伤的白皙皮肤。
- 红发或者金发,蓝色或者绿色眼球。
- 免疫系统弱,例如曾接受器官移植或者艾滋病(HIV)测试呈阳性反应。
- 深色和黄褐色皮肤由于释出较多黑色素,患皮肤癌的风险相对低于浅色皮肤。

三、流行病学因素

皮肤癌在我国的发病率很低,但在白色人种中却是常见的恶性肿瘤之一。在皮肤

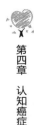

癌中以基底细胞癌最多见。皮肤癌早期表现多为红斑状皮损，伴有鳞片状脱屑或痂皮形成，仅凭肉眼观察非但难以区分其组织学类型，而且易与牛皮癣，湿疹等良性皮肤疾患相混淆，常需借病理检查才能确诊。可采取手术、放疗等方法治疗。

近年来，生活方式的改变导致人们接受 UVB 照射量明显增多，结果导致了皮肤癌发生率的上升。

皮肤癌的症状

一、早期症状

基底细胞癌和鳞状细胞癌起初可能只是一些表面粗糙的小斑，比周围皮肤略红或略白；也可能是微小的肿块或一个很易出血、愈合缓慢或不能愈合的小溃疡。癌肿起始可能非常微小，像针尖般大小，如果不加治疗，癌细胞会扩散至周围组织；一旦癌细胞已扩散，治疗就比较困难，而且容易留下瘢痕。

恶性黑色瘤是最危险的一种皮肤癌，其早期症状通常是出现皮肤色斑、痣的颜色改变、出现新的痣，病变累及产生褐色色素和黑色色素的细胞。

不同的皮肤癌有不同的症状，比较常见的有：
- 皮肤上发现新的斑块，而且看上去与附近的斑点不同；
- 伤口很久不愈合；
- 斑痣或者斑点变大、变形或者变色。

二、非特异性症状

身体其他部位有时也会冒出新的斑点，不过不一定是皮肤癌，可能是晒太阳引起的。无论是因为喜欢户外运动还是工作需要，常晒太阳可能导致黑色素瘤或者其他皮肤病。

痣是皮肤上常见的增生物，当黑色素细胞聚在一起生长时，就会形成痣。有些人满身都是痣。痣可能是遗传的，多晒太阳的人痣通常也多。从小就晒太阳的话，身上的痣尤其多。皮肤上形状不规则、颜色不均匀的增生物，通称为痣。一般来说，痣多的人比较容易得黑色素瘤，如果属于这一类，应定期自我检查，观察身上的痣有没有变化，特别留意是否有新的斑，一发觉有变化，就立即看医生。

日光性角化病又称色斑，通常见于 40 岁以上的人，患处主要是晒太阳较多的部位，例如头、颈、手臂和腿。雀斑通常是一小块扁平的鳞状皮肤，有时候浅色，有时候红色，用手抓的话可能会觉得刺痛。有些日光性角化病可演变成黑色素细胞肿瘤。

医生如何诊断

医生会先检查患者觉得可疑的斑点或者痣疣。如果怀疑是皮肤癌，可能会在该部位为患者做活组织切片（biopsy），以便做进一步的检查。

活组织切片是很小的手术，十分简单，很快就完成。医生会麻醉患者有疑问的部位，把该处的组织切出来。事后只需缝一两针，伤口很快就会愈合。切出来的组织会送去化验室，由病理学专科医生用显微镜仔细观察，通常要一个星期才有结果。在等待的期间内，人人都会心焦，甚至忐忑不安。在等待的过程中，不妨放松心情，运气好的话，说不定这一刀切下去就已挖掉了所有的癌细胞，治好了自己的病。

大多数皮肤癌对健康的威胁不大，但说到底还是癌症。得知自己患癌，绝大多数人会感到震惊甚至恐惧，这是完全正常的。无论是感到不安、惊恐还是沮丧，一定要告诉医生。

 ## 治疗方法

为皮肤癌患者选择治疗方法时，医生需要考虑的因素包括：
- 肿瘤所在的部位；
- 肿瘤的大小；
- 肿瘤是否转移到身体其他部位。

治疗时通常要手术，与此同时，可能会兼用其他方法以保证疗效。

一、手术治疗

皮肤癌有时候在切片检查的过程中就已经全部切除，此外不需要再用其他方法。但如果肿瘤的体积比较大，又或者已由表皮转移开去，进入体内，就要切除更多组织。切除大块肿瘤后留下的伤口由于面积较大，难以靠缝针来愈合，有可能要植皮，也就是在身体其他部位割下一块皮肤，移植到伤口处。为了使新的皮肤长成后，无论颜色、纹理和质感都与身体正常的皮肤大致相同，医生可能会用患者伤口四周的皮肤轮替遮盖住伤口。

1. Mohs 切除法

医生为患者切除肿瘤时，难免会连带切除少量健康的组织。Mohs 切除法可以减少这种损伤。这就是利用微创手术，尽量不波及健康的组织。医生会一点一点地切除肿瘤。每切一小块皮肤，就在手术室的显微镜下观察，切一片看一片，直到最后切下的皮肤不再发现癌细胞。Mohs 手术主要用来治疗大面积的皮肤癌，尤其是已经深入皮下或者复发的肿瘤，有时候也用来切除敏感部位的皮肤癌，例如眼球附近。

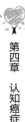

2. 冷冻治疗

色斑和表面的基底细胞癌可以采用冷冻治疗，顾名思义，也就是用很低的温度来杀死癌细胞。方法是用超低温的液态氮喷射肿瘤部位，冻死癌组织和附近的皮肤细胞。手术后头几天，伤口会有点疼痛、红肿，甚至会起疱，但冻死的组织随后就会自动脱落。前后要几个星期才能痊愈，伤口愈合后，可能会留下白色的瘢痕。

3. 刮除与烧灼

刮除与烧灼主要用来治疗表层的基底细胞癌。医生先为患者局部麻醉隆起或者有斑点的皮肤，再用一种看上去像小茶匙的刮除刀，将肿瘤挖出来，最后在伤口处通电，称为电灼，通电有止血和杀死残余的癌细胞的作用。伤口通常几个星期内就可以愈合，事后会留下浅色的疤痕。

4. 光动力治疗

光动力治疗（photodynamic therapy，缩写 PDT）即结合光源和药膏的作用，将一种特制的药膏涂在肿瘤部位以杀死癌细胞。先将专用的乳剂涂在肿瘤部位，过几个小时，待乳剂开始发挥作用后，用光源照射肿瘤，照射完毕再用胶布和纱布裹住患处，避免光的照射。有时候要在 2~4 个星期内重复做 PDT，才能获得较好的效果。PDT 有时候会有疼痛，尤其是当肿瘤位于面部时。有需要的话，可以请医生局部麻醉患处，以减轻疼痛。患者可以放心的是，PDT 不会留下疤痕，伤口通常很快会愈合，治疗前后看不出太大的分别。

二、化疗治疗

化学治疗是作为治疗皮肤癌的一种全身性辅助治疗，适用于在原有瘢痕基础上发生的鳞形细胞癌、皮肤与黏膜交界处的鳞癌、免疫功能低下的患者以及发生区域淋巴结和远处转移的患者。常用化疗药有博来霉素、匹来霉素、顺铂和多柔比星联合。

三、放射治疗

放射治疗是用 X 射线照射肿瘤部位以杀死癌细胞。无论是基地细胞癌或鳞癌对放射治疗都很敏感。最常用于难以动手术的敏感部位，例如肿瘤接近眼部、鼻子或者前额，或者已转移到皮肤内层。整个疗程通常要几个星期。其优点是对正常组织损伤小，治疗不留疤痕，不使组织变形，治疗时无疼痛。缺点是致毛发脱落不再生，治疗区汗腺功能丧失、皮肤萎缩、毛细血管扩张、色素沉着、干燥或角化、不能做病理检查、不能控制肿瘤的确切边界。

如何选择治疗方法？

肿瘤科医生、皮肤科医生和外科医生都可以治疗皮肤癌。不同的治疗方法有利有弊，要做出最佳的选择有时候并不容易。医生如果提出几种不同的治疗方法供患者考虑，首先要比较各种疗法的利弊得失，了解是否能够找到一种最适合自己的方法。如果医生只提供一种疗法，患者在接受之前一定要问清楚，还有其他的疗法适合患者？为什么？在医生建议的各种疗法中做出选择之前，先要了解自己的病情、医生的建议和治疗的副作用。充分地了解疗法可能带来的后果是患者的基本权利。身体是患者的，只有患者才能够为自己做出最后的抉择。

积极防治

预防皮肤癌的风险，最重要的是不要让猛烈的阳光直接照射皮肤。保护的方法包括：

- 当紫外线指数高于 3 时，一定要有足够的防护。
- 上午 11 点钟到下午 3 点钟阳光通常最强烈，超过 60% 的照射会到达地面，避免让太阳直接照射皮肤。
- 留在有遮盖的地方，在户外时要用遮阳伞。此外还要注意，紫外线碰到水泥、水和沙这类实物时会折射到人体上。因此，人在室外时，即使头顶有遮盖，也有可能受到紫外线灼伤。
- 尽量少外露皮肤，颈部后面也宜遮住。最好穿长袖 T 恤、长裤、长裙。裤子和裙子要能够遮住大部分小腿，高密度的布料最能阻挡紫外线。
- 在太阳下戴帽子，以便护住脸部、颈部和耳朵。帽子最好有边，四周宽 8～10cm。到户外活动之前，提前 20 分钟在露出的皮肤上涂防晒霜。选购防晒霜时，注意要有 SPF30+ 成分。SPF30+ 不但能够阻挡广泛的紫外线照射，而且防水，适合水上运动，各类皮肤都适用，最适合运动、旅游。但活动时，浸水、汗水和抹擦会耗掉防晒霜，最好每隔 1 个小时就涂一次。
- 阳光太猛会灼伤眼睛，在烈日下要戴太阳眼镜。镜框最好能够裹住头部两侧，贴面、舒适。不要让阳光直接照射婴儿和小孩。带儿童旅游或者去海滩时，请准备遮阳伞、帽子，确保有足够的遮盖。特别留意脸部和手背等外露的部分，必要时使用有 SPF30+ 成分的防晒霜。
- 不要用人工晒灯床或者太阳灯来加深肤色，模仿晒太阳的效果。这些产品会释出紫外线，增加皮肤癌的风险。

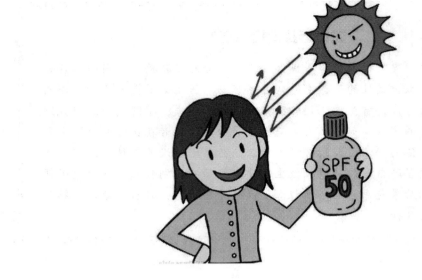

　　定期自我检查皮肤，记住身体上的特征。一发觉有变化，记下有关的部位和发现的日期。最好每季检查一次。日照强的地区，例如热带、沙漠和高原，更要多留意。

　　检查时，身体上的任何部位都不能遗漏，包括脚底、脚趾与脚趾间，以及脚趾甲。自己看不清楚的部位，例如背部或者大腿后面，可以用镜子或者请亲友帮忙。注意，除了自己检查，最好每年看一次皮肤专科医生。

　　经常留意自己的皮肤，熟悉身体的每个部位，才能够及时发现变化，尽早看医生治疗。

　　有些皮肤癌患者完成了治疗后，过了一段时间，患处又发现癌细胞，或者需要进一步的治疗。也有人接受治疗后，患处的伤口始终不愈合，或者发现其他的变化，这些都要尽快通知医生。完成治疗后，一定要继续检查皮肤，看是否有变化，并且定期复查，避免晒太阳。在恢复期间里，为了保护好皮肤，尽可能减少损伤，此后一年内，不论大热天还是阴雨天，都要注意皮肤的"安全"。

　　曾经因为皮肤癌或色斑而接受治疗的患者，其后又患皮肤癌的风险，通常比一般人高。阳光对皮肤的伤害是长时间形成的，目前还没有方法可以修复，因此，为防万一，最好的方法是自觉地定期检查皮肤。一发现有异常的迹象，就立即就医。

第二十节 白 血 病

造血系统　/ 348
白血病　/ 349
白血病的症状　/ 349
什么导致白血病　/ 351
医生如何诊断　/ 351
治疗方法　/ 353
积极预防　/ 357

造血系统

一、造血系统的构成

造血系统包括血液和造血器官。血液由血浆和血细胞组成，血细胞有三种：白细胞、红细胞和血小板。造血系统有骨髓、胸腺、肝、脾、淋巴结、胚胎及胎儿造血组织，其中骨髓是主要的造血器官。

二、造血系统的功能

血液运行全身，将氧和营养成分带给各个部位，协助身体抵抗感染，同时除去体内的废物。血细胞悬浮在清澈的血浆里，由血浆带到身体各处。

白细胞负责对抗外来的感染，白细胞太少会容易得病。白细胞分为五种：单核细胞、淋巴细胞、中性粒细胞、嗜酸性粒细胞、嗜碱性粒细胞。

红细胞负责将氧从肺部带到各部位。红细胞太少会引起贫血，身体各部位会缺氧，从而造成脸色苍白，容易疲劳。

血小板协助血液凝固，堵住伤口以免流血不止。血小板太少会容易瘀伤、流鼻血，皮肤损伤时难以止血。

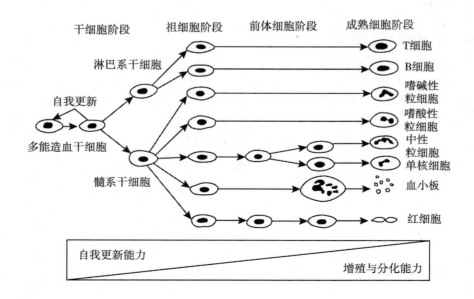

骨髓先产生干细胞。干细胞在骨髓里成熟的过程中，会分别转化成红细胞、白细胞和血小板，然后进入血液。

白血病

白血病是一类起源于造血干细胞的恶性克隆性疾病。克隆性白血病肿瘤细胞因为增殖失控、分化障碍、凋亡受阻等机制在骨髓和其他造血组织中大量增殖累积，抑制正常造血，并浸润其他组织和器官。

按白血病细胞的分化、成熟程度和自然病程可分为急、慢性白血病。

急性白血病肿瘤细胞分化停滞在早期阶段，以原始及早幼细胞为主，疾病发展迅速，如不及时治疗，病程可持续数月。慢性白血肿瘤细胞分化较好，以幼稚或成熟细胞为主，发展缓慢，病程则持续数年。当白血病细胞大量增殖后抑制骨髓中正常白细胞、红细胞及血小板的生成，引起感染、贫血、出血症状。

白血病的分类：

（1）慢性淋巴细胞白血病（简称 CLL）：是 B 淋巴细胞发生病变。

（2）慢性粒细胞白血病（简称 CML）：是骨髓的粒细胞发生病变。

（3）急性淋巴细胞白血病（简称 ALL）：是淋巴母细胞亦即不成熟的淋巴细胞引起的。

（4）急性髓细胞白血病（简称 AML）：是骨髓的粒母细胞亦即不成熟的粒细胞引起的。

白血病的症状

儿童及青少年急性白血病多起病急骤。常见的首发症状包括发热、进行性贫血、显著的出血倾向或骨关节疼痛等。起病缓慢者以老年及部分青年病人居多，病情逐渐进展。此外，少数患者以抽搐、失明、牙痛、牙龈肿胀、心包积液、双下肢截瘫等为首发症状。

一、发热

发热是白血病最常见的症状之一，表现为不同程度的发热。发热的主要原因是感染，其中以咽喉炎、口腔炎、肛周感染最常见，肺炎、扁桃体炎、牙龈炎、肛周脓肿等也较常见。耳部发炎、肠炎、痈、肾盂肾炎等也可见到，严重者可发生败血症、脓毒血症等。发热也是急性白血病本身的症状，而不伴有任何感染迹象。

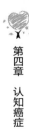

二、感染

病原体以细菌多见,疾病后期,由于长期粒细胞低于正常和广谱抗生素的使用,真菌感染的可能性逐渐增加。病毒感染虽少见但凶险,需加以注意。

三、出血

出血部位可遍及全身,以皮肤、牙龈、鼻腔出血最常见,也可有视网膜、耳内出血和颅内、消化道、呼吸道等内脏大出血。女性月经过多也较常见,可以是首发症状。

四、贫血

早期即可出现,少数病例可在确诊前数月或数年先出现骨髓增生异常综合征(MDS),以后再发展成白血病。病人往往伴有乏力、面色苍白、心悸、气短、下肢水肿等症状。贫血可见于各类型的白血病,老年病人更多见。

五、骨和关节疼痛

骨和骨膜的白血病浸润引起骨痛,可表现为肢体或背部弥漫性疼痛,亦可局限于关节痛,常导致行动困难,逾1/3患者伴有胸骨压痛。

六、肝脾和淋巴结肿大

以轻、中度肝脾肿大为多见。ALL比AML肝脾肿大的发生率高,慢性比急性白血病脾脏肿大更为常见,程度也更明显。淋巴结肿大ALL也比AML多见,可累及浅表或深部如纵隔、肠系膜、腹膜后等淋巴结。

七、中枢神经系统白血病(CNSL)

CNSL系急性白血病严重并发症,常见于ALL和AML中的M4和M5,但其他类型也可见到。由于常用化疗药物难以透过血脑屏障,因此成为现代急性白血病治疗的盲点和难点。浸润部位多发生在蛛网膜、硬脑膜,其次为脑实质、脉络膜或颅神经。重症者有头痛、呕吐、项强、视乳头水肿,甚至抽搐、昏迷等颅内压增高的典型表现,类似颅内出血;轻者仅表现轻微头痛、头晕。颅神经(第VI、VII对颅神经为主)受累可出现视力障碍和面瘫等。

八、其他组织和器官浸润

ALL 皮肤浸润比 AML 少见,但睾丸浸润较多见。睾丸白血病也常出现在缓解期 ALL,表现为单或双侧睾丸的无痛性肿大,质地坚硬无触痛,是仅次于 CNSL 的白血病髓外复发根源。白血病浸润还可累及肺、胸膜、肾、消化道、心、脑、子宫、卵巢、乳房、腮腺和眼部等各种组织和器官,并表现为相应脏器的功能障碍。

什么导致白血病

RNA 病毒对鼠、猫、鸡和牛等动物的致白血病作用已经肯定,这类病毒所致的白血病多属于 T 细胞型。

一些化学物质有导致白血病的危害。接触苯及其衍生物的人群白血病发生率高于一般人群,亦有亚硝胺类物质、保泰松及其衍生物、氯霉素等诱发白血病的病例。某些抗肿瘤细胞毒药物,如氮芥、环磷酰胺、甲基苄肼、VP16、VM26 等都有致白血病作用。

有证据显示,各种电离辐射可以引发白血病。白血病的发生风险取决于人体吸收辐射的剂量、时间及年龄,整个身体或部分躯体受到中等剂量或大剂量辐射后都可诱发白血病。小剂量辐射能否引发白血病仍不确定。经常接触放射线物质(如钴-60)者白血病发病率明显增加。大剂量放射线诊断和治疗可使白血病发生率增高。

有染色体畸变的人群白血病发病率高于正常人。

医生如何诊断

一、初步检验

1. 骨髓穿刺活检

这个检查对慢性和急性白血病都适用。医生会用细管从患者的髋骨抽取一小管骨髓,用来确定体内是否有白血病细胞,并了解癌细胞属于哪一类型。整个过程约需半小时。可能会有痛楚,必要时医生会用止痛剂。骨髓样本会在显微镜下被仔细观察,以了解是否有异常的细胞或染色体。然后,医生根据病变的形态,选用适当的治疗方法。

2. 胸腔 X 光片

胸腔 X 光片用于急性白血病。拍摄胸腔 X 光片,可以判断淋巴结的癌细胞有否扩散到胸腔。

二、深入检验

1. 染色体或 DNA 分析

用于慢性白血病。分析血细胞或骨髓细胞，看染色体是否有病变。CML 和 CLL 都适用。

CML 患者的染色体大多呈现"费城病变"。"费城染色体"与正常染色体不同，会指示骨髓分泌一种蛋白质，这种蛋白质会反过来促使骨髓细胞生产过量白细胞。

2. 淋巴结切片

用于慢性白血病。为了确诊 CLL，有时候会切除一小块肿胀的淋巴结供检查用。切除前，须进行局部或全身麻醉，术后需略缝几针，大多数人可在当日出院。

3. 计算机断层扫描（CT Scan）

主要用于慢性白血病。所谓"计算机断层扫描"，是指用 X 光扫描身体，录取体内影像，看淋巴结是否有病变、脾脏是否肿胀。扫描一次大概需要半小时。事前须从静脉注入液体显像剂，令影像更清晰。注射时，头几分钟全身会有发热的感觉。扫描时，患者在平台上仰卧。扫描仪形如中空的大圆筒，在身体四周转动。检查完毕，大多数人当日即可出院。

4. 腰椎穿刺

用于急性白血病。所有 ALL 患者均需接受腰椎穿刺；只有部分 AML 患者需要穿刺。医生会用细针插入患者背部下方的脊椎以抽取液体，检查是否有肿瘤细胞。整个过程只需几分钟。在穿刺前，医生会给患者使用止痛药。细针进入体内时，有些患者的腿部后方会感到刺痛，但只是暂时的，不影响健康。接受穿刺后，为免实时走动导致头痛，通常需要平卧几个小时后才起床。

三、扩散检验

用于慢性白血病。如何治疗视乎肿瘤细胞扩散的程度而定；常用等级来确定扩散的程度，以便对症下药。按扩散的程度，CLL 和 CML 可各分为三个阶段或时期。

1. CLL 的分期

慢性淋巴性白血病发展慢，往往 8~10 年都看不出变化。

由于淋巴结分布在颈部、腋下、腹股沟、肝脏和脾脏 5 个部位，慢性淋巴性白血病通常根据淋巴组织病变部位的数目来分期。

A 阶段：白细胞数目偏高，上述 5 个部位里，1 到 2 个部位的淋巴结肿胀。

B 阶段：白细胞数目偏高，至少有 3 个部位的淋巴结肿胀。
C 阶段：至少有 3 个部位的淋巴结肿胀；红细胞或血小板偏低，甚至两者都偏低。

少数 CLL 患者会突然加快扩散，称为转化。转化最初的迹象是症状变得明显：发高烧，消瘦，或者淋巴结突然肿胀，尤其是腹部。

2. CML 的分期

CML 的扩散称为"期"，可分为 3 期。

慢性期：血液和骨髓里发现少量母细胞，这种情况通常持续几年。

加速期：过了慢性期后，可能突然加快扩散。症状包括脾脏肿胀、白细胞增加、发高烧。

急进期：母细胞增加，病情恶化，更往往扩散到其他部位。

治疗方法

一、慢性白血病的治疗

CLL 和 CML 虽然都是慢性白血病，但扩散的方式不同，需要用不同的方法治疗。用哪种方法，取决于哪一种白血病和扩散的程度（也就是上述的"阶段"或"期"）。

1. 慢性淋巴性白血病（CLL）

（1）密切监控。有些慢性白血病变化很慢，不影响生活。有些医生甚至不主张用药，只要求患者定期检查，特别是验血，确保病情没有变化。CLL 患者只要淋巴结不肿胀、白细胞不增加，就无需接受治疗。

一旦遭到病毒或其他性质的感染，例如 CLL 患者染上带状疱疹，就要立即看医生，以便第一时间发现症状，及早治疗。医生可能会建议患者每年注射流行性感冒疫苗。

CML 患者也需要密切监控症状，以便尽早发现变化，及时治理。

（2）化学治疗。化疗药物可干扰白血病肿瘤细胞的生长和分裂，从而杀死肿瘤细胞、减慢其繁殖。

化疗药物利于对付繁殖得快的细胞，但在消灭肿瘤细胞的同时，会波及繁殖快但健全的细胞，特别是毛发生长细胞和口腔细胞。因此患者在接受化疗时，可能会出现脱发或口腔溃烂等症状。

CLL 的化疗包括：

- 单因子化疗：

①糖皮质激素：CLL 患者接受用化疗时，往往需同时给予糖皮质激素。人体虽然会产生糖皮质激素，但也可以用人工合成，作为药物用。服用糖皮质激素的时间愈长，副反应愈明显，其中最为严重的就是股骨头坏死。配合 CLL 用的糖皮质激素通常用药时间短、剂量轻，副作用不大。但患者会感到亢奋，

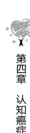

胃口大开、精力旺盛，甚至失眠。服用糖皮质激素一段时间后，体内会积水，以致手掌、手指、脚部水肿。

②烷化剂(苯丁酸氮芥、环磷酰胺等)：常作为单一药物或与其他药物联用，骨髓抑制和黏膜炎是其主要毒副作用，而肺纤维化和继发性白血病是主要迟发性副作用。

③氟达拉滨：最常用的用于CLL治疗脱氧腺苷类似物，骨髓抑制和机会性感染是其主要的毒副作用，还可以造成末梢感觉和运动神经病变。

④克拉屈滨：是一种嘌呤类似物，骨髓抑制、发热和机会性感染是其主要的毒副作用，还可以引起血小板减少。

⑤喷司他丁：是一种嘌呤类似物，可出现严重的T细胞缺乏，机会性感染较为常见。

- 联合化疗：苯丁酸氮芥和泼尼松；氟达拉滨和环磷酰胺；CVP(环磷酰胺、长春新碱、泼尼松)；CHOP(环磷酰胺、多柔比星、长春新碱、泼尼松)。
- 单克隆抗体：利用人体免疫系统所产生的物质或人工合成的药物(称为单克隆抗体)激发身体对抗感染。单株抗体进入人体后，会找出已受损的癌细胞，依附在上面、消灭它们。CLL患者可先接受化疗，接着再用单株抗体。常用的单克隆抗体包括CAMPATH-1H、美罗华(抗CD20单抗)。

有些化疗药物有副反应，但通常是暂时的，停药后会消失。用药期间也有方法减轻甚至预防副反应。一旦发现副反应立即通知医护人员，看是否需暂停用药或改变剂量。以下是各种可能的副反应：

- 容易染病：化疗药物会减少白细胞的数量，降低人体对抗感染的能力，以致容易伤风感冒，伤口容易发炎。
- 容易瘀伤或伤口难止血：化疗会减少血小板，令伤口难以止血。接受化疗时，或需输血以补充血小板。
- 疲倦：红细胞减少，患者觉得疲倦或气喘。如果因为贫血而感到疲劳，医生可能会给患者输血。
- 恶心：有些化疗药物会令人恶心、呕吐，可服用止呕药以减轻症状。
- 口腔溃疡：定期用药物漱口可减轻症状。
- 脱发：脱发多少视乎药物种类，有些静脉注射药物较容易脱发，用药前宜问清楚。
- 不育：有些化疗药物会导致短时期不育，但也有些患者会终身不育。

发现下列感染症状时，立即通知医生，及时做出对症处理：

- 体温高于38摄氏度；
- 打寒颤或不停地发抖；
- 盗汗，特别是夜间；
- 小便时感到热辣辣；
- 咳得厉害或喉咙痛；
- 呕吐超过24小时；

● 不寻常的出血或瘀伤，例如流鼻血、小便出血或大便呈现黑色。

（3）周边干细胞或骨髓移植。常配合化疗使用。化疗会破坏骨髓里的干细胞，接受化疗时，同时移植周边干细胞或骨髓，可令血细胞数目回升至健康水平。

移植用的干细胞通常从血液（医学上称为"周边"）或骨髓里收集。移植用的干细胞若来自患者的血液或骨髓，称为同体移植；来自他人的血液或骨髓，则称为异体移植。

收集自身的干细胞作移植用之前，患者或须注射"粒细胞集落刺激素"（简称G-CSF），令干细胞迅速增生。血液里的干细胞达到所需的水平后，再从静脉抽取血液，用仪器将血液里的干细胞与其他血细胞分离。所得的干细胞冷藏起来，待患者接受了化疗后，再解冻重新注入体内以弥补损失。

干细胞移植有时候有副反应，症状类似化疗，包括容易感染、瘀伤、出血和疲倦，又或者口腔溃疡、恶心或腹泻。这些副反应都是暂时性的，可以治疗。

若植入他人的骨髓或周边干细胞，需注意植入的细胞（移植物）是否排斥本身的组织（宿主）。这在医学上称为移植物抗宿主症。

（4）放射治疗。当化疗未能使淋巴结消肿时，可试用放疗。有时候可能一周接受五次放疗，前后持续几个星期。疗程长短视乎肿瘤的大小、种类和患者的身体状况。

放疗的部位和剂量必须进行精密的计算，务求在杀死癌细胞的同时，尽量不影响正常的组织。患者躺在放射仪下面，由仪器摄取影像。由开机到完成前后不过几分钟。

放疗会有损肿瘤附近的组织，副反应包括皮肤泛红，像被阳光灼伤，或者疲倦、昏昏欲睡、毛发脱落。但大多是暂时性的，而且可以缓解。

（5）切除脾脏。由于脾脏可能肿大导致痛楚，必要时须切除脾脏。切除脾脏是大手术，要几个钟头才能完成，术后要住院4~7天。脾脏是免疫系统的一部分，能帮助身体抵抗感染；切除脾脏后会较容易感染，事后要小心保养。

2. 慢性髓系白血病（CML）

（1）伊马替尼（又称格列卫）治疗。格列卫通过阻止费城染色体所产生的一种蛋白质起作用，癌细胞要有这种蛋白质才能繁殖。格列卫可舒缓慢性期的CML，但对加速期CML的肿瘤细胞作用不大。

格列卫呈丸状，通常有副作用，包括恶心、脸部尤其是眼部水肿、腹泻、出疹、血细胞量偏低；但症状轻微，不难控制。

（2）免疫治疗，例如使用干扰素。
（3）周边干细胞或骨髓移植。
（4）化学治疗。

二、急性白血病的治疗

不同类型的急性白血病要用不同的方法治疗，最常用的是化学治疗。急性白血病的化疗分两期或三期进行。先是诱导性治疗，接着是巩固性治疗。前两期的疗程对淋

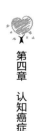

巴性和骨髓性白血病都适用，使用时只有些微小的差异。但 ALL 患者除了头两期外，可能还要接受第三期的维持性治疗。其他疗法包括移植周边干细胞或骨髓、以及放射性治疗。选用哪一种视乎病情的类型。

1. 急性淋巴性白血（ALL）

（1）化疗。

①诱导性化学治疗：化疗的第一期，疗程密集紧凑，需时 4~6 周，目的是为了净化白血病细胞以便阻止疾病进一步扩散到脑和脊髓。通常同时用三四种药物，几乎每个人均接受长春碱和一种糖皮质激素治疗，成人还接受蒽环类抗生素的治疗，一般采用静脉注射。诱导性化疗须在医院进行，分为几个周期，每个周期需时数天。周期之间会有间隔，以便患者调养。若感觉良好，周期之间可回家小住。第一期化疗若效果良好，应可清除血液和骨髓里的肿瘤细胞，令病情得到缓解。

②巩固性化学治疗：病情经过第一期化疗获得缓解后，仍须进行多次化疗，以杀死第一期化疗后残留的肿瘤细胞，医学上称为巩固性化疗。第二期化疗比第一期温和，副作用较少。经典方案是由大剂量的、多个在诱导治疗期间未使用过的药物组成或重复使用诱导方案。第二期选用什么药物取决于两个因素：患者到医院接受治疗后，是即日回家还是在医院过夜；口服还是静脉注射。

③维持性化学治疗：ALL 患者经过上述两期化疗后，还须接受第三期治疗。第三期没有前两期密集，可分两年进行。典型的维持治疗包括对于持续缓解的病人每周使用甲氨蝶呤（口服或经静脉注射）和每天口服 6-巯基嘌呤，治疗期间须定期复诊，以便确定疗效。

ALL 患者的癌细胞可能会经血液进入脊椎。有些 ALL 患者在诊断时，就发现脊椎里有癌细胞。另一些患者则在病情获得缓解后，才发觉癌细胞扩散到脊椎。由于静脉注射的化疗药物无法渗入脊椎周围的液体，需要利用脊椎穿刺，将药物直接注入病区。

急性白血病化疗的副反应因人而异。多数患者的副作用比较轻，但也有人会比较严重。不过都只是暂时的，而且可以预防或舒缓。一发现有副反应立即通知医护人员，看是否暂停用药或改变剂量。以下是可能的副反应：

- 容易感染：化疗药物会减少白细胞的数量，降低人体对抗感染的能力，以致容易伤风感冒，皮外伤也容易发炎。可注射粒细胞菌落刺激剂（G-CSF），使骨髓多制造白细胞以对抗感染。在治疗过程中，医生会定期为患者验血，以及偶尔做骨髓切片，以了解癌细胞的变化。
- 容易瘀伤、小伤口会大量出血：化疗会减少血小板计数，令伤口难以止血。接受化疗时，可以输血以补充血小板。
- 疲倦：由于红细胞减少，会觉得疲倦或气喘。如果因为贫血而感到疲劳，可以输血补充。
- 恶心：有些化疗药物会令人恶心、呕吐。可服用止呕药以减轻症状。
- 口腔溃疡：定期用药物漱口可减轻症状。
- 脱发：化疗药物经常导致脱发。但停止用药后，头发会复生。

- 不育：有些化疗药物会导致短时期不育，但也有些患者会终身不育。

在急性白血病化疗期间一旦出现感染症状（同上文慢性白血病章节所述）时，应立即告知医生，及时做出对症处理。

（2）周边干细胞或骨髓移植。

（3）放射性治疗。急性白血病的放射治疗与慢性白血病的放疗大同小异，可参考上文有关章节。通常是照射头部，疗程长短视乎肿瘤大小和患者的身体状况，通常是在一两个星期内，接受5~10次照射。

（4）类固醇治疗。

2. 急性髓系白血病

（1）化疗。

诱导性化学治疗：急性早幼粒细胞白血病之外的急性髓系白血病的治疗主要采用两种或更多种药物的联合化疗，初始方案包括一种蒽环类或蒽醌类抗肿瘤抗生素和阿糖胞苷；80%急性早幼粒细胞白血病则经全反式维A酸治疗可达完全缓解，随后可进行细胞毒治疗以维持缓解。

巩固性化学治疗：缓解后强化治疗可使完全缓解期延长，部分病人可持续缓解两年以上。

（2）周边干细胞或骨髓移植。

（3）放射治疗。需要指出的是，X光对有些ALL患者适用，但较少用来治疗AML。

积极预防

一、预防病毒（生物因素）

在患白血病的动物如鸡、猫、鼠等白血病组织中可以分离出导致白血病的病毒；一种名为人类T细胞白血病病毒-1（HTLV-1）的病毒，可以导致成人T细胞白血病（ATL）。

二、预防化学药物及毒物（化学因素）

首先是苯及其衍生物。轻焦油、汽油、装修材料、染发剂和香烟中都含有苯；其次是甲醛（即福尔马林），殡仪馆员工、解剖师以及病理学家因为长期接触福尔马林，容易患白血病，装修材料中也含有甲醛，很多白血病患者患病多在家庭装修后发生；再次是烷化剂和细胞毒药物（化疗药），如乳腺癌患者经化疗后，白血病发病率增高。还有治疗牛皮癣的药物乙双吗啉等也可导致白血病。

三、预防放射线（物理因素）

包括 α 射线、β 射线、γ 射线和 X 射线以及中子等。

四、遗传因素。

白血病并非遗传病，但是单卵双生的双胞胎，一人患了白血病，另一人患白血病的几率可高达 20%。某些遗传性疾病患者患白血病的几率较正常人高，如先天愚型患者。

第二十一节　淋　巴　瘤

　　淋巴系统　　／360
　　淋巴瘤　　／361
　　什么会导致淋巴瘤　　／361
　　淋巴瘤的症状　　／362
　　医生如何诊断　　／362
　　治疗方法　　／364
　　积极防治　　／368

淋巴系统

　　淋巴系统是脉管系统的一个组成部分，参与免疫过程，是人体的重要防护屏障，可以保护身体的组织，抵抗疾病和感染(淋巴系统构造参见"淋巴水肿"一节)。

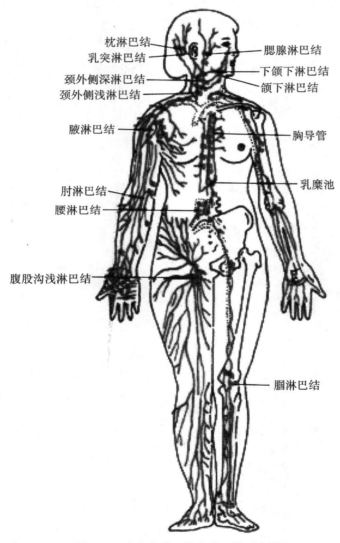

图 21-1　全身的淋巴管和淋巴结示意图

当淋巴细胞在体内找到任何异常细胞，就把它们"关"进淋巴结，造成淋巴结的胀大。这也就是为什么当人们喉咙痛的时候，颈部的淋巴结会肿大。但如果是肿瘤细胞，往往不痛，用手触摸也没有不适感。肿瘤细胞会令淋巴结肿胀，原因是被围住的肿瘤细胞在淋巴结里继续分裂繁殖，体积增加。虽然很多无痛的肿胀并非因为肿瘤细胞而起，但如果发现这种情况，还是应该尽快看医生。

淋巴瘤

淋巴瘤是发生于淋巴结和其他器官淋巴组织的恶性肿瘤，是造血系统恶性疾病之一，可分为霍奇金淋巴瘤（Hodgkin's lymphoma，HL）和非霍奇金淋巴瘤（non-Hodgkin's lymphoma，NHL）两大类。淋巴瘤主要发生于淋巴结，也可发生于淋巴结以外和非淋巴组织，如肺、胃、肠、骨、皮肤、头颈部器官、男性和女性生殖器官、脑及骨髓等。

淋巴细胞的分裂与成长变得不正常和不受控制。当不正常的淋巴细胞替代正常的淋巴细胞，免疫系统对抗感染的能力就越来越薄弱。淋巴结也变大，形成无痛的肿瘤。

淋巴瘤可能只出现在一个淋巴结、一组淋巴结或其他的组织。有的时候，淋巴瘤可能出现在身体不同的器官中。这类的肿瘤细胞可能扩散到身体的任何部分，包括肝脏、脾脏和骨髓。

医生可通过实验室检验切除相应淋巴结，来分辨淋巴瘤的种类。这项检查称为活组织切片检查，即病理学检查。

根据淋巴瘤的生长速度又分为惰性（又称低分化）和侵袭性（又称为中分化和高分化）两类。惰性淋巴瘤生长缓慢，早期几乎不会引起任何症状，但随着时间的推移，也可以发展为侵袭性淋巴瘤。

根据细胞的种类，NHL可以再进一步分成B细胞和T细胞；B细胞在骨髓和淋巴系统出现。T细胞在胸腺发生。多数淋巴瘤患者带有B细胞淋巴瘤，而T细胞淋巴瘤则多在青少年身上出现。

其中一种罕见的NHL-蕈样真菌病，是由皮肤发出，受影响最大的也是皮肤。

什么会导致淋巴瘤

虽然淋巴瘤的起因仍然不得而知，但医学界一直在研究可能引起这种疾病的原因。多倾向于多个因素综合作用的结果。

病毒感染：①EB病毒；②嗜人T淋巴细胞Ⅰ型病毒；③疱疹病毒8型。

物理因素：大剂量辐射。

化学因素：苯、农药、化肥，某些化疗药物，免疫抑制均有可能致病作用。

免疫功能失调。

遗传因素：一个家族中可以出现多个病例，一级亲属（父母、子女及亲兄弟姐妹）

中有某种血液或淋巴系统恶性疾病史者，淋巴瘤的发病风险增加，这些均提示淋巴瘤具有遗传易感性。

有一个或更多危险因素并不意味着这个人就一定会患恶性淋巴瘤，多数存在危险因素的人并不会患癌症。

淋巴瘤的症状

淋巴结肿大：是最常见、最典型的表现。早期表现为无痛的浅表淋巴结肿大，不对称，质坚而有弹性，早期互不相连，可活动；到后期可互相融合成大块，引起压迫症状，或侵犯皮肤，破溃后经久不愈。

全身表现包括：
- 发热。
- 大量流汗，尤其是在夜晚盗汗。
- 全身持续瘙痒。
- 食欲不振、体重下降和感到疲累。
- 贫血、免疫功能低下。
- 神经系统病变。
- 结外组织侵犯：如胃肠道、鼻腔、皮肤、肝脾肿大等。
- 骨骼病变。
- 皮肤病变：皮肤病变可分为特异性和非特异性。特异性即淋巴瘤的皮肤浸润，表现为多样化，肿块、结节、浸润性斑块、溃疡、丘疹、斑疹，偶见恶性红皮病。非特异性病变仅为普通炎症改变，表现为瘙痒、痒疹、带状疱疹及获得性鱼鳞癣等。

医生如何诊断

淋巴瘤的诊断，特别是对初诊的患者，最主要是依靠对病灶的组织病理学检查，也要结合体格检查、影像学和核医学检查、血液生化检查以及血液、骨髓检查结果作综合分析和判断。

一、病理学检查——金标准

通过开放手术或内镜活检或空芯针穿刺获得一块病变组织，送往病理实验室，做常规染色的病理切片在显微镜下观察，再通过免疫组化等松检查，明确诊断。

1. 活组织检验的两种方法

针管抽取活组织检验（Needle biopsy）。针管插入肿瘤，移除一小块的组织以做肿瘤细胞的检验。

组织切片检查（Excision biopsy）。全身或局部麻醉后，切除整团硬块以做检查。

2. 骨髓涂片及活检

通常从髂骨抽取一个骨髓样本，检查是否有淋巴瘤的细胞。

检验进行前，医生做局部麻醉后，会用一根针插入骨髓，抽取少量的骨骼和骨髓样本，在显微镜下检查。检验进行的时候，或许有几分钟的时间感到不适。检验后可能感觉疼痛，可服用几天的止痛药。

二、体格检查

医生会检查患者的扁桃体、颈部、腋下以及其他部分，以了解淋巴结是否肿大。

三、CT 扫描

在需要检查的部位拍下多张照片，输入计算机后，可以显示体内细节图像。

四、磁共振影像（MRI）

具体操作同第四章第一节。

五、正电子发射计算机断层显像（PET-CT）

PET-CT 具有计算机体层扫描和正电子发射断层扫描的双重作用，可以清晰地显现全身细节的图像。一种含有放射性物质的葡萄糖溶剂会附着肿瘤细胞。肿瘤细胞无法像正常细胞般移除这种葡萄糖。PET-CT 可以通过在有高度放射物质葡萄糖的地方显像找到肿瘤细胞。

六、血常规及生化

在接受治疗的期间，会定期抽取血液样本，检查红细胞、白细胞和血小板的数目。从血液检查结果也可以看出肝脏和肾脏的功能情况。如果淋巴瘤出现，会影响这些器官的作用。

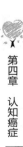

七、超声波扫描

利用超声波来描绘腹腔和盆腔的图像，可以检查任何异常的现象，检验在B超室进行。

八、淋巴管显影检查（淋巴显影检查）

这项检验是为了检查淋巴瘤累及范围或程度。

九、脑脊液检查

用穿刺针从椎管抽取液体的样品，将脑脊液送到实验室检验是否带有任何淋巴瘤细胞。

十、镓扫描

镓是一种微弱的放射性物质，在两到三天之内，注射至肿大淋巴结附近的静脉。注射几天后即进行扫描。镓不会造成痛苦，也不会对患者造成伤害。

十一、TCR 或 IgH 基因重排

治疗方法

一、化学治疗

1. 化学治疗

化学治疗是目前治疗肿瘤的主要手段之一。肿瘤化疗的目的或是完全消灭肿瘤，或是通过减少肿瘤的负担，从而减轻肿瘤引起的症状或延长寿命。对大部分肿瘤细胞生长比较快的侵袭性淋巴瘤而言，化疗是以根治为目的；而对于肿瘤细胞生长速度较慢的惰性淋巴瘤而言，化疗是以减轻症状，改善生活质量为目的。化学药物主要消灭快速生长的细胞，所以身体内其他快速生长的细胞也会受到影响，如毛发和口腔内的组织，以及血细胞。

最常见的化学药物治疗是静脉给药，另外还包括肌肉注射、口服给药、腔内给药、鞘膜内给药、动脉给药。不要自行服用在药房买的以及通过其他途径获得的药物，因为可能影响化疗的疗效，除非已得到主治医生的认可。

医生会定期监测化疗对淋巴瘤的影响。化疗可能会重复一直到淋巴瘤控制为止。

2. 化疗的副作用

每个人对化学治疗的反应都不同。有些人发现，在接受治疗期间，仍可过着正常的生活，也有些人发觉自己经常疲倦，而且动作变得缓慢。

疲倦：肺部将氧气送到全身的红细胞数目可能会降低，而感觉疲惫和呼吸不顺畅。

恶心、呕吐、食欲下降、口腔炎：有些化学治疗会引起恶心或呕吐。止吐药可以预防或大幅度降低恶心和呕吐。

暂时的脱发：治疗结束后，头发会重新长出来。

感染的风险：化学治疗会降低血液中的白细胞，使抵抗力减弱。如果受到感染，可以用抗生素治疗。

关节及肌肉疼痛。

手脚麻木或刺痛：如果这种情况发生，请尽快告诉医生。

皮肤、血管反应。

人体其他系统(肺、心脏、肾和膀胱、神经、生殖等)的副作用。

药物过敏反应。并不是所有药物都会引起同样的副作用，医生会预先告之治疗可能带来的各种问题。

大部分副作用是暂时的，医生可以开药缓解这些症状。告诉医护人员自己的感受，医生会根据病情做出相应的处理。

假如在治疗期间，胃口不好，可食用营养丰富的饮品或清淡的食物，代替正餐。

二、放射治疗

放射治疗医生会仔细地计划照射部位，尽量减低对正常细胞的伤害。治疗通常是一周五天，要持续几个星期。治疗过程只需要几分钟，没有任何痛苦。治疗所需时间需视淋巴瘤的种类和大小而定。

1. 计划放疗过程

根据患者的病情决定 CT 检查或 MRI 检查，以确定 CT 模拟的定位方式和定位点→模具制定→CT 定位→输入治疗计划系统→勾画靶区、制定放射野→参数设定与剂量计算→验证靶区→主治医生确认签字→实施放疗计划。

周详的治疗计划是放射治疗中非常重要的一环，可能需应诊数次，直至制定疗程的放射治疗医生满意为止。

医务人员会在你的皮肤上做记号，显示需要接受放射线照射的部位，这些记号有助于放射技术员准确定好位置。整个治疗过程期间，必须保持这些记号清晰可见。在治疗开始时，医务人员会教你如何护理接受放射治疗范围内的皮肤。

2. 放疗副作用

放射治疗可能引致恶心、呕吐、疲累和毛发脱落等副作用。例如：颈部接受放射治疗，可能令患者的口腔疼痛，也可能觉得有些食物的味道和平常的不同。由于放射治疗的剂量和接受治疗的时间长短不同，副作用可能温和，也可能严重。

放射治疗的副反应，一般只有接受治疗的部位才受到影响。例如颈部的淋巴结接受放射治疗，颈背上的毛发会脱落；又如胸部接受放射治疗，可能引起胸部毛发脱落。同时副反应与接受放射治疗的剂量和治疗的时间有关。

疗程一旦结束，大多数的副作用会逐渐消失，但若仍然继续，请告诉医生。

放射治疗可能感到疲倦，应尽量争取时间休息。

3. 放疗注意事项

保护照射野皮肤，内衣宜柔软、宽大、吸湿性强；照射部位忌用肥皂和粗毛巾擦洗；局部不可粘贴胶布或涂抹酒精及刺激性油膏；避免冷热刺激，夏日外出要防止日光照射，使用放疗皮肤保护剂预防放射性皮炎的发生。放射治疗不会令患者的身体含有辐射性，在治疗过程之中，患者和他人接触，包括和小孩子相处，并没有危险。

三、手术治疗

仅限于活组织检查或并发症处理；合并脾机能亢进而无禁忌证，有切脾指征者可以切脾，以提高血象，为以后化疗创造有利条件。

四、靶向治疗

1. 靶向治疗

分子靶向治疗是在细胞分子水平上，针对已明确的致癌位点（可以是肿瘤细胞内部的一个蛋白分子，也可以是一个基因片段）来设计相应的靶向药物，药物进入体内会特异地结合致癌位点，发生作用使肿瘤细胞特异性死亡，而不会波及肿瘤周围的正常组织细胞。其特点为：选择性高、来源广阔、疗效独特、毒性一般较小。

美罗华（利妥昔单抗）是全球第一个被批准用于临床治疗非霍奇金（NHL）的单克隆抗体。适用于复发或化疗抵抗性 B 淋巴细胞型的非霍奇金淋巴瘤的患者。现在已成为多种 B 细胞淋巴瘤的标准治疗。

2. 治疗副反应

滴注相关症候首先表现为发热和寒颤，主要发生在第一次滴注时，通常在 2 个小时内。其他随后的症状包括恶心、荨麻疹/皮疹、疲劳、头痛、瘙痒、支气管痉挛/呼吸困难、舌或喉头水肿(血管神经性水肿)、鼻炎、呕吐、暂时性低血压、潮红、心律失常、肿瘤性疼痛。其他常见的是原有的心脏病,如心绞痛和充血性心力衰竭加重。用药的不良反应随着滴注的继续而减轻。

少数患者发生出血性副作用,常常是轻微和可逆的。严重的血小板减少和中性粒细胞减少的发生率为1.8%,严重贫血的发生率为1.4%。

利妥昔单抗可能诱发乙型肝炎病毒再激活导致爆发型肝炎、肝衰竭和死亡。用药前应筛选患者是处于高危HBV感染,并考虑先给予抗病毒治疗;治疗后也应严密监查乙肝病毒携带者临床和实验室活动性HBV感染征象。

五、造血干细胞移植

1. 造血干细胞移植

造血干细胞来源于骨髓,这类细胞像种子一样,具有自我更新的能力并能分化为各种血细胞前体细胞,最终生成各种血细胞成分,包括红细胞、白细胞和血小板。

造血干细胞移植是指患者经大剂量化疗或者放疗,最大限度地杀伤体内的肿瘤细胞后,将自体(自身)或异体(符合配型要求的兄弟姐妹或无血缘关系的供者)的造血干细胞通过静脉输注移植入患者体内,以重建患者的造血及免疫功能。

目前造血干细胞主要来源于自体的或同异体的人同骨髓、外周血或胎儿脐带血。

外周血干细胞的移植只有在少数的情况下使用,如治疗对淋巴瘤无效或淋巴瘤复发。这种治疗使得化学治疗能够使用高剂量的药物以摧毁淋巴瘤。高剂量的化疗会摧毁骨髓,但是移植干细胞可以帮助血细胞达到正常数量。

越来越多的医院利用从血液中收集的干细胞移植来取代骨髓移植手术。移植干细胞的优点在于不需要麻醉,而且血液的复原很快。

2. 干细胞移植的副作用

外周边血液干细胞的移植的副作用,都能够用药物缓解。这些副作用与化疗相似,包括疲倦、流血、瘀血、轻度恶心、易受感染和口腔疼痛等。

六、骨髓的移植

只有少数的非何杰金氏淋巴瘤患者需要做骨髓移植。医生会同患者讨论,根据病情来决定这个手术是否有必要。

骨髓移植的手术,通常来说,是在癌症治疗后情况良好,正处于缓解的阶段,但是医生只有在担心疾病有可能复发的情况下才考虑实施。

七、类固醇激素治疗

1. 类固醇激素

类固醇激素是身体自然的产物但是也可以人工制造的药物，类固醇激素这种药物常常和化学治疗一起使用来治疗淋巴瘤。它通常只在短期内使用，帮助患者感觉好一些。

2. 类固醇激素的副作用

用来治疗淋巴瘤的类固醇激素，通常只在短期间内服用，所以副作用较少。类固醇激素的副作用包括：食欲增加、精力旺盛和难以入睡。如果在一段时间内必须服用类固醇激素，可能出现一些其他暂时性的副作用，包括眼皮、手、手指和脚肿胀、血压高和易受感染，血液含糖量也可能提高。长期使用会影响骨骼。

所有的副作用都是暂时性的，当类固醇激素的剂量降低时，这些副作用也会逐渐消失。当患者服用类固醇激素的时候，由于对传染病的抵抗力降低，要避免接触任何患有伤风或感冒的人。

有些患有非霍奇金淋巴瘤的患者，需要较长时间服用类固醇激素。记住随身携带一张卡，说明自己正在服用类固醇激素。

八、生物治疗

1. 生物治疗

生物治疗是指通过机体防御机制或生物制剂的作用以调节机体自身的生物学反应，从而抑制或消除肿瘤生长的治疗方法。其以安全有效、不良反应小等优点成为继手术、放疗、化疗后的第4种肿瘤治疗模式，包括肿瘤的免疫治疗和基因治疗。

2. 生物治疗的副作用

不同种类的生物治疗反应都可能不一样。但多数有流行性感冒的症状如发冷、发烧、肌肉痛和虚弱等。也可能容易流血和瘀血，或者皮肤红肿。粒细胞集落刺激素（G-CSF）可能造成严重的过敏反应。

 积极防治

- 预防病毒感染：EB 病毒、嗜人 T 淋巴细胞 I 型病毒、人疱疹病毒 8 型。

- 预防物理因素：避免大剂量辐射。
- 预防化学因素：避免长期接触苯、农药、化肥、某些化疗药物、免疫抑制剂等。
- 增强免疫功能。
- 遗传预防。

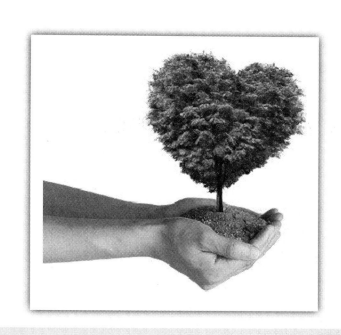

第五章　癌的治疗与护理

第一节　决定癌症治疗的五个步骤

步骤一：定下基本规则　　/ 373
步骤二：决定目的　　/ 374
步骤三：选择合适的治疗方案　　/ 374
步骤四：分析对比优点风险　　/ 374
步骤五：与医生交流　　/ 375
其他需要考虑的事项　　/ 375

患者与医生商讨癌症治疗方案时,积极地参与会让患者在接受治疗时更加自信。

刚得知患上了癌症,患者难免思绪混乱,心情起伏。此时请尽快地整理所获取的资料,并排出优先顺序,以便参加讨论治疗计划。

如何制订癌症治疗计划?这里有五个步骤,可以供患者参考。

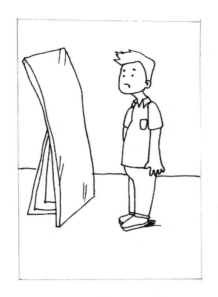

步骤一:定下基本规则

在同医生会面以前,患者可以写下自己的期望和优先秩序,帮助表达自己的想法和对癌症治疗计划的感受。在探索治疗方案之前,应定下一些基本原则:

(1)决定自己要知道多少:大多数人希望知道详细的治疗计划及他们存活的机会,有些人则选择不要知道太多。如果想知道所有计划的细节,请告诉医生,这样可以和医生共同设计一个适合自己的战略。

(2)决定在做出治疗计划时自己扮演的角色:患者掌握所有资料,在决定过程中起带领作用;将所有的决定交给医生来做;同医生一同商讨决定过程。

(3)期望要实际:医生会告知患者每一种治疗方案的优点和缺点,给出一些专业建议,最后让患者自己决定选择哪种治疗方案,并愿意承受其所带来的副作用。

(4)将焦点集中在自己身上:在决定采取哪种治疗方案时,不要让任何人给自己压力。选择一种自己觉得最适合自己的方式。

(5)接受帮助：癌症不只是影响患者的身体，同时也会影响其情绪。当有不良情绪如焦虑、烦躁、抑郁等出现时，请向自己的家人、朋友、医生或护士倾诉，让他们来帮自己疏导。

步骤二： 决定目的

通过治疗，患者想要得到什么结果：治愈？病情的稳定？或只是减轻症状？了解通过治疗得到自己想要的结果，可以帮助患者缩小选择治疗的范围。由于每个人的癌症类型和分期不同，所以治疗目的可能是：

(1)治愈：当患者第一次诊断患得癌症时，会更集中如何治疗癌症。当患者的目的是治愈时，其可能愿意承受更多的副作用来换取治愈的机会。

(2)控制：如果患者的癌症已经处于晚期，或者已经厌倦不成功的治疗，不愿意忍受治疗带来痛苦的副作用，则可能改变目的，只希望控制癌症。有不同的治疗方案可以暂时控制癌症的增长或暂时停止它的增长。

(3)舒适：如果患者的癌症已经处于晚期，或者治疗毫无效果，其可能认为，舒适才是最重要的。患者和医生可以一起讨论如何减轻自己的痛苦和其他症状的折磨。

步骤三： 选择合适的治疗方案

为了做出一个合理的治疗决定，除了需要了解癌症的类型、分期外，还需要了解有哪些合适的治疗方案，以及这些治疗方案在针对患者自身的个体化条件下会如何发挥功效、会带来哪些副作用。大多数人接受化疗、放疗或外科手术，或者这三者的联合来作为他们的主要治疗方案。

步骤四： 分析对比优点风险

比较癌症不同治疗方法的优点和风险，以决定哪些治疗方法适合自己。对每个治疗方案，患者需要考虑的方面包括：

(1)副作用：每个治疗方案都有一系列的副作用。了解可能发生的副作用，以决定是否能够忍受。医生会告诉自己，每个治疗方法的副作用发生的概率，并介绍一些不同的方法来控制副作用，让治疗变得容易接受。

(2)治疗将如何影响自己的生活：是否因为治疗而需要休一天假，还是休几个星期的假？在家里的角色会如何改变？是否需要长途跋涉去治疗？

(3)治疗的经济负担：弄清楚自己是哪种医疗类型，医保？农合？公费？并查询清楚哪些是可以报销的以及报销的程序。如果其中一种治疗或某一部分需自费，自己是否能够承担?

（4）自己的整体健康状况：如果有其他的健康问题，请询问医生癌症的治疗是否可能影响其他的健康问题。譬如，癌症患者经常使用皮质类固醇，这会使糖尿病的治疗变得复杂，并增加患白内障、高血压和骨质疏松症的风险。

患者的人生观和目标对找出合适自己的治疗方法会有影响。由患者自己决定哪一种方法最适合自己的生活。但这并不是说患者必须做出决定，并将这个治疗方法坚持到底，在治疗过程中，患者能改变主意，那也没关系。

步骤五： 与医生交流

与医生有效的交流是获得必要信息和选择合适治疗方案的最佳途径。为了使自己和医生的交流更顺畅，患者可以尝试以下几点：

（1）当有不明白的时候，请说出来；如果需要进一步的解释或者澄清，请立刻告诉医生。如果不说出来，医生会认为你已经明白了。

（2）事先把问题写下来会有帮助：交谈可能很辛苦并让患者情绪化，不能勉强自己记住所有打算问的问题。

（3）记录与医生的谈话：不论做笔记还是录音，尽量把医生的话记下来。如果将来有其他的问题要问，这个记录会是一个很好的参考。但请记住在记录或录音以前，必须先征求医生的同意。

（4）找朋友或家人一起去：如果愿意将医疗信息让家人或朋友得知的话，请一个人同去，请他帮忙记录。这样，就会有多一个人与自己一起讨论治疗决定。

（5）将医疗记录存底：把治疗过程中所有有关自己病情的资料（如各种检查报告、查血结果、特殊治疗等）保留，并在每一次复诊时携带。因为一般和医生在一次会谈后不可能完全相互理解，可能在几次会谈之后才会觉得彼此有一致的理解。

其他需要考虑的事项

当患者和医生一起做出治疗决定时，要注意以下几点：

（1）花足够的时间：当得知自己患了癌症时，可能觉得必须马上做出决定以便开始治疗。其实在大多数情况下，自己仍可以有相当充足的时间来做决定。问一下医生必须在多长时间内做出决定，这样可以权衡各种治疗的角度。

（2）可以改变主意：现在所做的治疗决定并不代表自己一定要把这个决定坚持到底。如果另有想法，请告诉医生。有时剧烈的副作用可能会使自己想要改变治疗计划。

（3）可以多方咨询：如果想要从别的医生那里多获得一份意见，不要担心会冒犯自己的主管医生。大多数医生明白，在面临一个重大决定时人们会希望多听一下别人的意见。医生甚至可能建议患者去获取第二个专业意见，以获得更多的资讯，使患者觉

得安心。

(4)不一定要介入治疗决定：癌症的诊断结果对自己的打击很大，可能无法将一堆治疗资讯整理出头绪。如果不希望参与治疗决定的过程，请告诉自己的医生。在日后，当自己觉得对情况比较有把握的时候，随时可以重新介入。

(5)不一定要接受治疗：有些人选择不接受治疗，当癌症已经进入晚期时，只求减轻痛苦及副作用，以最好的方式度过他们剩余的时间。如果选择不接受治疗，可以随时改变主意。

第二节　化学治疗

肿瘤治疗　　/ 378
化学治疗　　/ 378
控制副作用　/ 380
消化系统　　/ 381
造血系统　　/ 382
局部毒性反应　/ 382
心血管系统　/ 383
呼吸系统　　/ 383
神经系统　　/ 383
泌尿系统　　/ 384
生殖系统　　/ 384
其他副反应　/ 384
选择疗法　　/ 385
治疗后跟进　/ 387
向医生发问　/ 387
寻求协助　　/ 387
个人化疗记录　/ 388
　词汇　　/ 388

本节可以帮助患者及亲友认识化学治疗(简称化疗),并提供应对化疗副作用的方法。希望它能为患者解答有关化疗的疑问,助其顺利度过化疗期。

本节的内容主要分为分成三个部分:什么是化疗、化疗如何进行,以及如何应对化疗常见的副作用。

癌症有两百多种,化学治疗的种类也很多,难以一概而论。如患者对所接受的化疗有任何疑问或顾虑,应直接与医生商讨。

如患者认为本节的内容能帮助其认识化疗,请推荐给亲友参阅。

 肿瘤治疗

肿瘤治疗,取决于许多因素:
- 癌症的种类;
- 肿瘤的位置;
- 癌细胞是否扩散到身体其他部位;
- 患者的年龄和身体状况等。

治疗方法包括:
- 外科手术;
- 化学治疗;
- 放射治疗;
- 免疫治疗;
- 激素治疗。

以上治疗有时会单独使用,有时则会结合使用。

 化学治疗

化学治疗是利用抗癌药物杀死癌细胞或抑制其生长,简称"化疗"。

化疗有时只会使用一种药物,有时则同时使用多种药物。目前约有 50 种化疗药物可供选用。

(1)采取化疗的原因:
- 治愈肿瘤:部分肿瘤可利用化疗彻底消灭;
- 控制肿瘤:有些肿瘤难以治愈,但化疗可以缩小癌肿;

- 减轻症状：有些肿瘤难以控制，但化疗可能会减轻患者的痛楚；
- 辅助疗法：与手术及放射治疗结合使用，可降低复发机会。

化学治疗有时也作为辅助治疗，与其他疗法如手术前后或放射治疗之前后或同时使用。用于其他疗法之前主要的目的是缩小肿瘤，以增进其他疗法的功效；用于其他疗法之后，则多是为了彻底消灭患者体内残留的癌细胞。

（2）负责进行化疗的医疗人员包括：
- 肿瘤科医生：负责诊治和计划疗程；
- 护士：负责用药、观察患者、解答疑难；
- 营养师：按照患者的需要安排膳食。

（3）对化疗的恐惧：害怕化疗、担心治疗有副作用是人之常情。你可能听说化疗很辛苦、副作用大，但事实上每个患者的情况都不尽相同，对药物的反应也不一样，难以一概而论。随着医学的进步，药物不断改进，化疗的副作用也有所减少，故不妨以平常心对待治疗。

（4）化疗如何发挥抗癌作用？

化疗能够抑制癌细胞的生长和繁殖。

化疗药物会随着血液到达身体不同的部位，但疗效和起效时间视症状种类而定。

在治疗过程中，化疗药物有可能影响头发、口腔黏膜、血液等繁殖力强的健康细胞。

（5）接受化疗需要住院吗？

部分患者只需在医院门诊部接受化疗，但也有人需要住院进行化疗，以便观察身体状况。开始化疗前，医生会向你详细解释化疗可能引起的各种影响。

（6）疗程有多长？

整个疗程由几个月到一年不等。

至于用药的次数、频密程度和每次治疗所需的时间，则视乎癌症种类和使用的药物种类。有关资料可在接受治疗前请教医生。

化疗的疗程称为"周期"，周期之间患者需要稍事休息，以便正常细胞更新和身体复原。

（7）用药方法。用药方法往往取决于癌症和药物种类。

①静脉注射（详细内容参见第三章第三节"静脉治疗通路的选择"）。静脉注射是最常用的用药方式；每次注射短则几分钟，长则几小时，甚至几天。

方法是把针头插进静脉，利用导管慢慢输入药物，使用的工具包括：
- 头皮钢针或外周静脉留置针——把带有针头的导管插入手臂或手腕的静脉。
- 中心静脉插管（CVC）——把导管经锁骨下静脉插入送至上腔静脉，固定导管并定时注射化疗药物，可使用两周。
- 外周静脉置入中心静脉导管（PICC）——经手臂的静脉将导管送至上腔静脉，可使用一年。
- 静脉输液港（port）——经手臂或颈外静脉将导管送至上腔静脉，港座埋于皮下，可使用十年以上。

化疗通常以静脉注射方式进行，护士会教你怎样维护好身上的导管，避免细菌感染、堵塞导管等情况出现。

只要插入导管的手法正确，便不会引起不适，你只会感觉到导管的存在。万一出现疼痛不适，应立即通知医护人员。

②在家中进行静脉注射。有些患者会在家里使用便携式注射泵自行注射化疗药物，使用时只需将仪器接上外露的导管连接即可。事先调校好的注射泵会定时将指定剂量的药物注射到患者体内，治疗完成后便可将注射泵拔除。

③其他化疗方法还包括：肌肉注射、口服，在皮肤涂抹膏状药物，脊髓注射、动脉注射、胸腔注射，或直接注射到肿瘤内。

化疗对患者以外的人是没有影响的，所以治疗期间亲友可以如常探望。不过，由于患者在接受化疗时免疫力较弱，探病人士若有发烧或感冒症状，最好先征询医护人员的意见，必须在探病时戴上口罩，以防患者受感染。

（8）化疗痛吗？

静脉注射跟抽血差不多，初次进行时患者可能会有少许不适，但之后再注射应该不会再觉得痛。如果注射部位出现灼痛、冰凉、疼痛或其他异样的感觉，又或事后觉得不适，都应立即通知医护人员。

在手臂或手腕进行注射通常不会太困难，但若静脉过于隐蔽，注射时就可能要花点工夫。在这种情况下，用静脉留置针，以免每次都要重新插针。

（9）注射需时，要有耐性。每次治疗都要排队见医生、抽血、调校药物，而配制化疗药物与药物注射过程也要慢慢进行，所以必须耐心静候。

身体状况许可的话，不妨听音乐、翻阅书报、与亲友聊天、写日记，甚至冥想、打坐以打发时间。

第一次与肿瘤病友共处一室，患者或会感到害怕，因而表现得比较被动。不过，只要能放开怀抱，主动与病友交流，患者会发现他们应付化疗的经验很值得参考。

（10）疗程是否见效？

几个周期的疗程过后，医生会评估治疗进展，你需要进行一些检查，以确定肿瘤有否缩小或消失。肿瘤完全消失固然是好事，但可能仍要观察好几年才能确定癌症是否已经治愈。

肿瘤有时会在原发位置复发，亦有可能转移至身体其他部位。如果治疗的目的是减轻症状，则病征减轻治疗即可视为成功。

控制副作用

化疗的主要作用是杀死癌细胞或抑制其生长，但同时也会影响正常细胞，引发不同的副作用。

化疗的副作用通常在疗程头几个星期内出现，但大部分均会随时间逐渐消退。

治疗成功与否跟有否出现副作用并无必然关系。换言之，没有副作用不等于治疗成功，有副作用也不代表治疗失败。因此，接受治疗前要仔细询问主诊医生可能出现哪些副作用，以及发现哪些情况需要通知医护人员。

治疗期间最好每天记下出现了哪些副作用和应付的方法，以便在复诊时告诉医护人员。如果发觉副作用较大，必须与医生商讨是否暂停化疗，或改用其他治疗方法。

如果打算同时使用其他药物，例如中药、民间偏方或另类疗法药物，必须清楚告诉医生，以免与化疗药物产生相互作用，影响疗效。

化疗副作用的严重程度因人而异，有些人完全没有副作用，但也有人比较严重。患者对副作用的反应也视乎药物和疗程，难以一概而论。

消化系统

消化系统症状是化疗后最常见的副反应之一，具体表现为：恶心、呕吐、腹泻、肠麻痹、黏膜出血、肝功能异常等，不同的化疗药物所致的消化系统反应也不一样。

（1）恶心、呕吐：以顺铂，氮芥，环磷酰胺多见。

觉得恶心时，应尝试改变饮食习惯，懂得灵活应变，趁恶心感觉消退或觉得饿时立刻进食。如果实在没有胃口，那就少食多餐。

起床后觉得饿的话，不妨把早餐当主餐，下午和晚上可吃粥或粉面。总之要多尝试，寻找最适合自己的方式。

医生通常会在治疗序号0.5~1小时和化疗后4~6小时，分别给予患者镇吐剂，可有效减轻恶心、呕吐等不适。

建议患者输注化疗药前吃点简单的食物，尽量多吃流质食物如汤、粥等；化疗后可分几次，每次喝小量清水、果汁，尽量多补充水分；忌吃容易引致恶心的食物；少食多餐；慢慢进食，仔细咀嚼，有助于消化；多吃简单而容易消化的食物；餐后可躺下休息，避免劳累；感到恶心可用口深呼吸；远离煮食的油烟、香水、烟雾等容易令人恶心的气味。

（2）肠麻痹和便秘：抗代谢药物如长春新碱的神经毒性多见。

如病情允许，患者应多下床活动，定时如厕，预防便秘。进食富含纤维素的膳食，多食新鲜蔬果，粗粮，多饮水，每日饮水量需达2000~3000ml。患者亦可进行腹部按摩，即每天起床前用双手按结肠行走的方向顺时针按摩腹部100圈，再逆时针按摩100圈，这样有利于肠道的蠕动和排便，必要时可在医护人员指导下使用缓泻剂。

（3）腹泻：细胞毒类药物伊立替康较多见。

许多化疗药物如：氟尿嘧啶、甲氨蝶呤、阿糖胞苷、紫杉醇等引起腹泻也相当常见。患者化疗期间应进食少渣低纤维素饮食，避免吃易产气的食物如碳酸饮料、糖类、豆类等，及时补充水分有助于缓解脱水症状。腹泻患者应保持会阴清洁，便后用温水洗净，轻轻拭干，必要时涂氧化锌软膏，也可用温水坐浴，腹泻严重时可告知医生，可在医护人员指导下服用止泻剂。

造血系统

造血系统的症状也是化疗后常见副反应之一,包括白细胞减少、红细胞及血小板减少、骨髓功能衰竭等。任何一种血细胞数量偏低,都会造成问题,如感染、流血不止、贫血等。

以多柔比星、表柔比星、吡柔比星、紫杉醇、卡铂、异环磷酰胺、长春新碱等是较为常见的化疗药物;另外,常见化疗药物中,盐酸吉西他滨、卡铂、丝裂霉素等以使抑制血小板为主。

一、感染

化疗期间,伤风感冒较难痊愈,伤口也较容易发炎。在治疗过程中,若患上感冒必须第一时间见医生。有需要时医生会处方抗生素,以对抗感染。

部分患者会在化疗后注射粒细胞集落刺激因子,以增加中性粒细胞的数目,增强抵抗力。

二、流血不止

当血小板数量偏低时,血液凝固的速度便会减慢,伤口需要较长时间才能止血。

患者剃须和剪指甲要格外留心,如不慎割伤必须立即用手按压伤口,维持约十分钟,确定伤口止血后才可放手。

三、贫血

红细胞数量偏低可导致患者虚弱、疲倦、失眠、气喘、晕眩和面色苍白。
建议:
- 避免接近咳嗽、感冒或有其他感染的人。如果家里有人生病,应尽量跟其保持一定距离,以防受感染。
- 若接触过水痘或麻疹患者,需尽快通知主诊医生,评估是否需要注射疫苗预防感染。
- 用利器时要格外小心,避免损伤。再小的伤口也有可能滋生细菌,一旦发炎随时会祸及其他部位。
- 如厕后和进食前均要用肥皂洗手,以免散播细菌。

局部毒性反应

外周静脉给药常可引起静脉炎,若药物不慎外漏,处理不及时可导致局部组织坏死。

以长春新碱、诺维本、NH2、蒽环类抗肿瘤药物如阿霉素、表阿霉素及丝裂霉素等发泡性化疗药物最为严重,一旦渗入血管外,短时间内可发生红、肿、热、痛,甚至皮肤及组织坏死,也可导致永久性溃烂。

其次如刺激性化疗药物如氟尿嘧啶、顺铂、环磷酰胺等可引起红、肿、热、痛、硬、色素沉着,静脉呈条索状。

建议使用PICC(外周中心静脉置管)或静脉留置针,尤其是发泡性的化疗药以PICC为首选,以减少药物的外渗。注射化疗药物后,以生理盐水或葡萄糖溶液冲洗管道和针头后再拔管。注射化疗药物的过程中要严密观察穿刺点是否有红肿等异常,如疑有外渗,立即通知医护人员。

心血管系统

化疗药物对于心血管系统的影响主要表现在:心脏毒性、心肌受损、心律失常、心衰、循环衰竭等。多柔比星、表柔比星、吡柔比星、紫杉醇、紫杉醇脂质体等是较为常见的化疗药物。

患者在输注以上药物过程中,应注意观察心率血压等。必要时医生护士会为患者进行心电血压监测。如有不适应及时告知医生。以上药物刺激性强,应尽量采用深静脉置管输注。

呼吸系统

化疗在呼吸系统的副反应主要表现为肺纤维化。盐酸吉西他滨、博来霉素、替莫唑胺、长春瑞滨、厄洛替尼、血管内皮抑制素等药物引起呼吸系统的症状较常见。

患者应禁烟酒、减轻呼吸道刺激。进食易消化、不易发酵产气的食物,避免便秘,腹部胀气。根据自我呼吸情况随时调整运动形式和次数。避免接触可能的过敏原,扼制导致呼吸困难的诱因。保持口腔、鼻腔清洁,预防感染。

神经系统

化疗对于神经系统的副反应主要表现为神经毒性、瘫痪等,奥沙利铂、长春瑞滨、紫杉醇、卡培他滨等是较为常见的化疗药物。

患者应多饮水,保证充足的尿量,减轻化疗药物的毒性反应。使用奥沙利铂、卡培他滨的患者用药后不能接触冷水、金属物品。外出时需戴口罩、手套,避免冷刺激引起喉头水肿,尽量穿长衣裤,避免阳光照射,同时使用防晒用品防护。

泌尿系统

化疗对泌尿系统的副反应主要表现在：血尿、出血性膀胱炎、肾功能衰竭等，以顺铂、氨甲喋呤、环磷酰胺、异环磷酰胺、丝裂霉素导致肾及膀胱毒性明显。

患者在化疗期间应多饮水，每天输入液体量维持在 5000ml（可通过口服和静脉途径补充），保持尿量在 3000ml 以上。多食用新鲜的蔬菜水果，碱化尿液。

生殖系统

男女患者都有可能因为化疗而影响生育能力，以致短暂或永久不育。一旦出现这个问题，最好跟伴侣一起与医生商讨，寻求解决或适应的办法。

（1）女性。有些妇女在化疗期间月经会紊乱，但完成疗程后便恢复正常。但亦有部分患者从此停经，因而不育。停经后出现的潮热、夜汗、皮肤干燥等症状可以药物舒缓。此外，提早停经也可能引致骨质疏松。

（2）男性。化疗或会减少精子的数目和降低其活动能力，以致短暂或永久不育。性功能也有可能受影响，患者可能有勃起功能障碍，但影响通常只是暂时性的。

如果患者仍有生育计划，可以请医生安排在化疗前预留卵子或精子。

（3）避孕。化疗药物除了会降低生育能力，也可能影响胎儿发育，故进行化疗期间必须避孕。患者可与医生商讨，选择适合自己的避孕方法。

为免化疗影响卵巢功能，有些年轻女性在化疗期间会服用避孕药。一旦发现自己或者伴侣怀孕，应立即通知医生。

建议：
- 采取适当的避孕措施；
- 接受化疗后的 48 小时内，精液可能仍残留抗癌药，行房时必须使用安全套。

其他副反应

（1）口腔炎：使用接受氟尿嘧啶的患者易发生不同程度的口腔炎。

患者应保持口腔清洁，进食前后用温盐水漱口或软毛牙刷刷牙，去除食物碎屑。进食含蛋白质、维生素 C、维生素 B1、维生素 B2 的清淡易消化的饮食，维持良好的营养状况，有助于减轻口腔炎症状。已发生口腔溃疡时，可针对病因选择口泰、过氧化氢、复方硼酸溶液等保持口腔清洁干净。

（2）脱发：导致脱发的抗肿瘤药物有多柔比星、表柔比星、吡柔比星、环磷酰胺、甲氨喋呤、伊立替康、紫杉醇类等。

患者化疗期间应使用温和的洗发水、质地软的梳子，少用吹风机，不要烫染头发，最好剪短发。可使用防晒油，戴帽子、头巾或假发保护头发避免直接受到太阳直射，同时可以减轻脱发带来的苦恼。

（3）疲劳。疲劳是肿瘤病人的一个主要症状，是化疗最常见的副作用，大部分的化疗药会引起疲劳。疲劳可能会突然出现，而且睡多久都无法恢复体力。有时，即使在完成疗程后仍然觉得疲倦。

如果睡得不好，请告诉医护人员，他们会替你找到解决办法。不过，切勿自行服食安眠药，以免安眠药与化疗药物相冲而影响疗效。你应妥善安排作息时间，确保有充分的休息；尽量节省体力，量力而为。亦可不时小睡补充体力；合理饮食，多饮水；在身体状况许可的情况下散散步，或做些轻松的运动；适当地让别人分担工作，以免过劳。

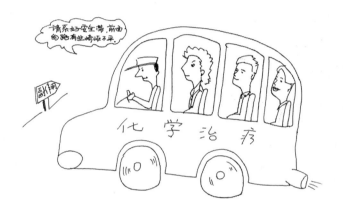

 选择疗法

突然得知患上癌症，往往令人措手不及，不少人当刻脑中只有一片空白，完全无法思考，更无法选择治疗方法。此时你应该先冷静下来，让大脑慢慢恢复思考。医生会为你提供治疗建议，并详细讲解其功效和副作用。

患者对选择治疗的心态可以很不同，有些人只要有一线希望都愿意尝试；有些人则要确保疗效比副作用高才接受治疗；也有人在选择疗法时，以保持生活质量作为首要考虑。

一、与医生商量

决定治疗方案前可能需与医生反复商讨，因为绝大多数患者在确诊初期会感到晴天霹雳，根本无法记住医生当时的话，不少人需要跟医生多谈几次，才能掌握准确的信息。

应诊前最好把心中的疑问写下来，应诊时如有需要可笔录，若有亲友陪同就更理想，尤其是当你六神无主时，他们能从旁发问和协助记录。

二、征求亲友意见

听过医生的建议后，不妨再征询家人、朋友或其他医护人员的意见。多与别人倾谈有助整理思绪，找出最适合自己的治疗方法。

三、寻求其他医生的意见

计划治疗方案是重大的决定，希望多听意见属人之常情。除了主治医生外，有些人会多请教一位专科医生，必要时可以请主治医生向他提供你的病历作为参考。

即使疗程开始后，你仍然可以征询其他医生的意见。

四、参与临床试验

医生可能会建议你接受临床研究。这是医学研究不能或缺的部分，对开发新药和新疗法，以及改善现有治疗非常重要。

临床研究的目的是测试新药或新疗法的功效及副作用。虽然全球各地每天都有人参与不同的临床研究，但你是否参与纯属个人决定。无论如何，在做决定前必须清楚了解研究的目的和细节，包括：

- 研究使用什么药物或疗法？
- 为何值得一试？
- 研究如何进行？
- 风险有多大？
- 可能出现哪些副作用？
- 研究需时多久？
- 是否要入院？
- 过程中万一出现问题，我应该怎么做？
- 研究的费用由谁支付？
- 要付额外费用吗？

临床研究通常以随机抽样的方式决定参加者采用哪种疗法，接受的可能是现有的疗法，也可能是试验中的新疗法。

参与研究后，你有权随时退出，任何决定均不会影响其后所接受的治疗，因此不需要觉得为难。

治疗后跟进

无论采用哪种疗法,完成疗程后都需要定期检查,以便医生跟进疗效。若发现预期以外的症状,即使未到复诊日期也要立即通知医生。

可以请亲友陪同应诊,当心情混乱时,他们可帮忙记下诊治重点或向医生发问。在应诊时录音也有帮助,但必须先征得医生同意。

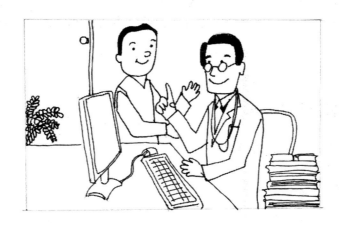

 ## 向医生发问

以下是一些应诊时用得着的问题,不妨参考。如果不明白医生的答案,可以请他再解释,直到完全明白为止。

(1)何时开始治疗?疗程有多长?
(2)治疗期间我需要住院吗?
(3)在治疗期间我会有何感觉?治疗会痛吗?
(4)治疗有哪些短期或长期的副作用?
(5)在治疗期间我要如何护理身体?
(6)治疗后我能恢复正常的生活吗?
(7)我需要特别的饮食吗?
(8)怎样才算化疗见效?

 ## 寻求协助

在确诊初期感到恐惧、悲伤、抑郁、愤怒、沮丧,甚至绝望都是很正常的,但不要把情绪埋在心里,应主动向信任的人说出感受。伴侣、家人、朋友、心理专家等都是不错的倾诉对象。

家人和朋友可能也跟你一样是初次接触肿瘤，所以一时间不知道该如何回应。面对这种情况，有人选择坦率地说出感受，也有人请好友传话，更有人会因为不自在而刻意避开患者，种种情况可能让你觉得孤立无援。

癌症除了对患者的生活造成压力外，为数不少的医疗费用亦为他们带来经济负担。

除了使用公共医疗服务外，善用政府或工作单位提供的医疗保险、福利、政府对低收入人士提供的补助等，都有助减轻医疗开支。

照顾癌症患者需要大量的精力，如果患癌的是至亲，精神压力就更大。作为照顾者切勿忽视自己的健康和情绪，最好为自己预留一点时间和空间，让别人分担忧虑也有助于减压。

个人化疗记录

必要时可以请医护人员协助你填写：
- 服用或注射的是什么药物？
- 每次化疗相隔多久？
- 可能有哪些副作用？
- 联络人电话。

词汇

- 贫血：红细胞和血红蛋白数量下降，以致体内含氧量降低，携氧能力下降，容易感到疲劳、呼吸急促、脸色苍白、容易感染。
- 动脉：把血液从心脏带到身体其他部分的血管。
- 良性：意指不是癌症，与恶性相反。
- 骨髓：骨骼中间的海绵状物质，负责制造红细胞、白细胞和血小板。
- 导管：在人体上开一个小口，插入胶管以供输液。
- 细胞：构成生物的基本单元。人体内的细胞数以亿计，但种类繁多，各有不同的功能。
- 生育：生儿育女的能力。
- 基因：细胞里最重要的成分，控制体内各种细胞的生长和行为。基因来自父母，即所谓遗传。
- 停经：妇女步入中年后停止排卵和月经。
- 肿瘤：身体内部和表面新生或异常的组织。
- 静脉：把血液送进心脏的血管。
- 转移瘤：又名继发癌肿，指源自体内其他部位的癌肿。

- 血小板：又名血栓细胞。血液里三种细胞的其中一种，作用是当血与空气接触时，加速其凝固，堵住伤口以减少失血。
- 红细胞：血液里三种细胞的其中一种，负责把氧气带给身体各个部位。
- 副作用：药物和疗法在正面疗效以外，负面的后果。
- 辅助疗法：在主要疗法以外添加的疗法，以加强主要疗法的功效。
- 血管增生：指生成新血管，为体内的组织提供养分。但对治癌来说是坏事。癌肿部位若长出血管，也就获得固定的血液供应，得以繁殖扩大。
- 化学治疗：利用细胞毒素杀死癌细胞或抑制其生长。
- 免疫治疗：用药物改变免疫系统对外来物体的反应，从而防病、治病。
- 静脉注射：透过静脉，一点一滴地将药物送进体内。
- 舒缓疗法：只求减轻症状，不求根治的疗法。
- 原发癌肿：最初出现的癌肿。原发的癌肿若由原来发病的部位游离到其他部位继续生长，则形成继发癌肿。
- 放射治疗：利用 X 光或者伽马（gamma）射线等放射性物料杀死杀伤癌细胞，防止其增生扩散。
- 继发癌肿：又名转移瘤。肿瘤由初期发生的部位扩散到其他部位。
- 身体组织：一组细胞的总称。
- 中性粒细胞：骨髓里一种专门对抗发炎的白细胞。
- 癌肿专科医生：专攻癌症的医生。
- 静脉输液管：扎在皮下的导管或其他静脉设备，以便液体能输入或输出身体。
- 粒细胞集落因子刺激剂（G-CSF）：一种蛋白质，能增加中性粒细胞的数量、强化其功能，有助于对抗骨髓炎症。
- 经外周静脉置入的中心静脉导管（PICC）：将导管由外周静脉（贵要静脉、肱静脉、正中静脉、头静脉）置入送达上腔静脉的导管。

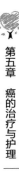

第三节　静脉治疗通路的选择

上肢的静脉　　／391
静脉治疗　　／392

在住院治疗期间,静脉输液是最普遍、最常见、最基本的治疗给予方式。在种类繁多的药物中,由于药物的特性,许多酸性、碱性及高渗透压的药物通过静脉,血液循环到达我们体内时会对我们的血管造成严重的损伤。

静脉化疗是肿瘤科治疗恶性肿瘤的重要手段,建立一条合适的静脉输液通路,不仅可以减少患者因反复穿刺而带来的痛苦,更重要的是可以避免化疗药物对外周静脉的破坏和局部组织的刺激,保证化疗过程顺利地完成。

本节可以帮助患者和家属认识静脉治疗及静脉治疗常见工具。

上肢的静脉

上肢的静脉分为浅静脉和深静脉两种,最终都汇入腋静脉,腋静脉后续为锁骨下静脉。锁骨下静脉与颈内静脉汇合成头臂静脉,左、右头臂静脉汇合成上腔静脉。

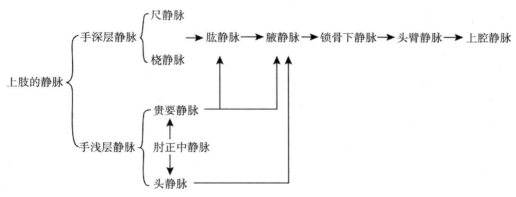

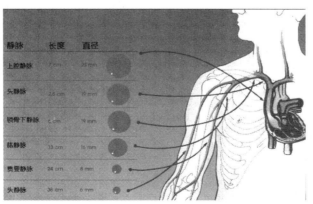

我们的血管分为三层：内膜、中膜、外膜。

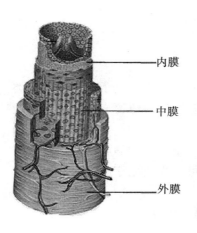

内膜：血管壁最里层，药物最先接触到。刺激性的药物损伤内膜后，会产生静脉炎，血管外观发红，流速变慢。

中膜：血管壁第二层，因有较多的神经纤维组织，受损后，血管疼痛感强烈，血管失去弹性。例如：输注氯化钾或甘露醇、果糖时，血管异常疼痛伴发红。

外膜：血管壁第一层，是血管的保护层，当这层被破坏后，血管会形成永久性疤痕或失去保护层功能，药液直接外渗到血管外。表现为：血管呈条索状，发黑。

血管管径越细，血液流速越慢，药液在血管内与血管内膜接触的单位面积内浓度越大、时间越长，药液对血管内膜的损伤也就越大。这也是输注刺激性药物时中心静脉导管优于外周静脉导管的原因。

静脉治疗

将各种药物(包括血液制品)以及血液，通过静脉注入血液循环的治疗方法，包括静脉注射、静脉输液和静脉输血；

选择合适的静脉治疗工具，取决于许多因素，如药物的性质：酸碱性、渗透压、生物毒性。

对血管有损伤的药物包括：

- 偏酸或偏碱的药物，如氯化钾、5%碳酸氢钠、胺碘酮。
- 高或低渗透压的药物，如脂肪乳、氨基酸、果糖、50%葡萄糖溶液、甘露醇、甘油果糖。
- 强刺激性的化疗药物，如长春新碱、丝裂霉素、吡柔比星、表柔比星、5-FU、奥沙利铂、阿霉素、表阿霉素、伊立替康、卡铂、顺铂、吉西他滨、多西他赛等。
- 还有一些血管活性药物、抗生素、血液制品等，这些药物如果在外周小血管输注会引起化学性静脉炎、药物外渗甚至皮下组织坏死。
- 持续静脉治疗的时间。
- 患者血管条件：有无血管内膜损伤、血管外伤史、血栓发生史及血管畸形等。
- 患者的年龄和身体状况等。

常用的静脉治疗工具包括：

- 注射器。
- 输液(血)器。
- 一次性静脉输液钢针。

一次性静脉输液钢针常用于短期或单次给药，患者活动后易刺穿血管造成液体外渗、局部肿胀。使用一次性静脉输液钢针时应注意：输液时减少穿刺侧肢体的活动；发现穿刺部位刺痛、肿胀等不适时请立即通知护士；不要使用一次性静脉输液钢针输注刺激性或有腐蚀性药物。

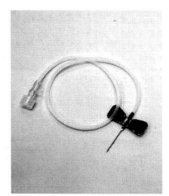

- 外周静脉留置针。

也就是俗称软管针，指的是穿刺成功后仅将软管留置在血管中，一般可以留置48~72小时，可避免短期治疗过程中的重复穿刺。能减轻患者痛苦，有效保护患者血管。因为留在静脉血管中的导管是软管，所以患者在一边输液一边活动时不会刺破血管。但留置针仍然是在外周静脉进行穿刺，故无法有效避免刺激性药物对血管的损伤。相反，刺激性药物通过留置针反复作用于某一处血管，会加重血管内膜的损伤，使血管变细、变硬，甚至发生静脉炎。

使用外周静脉留置针时应注意：发现穿刺部位刺痛、肿胀等不适时请立即通知护士；不要使用一次性静脉输液钢针输注刺激性或有腐蚀性药物；不要使用同一留置针超过72小时，以免对血管造成损伤。

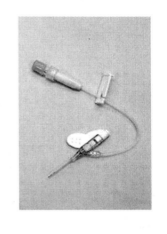

- 中心静脉导管（CVC）。
- 外周静脉留置针。经外周静脉置入中心静脉导管（PICC）。是指经上肢贵要静脉、肘正中静脉、头静脉、肱静脉，颈外静脉（新生儿还可通过下肢大隐静脉、头部颞静脉、耳后静脉等）穿刺置管，导管尖端位于上腔静脉或下腔静脉的导管。由于PICC导管尖端位于人体管径最粗、血流量最大、血管管径最粗的静脉——中心静脉（上腔静脉或下腔静脉），刺激性药物进入血管后能迅速被血液稀释，从而避免了刺激性药物对外周血管和局部组织的损伤。PICC导管最长可留置一年，每周维护一次即可，可有效减缓患者反复穿刺的痛苦。该导管尤其适用于：输液需要超过一周以上或长期需要间歇治疗者；外周静脉不好，难以维系静脉治疗者；危重患者抢救时；输注刺激性药物，如化疗药，大剂量补钾，胃肠外营养（TPN）等患者。

使用PICC时应注意：

按时到医院维护导管，不要擅自延长维护间歇时间；

每天适当活动穿刺侧肢体，如做松拳握拳的运动；

不要用穿刺侧上肢提重物或做手高举过头的动

作；

洗澡时用保鲜膜包裹导管及贴膜，如果贴膜潮湿要及时请护士更换；

学会自行观察导管，看导管有无脱出或进入体内、有无打折或破损，穿刺点有无压痛、渗血、渗液等，一旦发现及时请护士处理；

CT或磁共振等检查时不能用高压注射泵从此导管内注射造影剂，以免造成导管破裂（耐高压导管除外）。

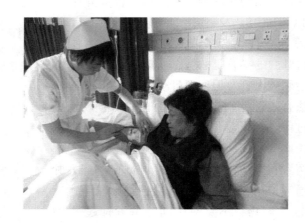

- 输液港（PORT）。

植入式静脉输液港是一种完全植入的血管通道系统，是通过皮下植入的港体连接导管而建立的中心静脉通道，它的尖端也是到达上腔静脉。它能为患者提供长期的静脉血管通道，使用期限可长达38年，已在国外肿瘤患者中得到广泛使用。PORT操作简单，可保护血管，减少药物外渗的机会；感染的风险低；因为皮下埋植，无需敷料包裹，不插入蝶翼针时不易被他人注意。除此之外，PORT维护也相对简单，治疗间歇期4周维护一次即可。PORT适用于需要长期或重复给药的患者和需使用刺激性药物的患者。

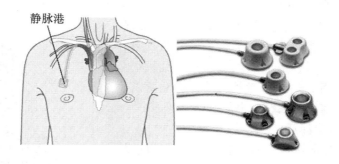

使用PORT时应注意：
- 按时到医院维护导管，不要擅自延长维护间歇时间。
- 每天适当活动穿刺侧肢体，如做松拳握拳的运动。

- 不要用穿刺侧上肢提重物或做手高举过头的动作。
- 学会自行观察导管，看导管有无脱出或进入体内、有无打折或破损，穿刺点有无压痛、渗血、渗液等，一旦发现及时请护士处理。
- CT或磁共振等检查时不能用高压注射泵从此导管内注射造影剂，以免造成导管破裂(耐高压导管除外)。

因为PICC和PORT的尖端均在上腔静脉，确保了患者输液安全，保护了患者的外周静脉，故在国内外肿瘤患者的临床治疗中得到广泛应用。如果您对治疗时静脉治疗工具的选择有任何疑问，请咨询你的责任护士或静脉治疗专科护士，她们会给予您最专业的回答，协助您选择最好的治疗方案。

- 其他输液辅助装置。

视乎病情，可酌情使用其他输液辅助装置。

第四节　放射治疗

放射治疗　/ 397
体外放射疗法　/ 399
体内放射疗法　/ 401
控制副作用　/ 404
如何护理皮肤　/ 409
是否影响性能力　/ 410
生育能力　/ 411
疗后跟进　/ 412
研究和临床试验　/ 412
患者的感受　/ 412
儿童及放射治疗　/ 413
向医生提问　/ 413

本节可帮助您认识放射治疗，解答对放射疗法的一些疑问。

如果有进一步的疑问，请不要犹豫，随时请教医生、护士和放射治疗技师。由于每个人的情况不同，最好的方式是与熟悉自己病情的医生讨论，找出最适合自己的治疗方式。

即使所患有的肿瘤相同，其他患者所接受的放射治疗也可能与你的非常不一样。

读完本节之后，如对放射疗法的认知有帮助，请转交你的亲友参阅，他们或许也想取得这方面的资料，以帮助你解决所面对的困难。

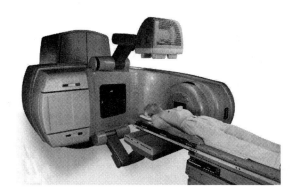

放射治疗

肿瘤放射治疗是利用放射线如放射性同位素产生的 α、β、γ 射线和各类 x 射线治疗机或加速器产生的 x 射线、电子线、质子束及其他粒子束等治疗恶性肿瘤的一种方法。

放射治疗是治疗肿瘤的主要方法之一。

每一个接受放射治疗的人反应都可能不同，每一个阶段的反应也可能不一样，治疗的各种副作用都可能受到控制或减轻。

其他治疗肿瘤的方法包括：化学治疗，外科手术，免疫治疗或激素治疗等。这些治疗方法可单独或结合进行，以达到治愈肿瘤的效果。

选择治疗方法需视如下的情况而定：
- 肿瘤的种类、出现的位置；
- 是否扩散到身体的其他部分；
- 年龄；

- 健康状况；
- 愿意接受的治疗方式。

当治愈的可能性很低时，放射治疗和化学治疗可以尽量帮助患者舒缓症状和减少痛苦，因此也称为姑息治疗。

我们无法建议哪种疗法最有效，患者需要与医生讨论。无论如何，我们希望这本书的信息能够回答一些患者的问题，也帮助患者思考如何向医生提出问题。

一、为什么使用放射治疗

放射治疗是利用 X 线、γ 线的电离辐射，破坏细胞核中的 DNA，使其无法成长繁殖和扩散。放射治疗可以治疗原发位的肿瘤，也可以治疗转移性的肿瘤。

放射治疗是给一定的肿瘤体积准确、均匀的剂量，而周围正常组剂量很小，因此在正常组织吸收剂量很小的情况下，就根治了恶性肿瘤，这样既保证了患者的治疗又保证了患者的生存质量。

在治疗部位，X 线、γ 线除了消灭癌细胞以外，也会影响正常细胞，但是正常细胞的抵抗力和痊愈力要强得多。

体外放射治疗不会令患者带有辐射，在整个过程中，患者与别人相处，包括小孩子，一点危险也没有。治疗不会感到疼痛，放射线不会发热，患者不会看到或感到放射线。

二、放射治疗的作用

1. 治愈肿瘤

许多肿瘤单独使用 X 线、γ 线，或结合其他治疗方法，就可以完全治愈肿瘤控制肿瘤。

如果治愈不可能，放射治疗可以使癌细胞缩小或停止扩散，使得肿瘤在一定的时间内得到控制。

2. 缓解症状

在有些情况下，控制肿瘤已不可能。放射治疗可以用来舒缓肿瘤的症状，使患者感到舒服些。譬如，放射治疗可以使癌细胞缩小，减轻痛苦或阻止出血。因此，放射治疗也称为舒缓疗法，其目的不再是治愈肿瘤而是减轻症状。

3. 辅助治疗

放射治疗可能是主要的疗法，也可能是配合其他疗法的辅助疗法。辅助疗法可能用于主要疗法之前或之后，譬如外科手术前先用放疗缩小肿瘤，以帮助手术更有效。也可能在外科手术后再使用放疗，彻底消灭残留的癌细胞。有时，放疗与化疗同时使用。医生会根据患者的不同情况则选择不同的方案，譬如有的人会放疗化疗同时进行，有的则选择单一的放疗或者化疗。

三、在哪里接受治疗

由于放射疗法的仪器非常昂贵，需要很大的空间存放和由受过特殊训练的人员操作，所以规模较大的医院，才设有放射治疗科。

体外放射疗法一般在放射治疗中心进行，患者需住院，按预约时间前往放射治疗科接受治疗。若患者接受体内放射疗法，则必须住院数天。

体外放射疗法

一、治疗的详情

如前所提，设计一个疗程基于许多因素，所以每个人的治疗计划都不一样。

为了减轻放射疗法的副作用，医疗人员通常将患者所需要放射线的剂量，以小剂量多次进行的方式，来构成一个完整的疗程。

通常来说，许多人从星期一至星期五，每天接受治疗，周末休息。有些人的治疗计划会有所不同，例如每星期有三天接受治疗，治疗过程可能持续高达八个星期。

进行放射治疗有多种不同的仪器。您的主管医生和放疗技师会根据诊疗规范及既定的诊疗方案挑选使用的仪器，以便为患者提供最适当的治疗方式。有些仪器的速度较快，可在较短的时间内完成治疗。一般治疗时间不会超过15分钟。

每个人对放射治疗的反应都不相同：有些人仍可继续工作，只需要在接受治疗的时候请假；有些人则感到非常疲劳，需在家中休养。若患者还需要照顾家庭和子女，患者可能更需要得到帮助。向上司、亲友或医护人员求助的时候无需犹豫。

随着治疗的进行，患者会对所产生的反应，有比较清晰的概念，然后可以对日常生活做出相应的安排。

放疗技师会尽量安排患者在每天同一时间接受治疗，可给予身体相同的时间休息，以便从副作用中恢复；固定的时间也让患者的生活有一定的规律，使患者比较容易适应。

二、前往应诊

假如患者每天必须长途跋涉前往应诊，或即使每星期只需前往医院1次，也可能令患者感到疲倦，若治疗产生副作用，更会令患者感到特别疲惫，可能的话，最好要求家人或朋友接送患者往返医院或住院。

三、计划疗程

患者第一次前往放射治疗科应诊,医生会安排一个设计会谈。这个会谈十分重要,因为会谈的目的是为患者设计一个治疗计划。医生会为患者仔细检查并研究患者的病历。患者需要非常关注并积极参与自己的治疗计划,如果有任何疑问,应尽量提出。

一般人认为,医疗人员"非常忙碌",没有时间回答问题。也就是因为他们很忙碌,所以患者更应该了解自己的治疗计划,这样在治疗期间,对患者、对医疗人员都有帮助。放射治疗医生为患者计划疗程的时候,会用颜色笔直接在患者的皮肤上画上记号。

患者也许需要照 X 光,或接受模拟定位机的检查;模拟定位机因模仿治疗机而得名,可照 X 光,以帮助放疗技师决定正确的治疗位置。每次时间为 10~15 分钟。进行期间,患者会躺在一张硬板床上,可能感到有点不舒服。患者需要静躺不动,以便量度并记录准确的治疗位置。

为确保获得清晰的图像,放射治疗技术员会向患者说明他需要做一些特别的措施。譬如为骨盆计划治疗时,会将一种在 X 光照射下会显影的液体注入患者的大肠,注入时虽然不会疼痛,但可能会感到不舒服,不过这只会持续几分钟。女士们也许需要将一个卫生棉条放入阴道。

CT 扫描可以帮助放射医生计划疗程,所以有时对治疗部位进行扫描极为必要。CT 扫描是 X 光的一种,它可显现接受治疗范围内部的详细图像。扫描是在医院的放射科进行,过程毫无痛苦。该科的医疗人员会预先向患者说明扫描的详情。

由于肿瘤的位置和大小不同,有时计划疗程的会谈可能不止一次,但也有可能在会谈结束后,立刻开始患者第一次的放射治疗。多数的情况是,在确定计划疗程后,医生会经过几天详细的研究和讨论后,再开始放射治疗。

四、在皮肤上做记号

在确定接受治疗的范围后,医生会在患者的皮肤上激光定位,标明接受放射线照射的准确范围。

医护人员会向患者解释如何护理这些记号,若这些记号开始淡褪,请告知放疗技师。切勿自己尝试再画。

由于这些记号可被擦掉,也可能玷污患者的衣物,所以接受治疗期间,可考虑穿着旧衣服。

在取得患者的同意后,也有些医疗人员会在患者的皮肤上文上两至三个永久记号。文肤的时候会稍感不适。

五、制作护模

由于放射治疗的部位需要非常准确,所以准备工作非常重要。在治疗期间,需要保持治疗部分的身体静止不动;假如患者的头部或颈部接受放射治疗,治疗进行期间,患者可能需要戴上头肩膜，以确保患者的头部不会移动，同时可在头肩上而非患者的皮肤上画上放射治疗的坐标。

患者在进行体部治疗时，需要平躺在真空垫上以固定身体。

在定位室，制作头肩膜时技师会将一块塑料膜放置于70°热水中，待塑料膜软化后取出擦干，立即贴合于患者面部并固定，塑料膜冷却至室温后会变硬，能够完整地呈现患者的面部特征，这样便能使头肩膜起到良好的固定作用。

在制作真空垫时，技师会要求患者只穿贴身衣服，以最舒适的姿势平躺于一块类似于沙袋的垫子上，待患者躺好后便开始抽气，至垫子变硬，直至真空。此时，真空垫便会记录患者的体格特征，可确保摆位的同一性。

为方便治疗，有时需要为身体另一部位制模，例如腿或臂，以便在治疗进行期间，确保该部位不致移动。

六、接受治疗

对即将接受治疗而感到忧虑是正常的反应，但随着患者对疗程和医疗人员逐渐熟悉，应该会慢慢适应。

基于安全理由，放射治疗科有些位于医院的地库，再加上大型的仪器，可能令人感到局促不安。

不要害怕向医疗人员表达患者的恐惧和忧虑，他们会设法帮助患者。患者的态度越轻松，他们就越容易为患者进行治疗。

放射治疗本身毫无痛楚，时间可短至几秒钟，长也只不过十几分钟。准确的治疗位置非常重要，所以放射治疗技术员可能需要一段时间，才可把患者置于妥当的位置。这段期间，患者应尽量放松。当治疗部位确定后，患者会单独留在房内几分钟，如有需要，患者可透过对讲机和放疗技师谈话。他们会从闭路电视或玻璃窗小心观察患者的情况。若患者需要帮忙可以举手显示患者有需要，他们会很快来帮助患者。

大多数的放射治疗仪器会围绕患者的身体旋转，从多个不同角度进行治疗。这些仪器，加上它所发出的声音，起初可能令人烦躁不安。在第一次治疗之前，放疗技师会先向患者解释治疗时，仪器的运作及其发出的声音，以减轻患者的恐惧。某些放射科的治疗室会让患者在接受治疗时听音乐，有助于松弛神经。

治疗进行期间，放疗技师可能需要进入治疗室，稍稍转换患者的位置；基于不同的原因，也可能需要轻微改动患者的治疗计划。医生会向患者解释，并经常通知患者最新的进展。

体内放射疗法

体内放射疗法是将含放射性的物质小心地放在肿瘤附近的地方，以放出辐射线治疗。含放射的物质，通常放在密封的金属管内，但对某些肿瘤，改用液体的放射性物质会较佳。采用液体物质的体内放射疗法，可以口服饮用或通过静脉注射进行。

若患者接受体内放射疗法，需要留医数天，待移走植入的放射性物质，或确定身体内无辐射的迹象后才可离开。

一、采取哪些安全措施

为减少医院医疗人员及患者的亲友受到不必要的辐射，当患者体内植有放射物质期间，需采取一定的安全措施。

开始治疗之前，护士会详细向患者解释这些限制。每间医院的惯例不同，可事先向医疗人员了解。

在正常情况下，患者需要在治疗前一天入院，医疗人员会告诉患者整个过程，如有任何疑问，这是发问的好机会，如患者预先列出问题，会有所帮助。

二、当患者体内植有放射物质时或接受液体放疗之后

- 患者可能住在主病房侧边的病房或放疗病房。
- 患者会单独或和其他接受放射治疗的患者一起接受护理，病房工作人员会将铅制的屏风放在患者病床的两侧，以吸收任何辐射线。
- 医生和护理人员每次探访时，只会在患者的病房停留短时间；医院方面会通知员工和访客，站离患者的病床，以降低他们受到辐射的影响。
- 护士可戴着小型的盖氏计算机监察房内辐射线的水平。
- 访客可能会受到限制，如有客人到访，只可留在房内或坐在床的末端一段短时间，或在房外透过对讲机和患者谈话，谢绝儿童和孕妇探访。

这些预防措施，加上患者对治疗的恐惧，可能令患者感到异常孤独。每个人应付恐惧的方法都不同；有的人了解所接受治疗的细节后，比较容易应付恐惧；另外一些人宁愿不知道。若患者希望知道所有的细节，医疗人员会乐于作出解释。向医疗人员或亲友说出其心中的恐惧和忧虑，往往有助于放下患者的重担。

患者可能只需要在单人病房停留一两天。可带些书本和杂志到病房，也可收看电视或听音乐或收音机打发时间。只有在患者体内植有放射物质的时候，才需要采取这些安全措施。患者接受治疗前后，访客可如常在探病时间看望患者。

有些人担心在治疗结束后，他们仍然带有辐射，并对家人和朋友构成危险。事实上并非如此，当患者体内的放射物质被移除后，辐射亦会完全消失。假若患者是接受液体放射物质的治疗，辐射量会逐渐消退。患者需要等待部分辐射量消退后才能返家。离开医院以前，医务人员会仔细检查患者和患者携带的物件，确保没有任何辐射的迹象。离开医院之后，患者可恢复正常的生活。

三、植入放射性物质

这种体内放射疗法是用来治疗宫颈、子宫和阴道等癌症。铱-192是最常用的放射性物质。植入最大的好处是使用高剂量的放疗直接破坏癌细胞,而对正常细胞和组织的伤害则有限。

先将放射性物质放入一个容器内(可能多过一个),以便安置于正确的位置。这种容器,类似一片卫生棉条,在患者接受全身麻醉的情况下,插入阴道,同时将一条导尿管放入患者的膀胱。如此患者可静躺在床上,不致因上下床而移动容器的正确位置。当放好容器后,会为患者照 X 光,检查这些容器的位置是否正确。植入含放射物质的容器有时会在手术室进行,但通常是在病房进行。

医疗人员会在患者的阴道内用一片棉布或纱布将容器的位置固定,这样可能令患者感到不适,患者可以向护士索取止痛药。

一旦放入放射性物质容器之后,患者必须卧床,这样有助固定容器的位置。若患者需要任何东西,可按床边铃,请护士帮忙。假如放射物质移离位置,患者应立刻通知护士。

四、后装放射治疗器

后装放射治疗器的作用是将辐射物质放入容器内。这个仪器与容器相连,当仪器开动时,少量的放射性物质就会进入仪器,仪器关闭时,会将物质抽回仪器。有人进入患者病房时,仪器自动关掉,以免他人受到辐射,但仍需采取安全措施和探病限制。每个患者使用治疗仪器的时间都不相同,但通常在 12~48 小时。

五、治疗之后

当患者已接受所需的辐射量后,医疗人员会移走治疗器和容器,这个过程通常在病房内进行。由于移除的过程可能令患者感到不适,因此会预先给患者一些止痛药。护士也会检查是否已移走所有的容器和植入的物质,同时会移除导尿管。

患者的医生会建议患者在移除植入物质后的几天内,灌洗阴道,以保持清洁。护士会教患者如何灌洗。

患者可在移去放射性物质的当天或隔一天回家。一旦移走放射性物质之后,所有辐射会立刻消失。

六、副作用

接受插入的治疗后,可能会受到感染,虽然这种情况极少发生。若患者发高烧或严重出血,应尽早求医,医生会给患者抗生素来治疗感染。

七、插入铯或铱的放射性物质

铯或铱可用以治疗口、唇及乳房等部位的肿瘤。医疗人员会在手术室内为患者实施全身麻醉,将带有铯或铱的放射性物质的细针、导线或导管插入需要治疗的部位。然后照 X 光,确保位置正确。通常,患者会被隔离照顾。3~8 天后,再实施全身麻醉,以便把导线除去。

这种疗法可能令人感到不适或不便,口唇部位的治疗也可能令进食和谈话困难。插着细针的时候,或许需要进食软性或流质的食物。护士会教患者如何用漱口水保持口腔清洁。当放射量已达到预期的标准,就会将细针取出。如果患者只采用体内放射疗法,通常插入的时间需要一个星期;若是体外体内两种方法并用,插入的时间约两天。一旦移去细针后,患者的口腔仍会感到疼痛,所以接着几天,甚至几星期内,可能需要继续进食流质食物。

医生会给患者止痛药直到情况改善。在治疗前列腺小肿瘤时,也会用含微量辐射的小珠粒植入肿瘤内。

八、放射性碘

放射性碘是一种无色、无味的液体,用来治疗甲状腺肿瘤。这种最常用的液体放射物质口服即可。使用放射性碘时,需要采取和植入放射性物质相同的安全措施。

任何未经甲状腺吸收的放射性碘,会透过汗和尿排出体外。

医生会定期检查患者体内的辐射含量,若下降至安全的水平,在 4~7 天后,患者便可以回家。当患者回家以后,与家人,尤其是与儿童接触时,仍需采取某些安全措施,放射治疗技师和医护人员会向患者解释。

放射性锶也可用来治疗扩散到骨骼的一些继发性癌。医生一般将放射性锶注射到静脉来实施治疗。患者不需要住院,但是医生会告诉患者一些需要注意的事项,因为在注射后的几天内,患者的排尿和血液都会带少量的放射性物质。

 ## 控制副作用

放射治疗主要的作用是杀死癌细胞,但与此同时也会影响到四周正常的细胞,造成副作用。放疗的副作用可能在几个星期内出现,也可能在几个月后才产生,多数放射治疗的副作用在疗程结束后,就会逐渐消失。

副作用与治疗成功与否没有必然的关系。换言之,没有副作用不等于治疗成功,成功的治疗不一定能避免副作用。因此,接受治疗前要向主诊医生问清楚,会有哪些副作用,其中哪些需要通知医护人员。

接受治疗时,最好每天记下出现哪些副作用,以及自己如何应付,然后告诉医护人员。如果副作用比较大,必须与医生商量,以便决定是否暂停放疗,甚至改用其他治疗方法。

如果打算同时用其他药物，例如中药、民间方子，西方所谓的"另类药物"，必须告诉医生，以免与放疗药物有冲突，影响到疗效。

副作用的性质和程度因人而异。有些人完全没有副作用，但也有人比较严重。对副作用的反应则视乎药物和疗程，差别也很大，难以一概而论。

一、放疗常见的副作用

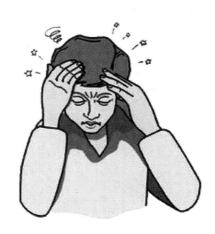

1. 疲劳

疲劳是放疗最常见的副作用症状，包括疲劳、昏昏欲睡、迷惘、焦躁、精神不集中、厌食。

疲劳有时候会突如其来，而且多少睡眠都觉得不够。甚至完成疗程后，仍觉疲倦。

如果睡不好，要通知医护人员。但除非医生开处方，否则不要自行吃安眠药，以防药物与放疗冲突。

建议：

在工作和生活上作好安排，确保得到充分的休息！节省精力，量力而为，不时小睡！吃得好，多饮水，散步或者做轻松的运动，请他人分担责任。

2. 骨髓抑制

放射疗法可能影响制造血液的细胞。若医疗人员认为这种情况可能出现在患者身上，便会在患者接受治疗期间，定期为患者验血，检查各类血细胞的数目。当血细胞的数目减少时，患者会感到疲倦和劳累，可能会造成发炎、出血不止或贫血等问题。如果血细胞数目显著下降，如白细胞低于 $3.0 \times 10^9/L$，可能需要暂停治疗，直至血细胞数目恢复至安全、正常范围为止。在这种情况下，患者也可能需要输血。

造血系统对放射线高度敏感，部分病人在放疗中可出现外周血象下降。单纯放疗一般不易引起明显的血象下降,下降的多少与照射野大小、部位及是否应用过或同时应用药物等因素有关,放疗中应加强饮食营养,促进造血功能,减轻放射线对骨髓的损害。

建议:

避免走近咳嗽、感冒或者有其他炎症的人;用利器时要格外小心,避免损伤——再小的伤口也有可能滋生细菌。如厕和进食前要用肥皂洗手,以免散播细菌。按照病区水池旁提示的6步洗手法正确洗手。

3. 头颈放疗的副作用

(1) 口腔疼痛、干燥。口腔接受放射治疗可能腐蚀患者的牙齿,所以治疗后定期检查非常重要。医生在治疗开始以前,会建议患者接受特殊的牙科护理。此后,在修补牙齿前,一定要告知牙医患者曾接受过放射治疗。鼻咽、口腔放疗患者2年内禁止拔牙。

由于口腔黏膜对辐射敏感,在治疗期间,患者可能感到口腔疼痛、溃烂、唾液黏稠。副作用可能在放疗后的两三个星期内出现。

制造唾液的腺体可能减少,甚至完全停止,使得咀嚼或吞咽困难。治疗也可能使口腔更容易受到感染,例如患上鹅口疮或出现浓痰,一旦发现口腔或喉部异常,例如疼痛、吞咽困难,立即通知医生。治疗结束后,口腔干涸的情况可能持续数个月,甚至成为永久性的现象。

建议:

- 含氟的用品有助于保护牙齿,降低受放射治疗的副作用。
- 每天至少用一茶匙盐溶入一杯温水漱口(不吞咽)四次。
- 市面上有些漱口水会刺激口腔,请咨询医生后再使用。
- 口腔如果觉得干燥,可啜饮液体,特别是多饮水,吃汤粥粉,或者咀嚼无糖的口香糖。
- 疼痛严重不能进食者,应静脉补充液体,以保证机体营养供给。
- 医生会给患者一种人造唾液的喷雾剂,有助保持口腔的湿润。酒精和烟草会刺激口腔的内膜,在治疗期间应尽量避免吸食。

(2) 味觉改变。患者的味蕾也会受治疗的影响,使患者感到食物的味道有所转变。有些人以"金属"味来形容食物的味道,也有些人感觉所有食物的味道都一样。当治疗的副作用逐渐减退,味觉也会慢慢地恢复正常,但完全正常需一年时间,甚至更久。

建议:

如果食物没有味道,盐、大蒜、糖、酒、芝士、腌肉、火腿、芹菜、洋葱、香草、腌菜或香料,都可以加重味道。如果进食红肉时感觉有苦味,可用鸡肉、鱼肉、奶类食品、鸡蛋、花生酱和豆类食品代替。如果吃东西时感到有苦味,可以加一些甜酱、海鲜酱、甜酸酱;或喝果汁、蜜糖水等可以掩盖其味。如果食物有金属味,用塑胶厨具或餐具可以减少苦味,不要饮用罐装饮料或使用金属杯。食用酸性的食物例如果汁,可以帮助淡化口腔的金属味道。

(3) 食欲不振、体重下降。以上几种口腔的副作用,可能导致食欲不振和体重下降。如果饮食变得非常困难,医生会将一个极细的导管透过鼻腔通入胃部,这根鼻胃管可以将液体食物传送到胃里。

另一个输送液体食物的方法是穿经腹部到达胃部。在此时，通过喂食管吸收营养，也许是维持患者体力和精神的好方法。

建议：
- 如果胃口不好，少量多餐，以小食为主，或每两小时喝一次营养补品；
- 随身带备零食；
- 煮汤、粥或麦片时，以全脂奶代替水；
- 用高蛋白奶代替水，烹煮布丁、炖蛋及各种甜食，在冷热饮料、生果中加糖、糖浆、蜜糖或葡萄糖。

（4）声音转变。如果患者正接受声带治疗，便会注意到患者的声音变得粗糙或沙哑，有时甚至完全失声。

建议：
这些转变只是暂时性的，患者的声音在治疗完毕后数星期便会恢复正常。

（5）毛发脱落。只有接受放射治疗范围内的毛发才会脱落，通常在治疗后两至三星期内发生。

建议：
- 大部分毛发脱落的现象属暂时性，在治疗结束后两至三个月内毛发会再开始生长；
- 有多种方法可以掩饰脱发的现象，如佩戴假发和帽子。

4. 胸腔放疗的副作用

（1）吞咽困难。这个部位接受放射治疗后二至三星期(甚或只有几天)，患者的胸腔可能感到不适，而且难以吞咽固体食物。通常五至八个星期后，疼痛的现象会自动转好。

建议：
- 流质和清淡的饮食，辅以高热量饮品会有帮助；
- 尝试不同的食物，以找出最易于吞咽的；
- 医生可开出止痛药、药水、含阿司匹林的漱口剂或其他药物，以减轻不适的感觉。

（2）恶心和呕吐。若接受治疗的范围接近胃部，恶心、甚至呕吐的现象很常见。

建议：
- 医生会给患者止吐药的处方，这些药对预防恶心非常有效。
- 恶心和呕吐的情况通常在治疗完结后便会停止；若仍然出现这些现象，应立刻告知医护人员。
- 若饮食有困难或恶心，患者的体重会下降，而且会感到疲累和虚弱。有些时候患者可能不想进食，此时营养师或医生可提供意见。

（3）气促。胸腔接受放射治疗后，患者会发觉可能有干咳和气促的现象。

建议：
- 这种情况可能在治疗后几个月才发生，医生可以开处方，如抗生素或类固醇等；

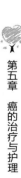

- 治疗后任何时间若发觉呼吸情况有变化，需立即让医生知道。

5. 腹腔及盆腔的放疗的副作用

(1) 腹泻。常见的副作用包括腹泻、胃痉挛和胃气胀痛。

建议：

医生可给患者止泻药的处方，低纤维饮食或饮用大量液体也会有帮助。腹泻往往在几天后消失，如情况仍未好转，切勿迟疑，应立刻求医。

(2) 便秘。患得前列腺或膀胱癌的人，会在下盆腔附近接受放疗，可能会造成直肠的不适。在盆腔附近做了放疗之后，肛门可能会分泌黏液或流血。如果产生这些问题，请立即告知医生。

如果有痔疮，情况会更加恶化。医生会做局部麻醉，使用类固醇类药或栓剂可以减轻不适的症状。

建议：

- 多喝流质。
- 采用高纤维饮食，以免便秘。适当运动，保持轻松的心境，有助于排便。若便秘持续，可告知医生处方缓泻剂。

(3) 恶心和呕吐。如前述，若接受治疗的范围接近腹腔及盆腔，恶心和呕吐也是常见的现象。

建议：

如果发现恶心或作呕，医生会给患者开止吐药的处方。治疗一旦完结，这些现象便会停止。

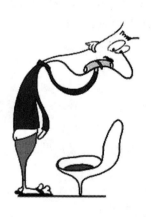

(4) 食欲不振和体重下降。腹泻和恶心都可能导致食欲不振和体重下降。体重若持续下降，或许需要留医一段短时间，使用静脉注射或将导管通过鼻送入胃部，直至患者可如常进食为止。

建议：

如果患者不想进食，甚至连想到食物或烹调食物都感到恶心，此时最好请人替患者烹调食物。少量多餐，以小食为主代替正餐，可令患者更易于进食。营养补充品可取代正餐以增添所需热量。请营养师对患者提供意见。

(5) 排尿疼痛。下腹接受放疗，可能引致膀胱炎。发觉排尿时感到灼热或不适，小便也会比平常频密，甚至夜间频尿。医生可用药物治疗这些症状。患者也需要定期检查小便，确定没有受到感染。

建议：

- 增加液体的分量，有助于减轻这些症状。
- 避免喝咖啡、茶和酒或者酸性高的果汁，如橙汁，因为这些饮品会刺激膀胱，令症状恶化！有些人发现饮用大麦茶能减轻不适的症状。

二、放疗可能引起的并发症

(1)神经系统：头晕，头痛，记忆力下降，走路不稳，放射性颅神经及外周神经损伤(说话不清、舌肌萎缩、呛咳、声嘶等)，肢体麻木无力，瘫痪，脊髓炎，癫痫等。防治：脱水治疗和对症支持治疗。

(2)呼吸系统：咳嗽，多痰，气促，呼吸困难，咽喉水肿，喉或气管软骨坏死，副鼻窦炎，胸痛，咯血，发热，肺纤维化致肺功能受损甚至肺心病等。防治：避免受凉、感冒，根据痰培养结果选用敏感抗生素。

(3)消化系统：口干，食欲下降，恶心，呕吐，腹痛，腹泻，里急后重，肠粘黏，肠梗阻，肠坏死穿孔，消化道出血，肝功能损坏，张口困难，吞咽困难，排便困难等。防治：禁食过硬、带渣、油煎食物，防止食管穿孔。观察大便次数、颜色、性质及量，进易消化、高营养食物，保持大便通畅，忌食刺激性及粗纤维食物。

(4)泌尿系统：尿频，尿急，尿痛，血尿，膀胱挛缩，输尿管狭窄致肾盂积水，肾功能损害甚至丧失等。防治：放疗前排空尿液，抗菌、消炎、止血等对症支持治疗，保证每日水摄入量3000ml以上，加强排泄。

(5)生殖系统：不育，性功能减退；阴道穿孔、粘连、狭窄、闭锁，宫腔积脓，闭经等。

(6)心血管系统：心悸、心律失常、心肌缺血，心包积液，心包填塞；血管破裂，大出血可致命；血栓/瘤栓脱落等。

(7)骨骼关节肌肉系统：骨骼生长受阻，脊柱侧弯，畸形，放射性骨髓炎，骨坏死，软骨坏死，关节僵直，肌肉萎缩，骨折等。

(8)内分泌系统：垂体功能下降，甲状腺功能下降，肾上腺功能低下等致内分泌失调。

(9)皮肤及感受器：脱发，湿疹皮炎，皮肤血管扩张，皮肤脱屑、萎缩、溃疡，皮下软组织萎缩、纤维化，畏光、多泪、眼分泌物增多、疼痛，视力下降，角膜溃疡、失明，耳朵疼痛、渗液、中耳炎、听力下降甚至丧失等。

(10)其他：咽喉疼痛，龋齿，声音嘶哑，鼻塞，多涕，鼻甲粘连，副鼻窦积液，软腭穿孔，放射致癌，畸胎等。

如何护理皮肤

在放射治疗后三至四星期，有些人会出现皮肤敏感。皮肤敏感的程度取决于放疗的部位和个人皮肤的状况。也有些人一点问题也没有。

医护人员会告诉患者如何护理接受放疗的部位。每所医院对皮肤护理的建议可能有些差别。有些放射治疗技师会告诉患者，在接受治疗期间完全不能清洗受过治疗的皮肤；有些则建议患者用温热的水清洗(不要在浴缸浸泡太久)，然后用柔软的毛巾轻轻拍干。不要摩擦接受过治疗的地方，否则会感到疼痛。

只有接受治疗的地方才受到这些限制，身体其他部位的皮肤可如常护理。千万记住，医生在治疗范围内做的记号一定不可擦掉。如果记号逐渐淡褪，请告诉放射治疗技师，切勿自行画上。

接受治疗范围的皮肤会变红和疼痛，情况和晒太阳后的反应一样。这种现象通常在二至三星期后才出现。虽然放射治疗技师会留意有没有这些过敏的反应，但如患者感到任何痛苦，都应尽快通知他们。为预防放射性皮炎，可于放疗前半小时擦拭皮肤保护剂（如利肤宁）。

若皮肤过敏反应严重，需将治疗延迟一段时间，待皮肤复原。皮肤红肿后可能会脱皮，但短时间内会愈合。皮肤过敏的情况通常在治疗结束后两至四个星期后消退。

若出外时阳光猛烈，需将接受治疗的范围遮盖，治疗完结后，至少在一年内需要如此做。

在治疗后，皮肤会比以前脆弱，长期需要特别的护理，宜使用高度抗晒的护肤品，戴帽和穿着长袖衬衫。

在皮肤敏感的问题解决之后，通常是在放疗结束一个月后，患者可以恢复游泳。如果患者在室外游泳，记得不要在水中停留太久，也不要忘了擦有防水作用的防晒油。

建议：
- 除非是放射治疗医生开处的药方，切勿敷药或涂抹润肤霜；
- 不要使用香皂和有香气的爽身粉、止汗剂，润肤露和香水也可能令皮肤疼痛；
- 先向放射治疗技师查询可否采用婴儿肥皂和婴儿爽身粉；
- 头颈接受放射治疗的男士，应使用电须刨而不是剃刀；
- 头部或颈部接受治疗，外出时，请准备围巾、帽或伞，避免晒太阳或受冷风吹袭。
- 穿着天然纤维、宽松的衣料；颈部接受放疗，避免穿着紧领的衣服和佩戴领结；乳房接受治疗，尽量不要戴胸罩。

是否影响性能力

一、女性

骨盆范围接受放射治疗通常会影响卵巢的功能。卵巢接受放射治疗会使更年期提早到临。绝经、热潮红、皮肤干燥和阴道干涸等更年期的症状可能在几个月内逐渐出现。视乎肿瘤的类型，医生可以开处方激素的药物，帮助患者克服这些问题。

若卵巢可能受到辐射的影响，为保护卵巢，在治疗开始之前，可施手术将卵巢暂时推移到接受治疗范围之外的地方。但在治疗某些肿瘤时，卵巢必须受辐射线的照射。

阴道范围接受放射疗法，有些时候可能令阴道缩窄。当治疗结束后，放射治疗技师或医护人员会教患者如何使用扩张器和润滑剂，帮助阴道恢复弹性。

起初患者可能发觉性爱令患者感到不适，这时可到药房购买润滑剂等，使用扩张器也会有所帮助。

定期的性生活有助于防止阴道收缩，但是许多女士因受放射治疗副作用的影响，尚未准备好恢复正常的性生活。这种情况非常自然；随着治疗副作用的消退，患者会恢复对性爱的兴趣。

这些副作用可能令人感到非常痛苦，尤其是对较年轻，尚未为绝经做好准备的女性而言。和伴侣倾诉患者的恐惧和忧虑会有所帮助。若患者有问题，无需觉得尴尬，可直接与医护人员倾谈。

二、男性

接受放射疗法的男性，也可能暂时对性生活失去兴趣。由于对所患疾病的不安或对未来的忧虑，甚至造成暂时性的阳萎。也有可能由于过度疲累，无暇想到性爱。这些反应或许在治疗完结后持续几个星期。

如果可以和伴侣讨论心中的忧虑，患者可能发觉有所帮助。若有任何问题，可与医护人员倾谈，不必难为情。

在放疗结束后，不举的副作用可能持续几个月，甚至几年；其实有许多实际的做法，可以克服这方面的困难。

生育能力

大部分的放射治疗对患者享受性生活或生育儿女的能力均无影响。许多曾接受放射治疗的父母都生育了健康的婴儿。数据显示，曾接受过放射治疗的人，并不会增加怀有畸胎的风险。

许多专家建议，女性在接受放疗后再怀孕。如此，可以给身体一些时间适应肿瘤带来的冲击。但是对那些卵巢接受放疗的妇女来说，可能引起暂时或永久性的不孕。

对于男性来说，如果在睾丸部分接受过放疗，精子数目会下降，造成暂时性甚至永久性的不育。然而，年轻男子最容易患得的睾丸癌，往往可以避免使用放疗。

对前列腺癌和膀胱癌使用放疗可能造成永久性精子稀疏的副作用。在患者接受治疗以前，放射治疗医生会和患者讨论不能生育的可能性，并可能会要求患者签署接受治疗的同意书。

患者若因此感到非常痛苦，这是可以理解的；这种打击，对较年轻，计划生儿育女的人尤其沉重。若患者已有伴侣，可鼓励其一起参加与医生讨论，让患者有机会表达心中的恐惧、忧虑和感受。

在接受放射治疗前，可能需要预先储存精子。冷藏的精子可储存多年，直至一对夫妇准备生育为止。现时，也有储存卵子的服务，但是仍然在实验阶段，并不普遍。

虽然接受治疗可能造成不育，但是患者仍应采取避孕措施，以备万一。若在接受放射治疗期间内怀孕，可能会对婴儿造成伤害。要接受可能不育的事实，或适应治所带来的副作用，并不容易。患者可能需要一段时间，才能克服心理障碍并谈论自己的感受。当患者做好准备，和患者的伴侣或朋友谈论这些感受后，可能有所帮助。若他们明白患者的感受，往往更易于提供协助和支援。

 ## 疗后跟进

放射治疗的疗效可能需要一段时间才比较明显。有些人期望在治疗结束后，尽快照 X 光或者扫描查看肿瘤情况。但是在许多情况下，肿瘤需要一些时间才能缩小，所以照 X 光和扫描不能实时检验出成效。

治疗过程完结后，患者需要回医院定期接受检查。每所医院要求复诊的次数不同，但随着病情有所进展，复诊的次数会逐渐减少。放射治疗医生会和患者的医生联络，以便获知患者的情况。复诊的时候是提出疑问或忧虑的好机会。预先列出问题会帮助患者谨记重要的疑问。

假如出现任何让患者不安的现象，如疼痛、发烧、呕吐、腹泻或流血尽快求医，不要延至下次的复诊。

放射治疗后，护理患者的皮肤和饮食健康非常重要。

所有用以治疗肿瘤的方法（包括手术、化学疗法及放射疗法）都可能带来长期的副作用。现代治疗方法已尽可能把产生永久性副作用的机会减至最低。如果想知道放射治疗所产生某种副作用的危险性，应该请教患者的放疗医生或放射治疗技师。

 ## 研究和临床试验

医学界长期以来致力于如何更新和研究更有效的放射疗法，让患者仍然能有一个高质量的生活。

各种研究计划都在试图寻找突破的方法，例如，如何缩减整个疗程所需要的时间。现已有足够的证据显示，每天可进行不止一次的治疗。

正在实验中的另一种新疗法称为"适形放疗"，即放射线与肿瘤的形状相近。这种针对肿瘤的放疗，让医生可加强放疗的剂量，同时减轻对肿瘤四周健康组织的副作用。

如果初期的效果显示一种新疗法可能比现时疗法更胜一等，肿瘤科医生会开始作一系列的实验，比较新疗法和现时最佳的疗法。

 ## 患者的感受

"接受治疗期间，我变得非常情绪化，常会毫无理由地痛哭。"这是一位女士接受治疗期间的感受。

不少人有同样的情绪起伏；通常这些现象并不在治疗期间，而是在治疗后发生。许多接受放射治疗或癌病治疗的人士，都有同样的感受。

患者不仅需要适应所患的癌病，还要适应不同的治疗带来的副作用。

许多接受放射治疗的人士，或已接受过其他疗法；对这些人来说，这也许是漫长治疗时期的开始。放射疗法可能为身体带来转变，如停经或毛发脱落等，令人感到痛苦。

我们每个人应付困难的方法和能力都不一样。有些人和家人、朋友的关系密切，可以从亲友处得到心理上的支援。有些人宁愿向一些和他们疾病无关的人求助。无论选择哪种方法，必须知道若需要帮助，有许多人和机构可提供援助。

儿童及放射治疗

对儿童和他们的父母而言，放射疗法可能是一次可怕的经历，但只要每个人明白放射疗法的详情，便可以减轻恐惧。放射治疗技师对于照顾儿童患者很有经验，他们并可提供各种支持和援助。

三岁以下的幼童，在接受治疗时可能需要接受全身温和的麻醉。在接受治疗前四小时内不能饮食。治疗通常是早上，由麻醉医生在放射治疗科进行。家长可留下来陪伴孩子，直至他/她熟睡为止。

虽然孩子在接受治疗期间，家长不能留在放射治疗室内，但家长可透过闭路电视看见整个过程。护士会照顾患病的孩子直至他/她苏醒过来，这需时二十分钟至一小时，然后便可回家；如果患病的孩子住院，这时也送他/她回病房。

稍微年长的儿童，也许需要一段时间才习惯庞大的仪器和它所发出来的声音，但当他们逐渐和治疗人员熟稔并熟悉四周的环境，治疗便易于进行。

事实上，许多孩子会慢慢习惯于接受治疗。若家长对孩子的病情感到异常痛苦，并难以应付，可与一些有相似经历的儿童父母联络，可能会有所帮助。聆听其他父母的经历，也可以帮助家长处理自己的恐惧和疑难。

向医生提问

在会见医生的时候，患者也可以要求亲友陪同应诊。如患者的心情混乱，亲友可以写下患者可能会忘记的诊治意见，也可以由他们向医生提出存疑的问题。有些人发现将医生的谈话录音很有帮助。

如下是一系列可以向医生提出的问题。如果患者不明白医生的答案，可以请医生解释直到患者明了为止：

- 我将接受哪种类型的放射疗法？

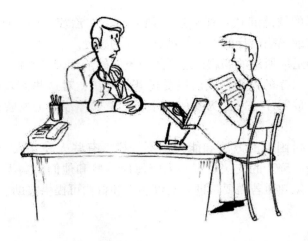

- 我的放射治疗什么时间开始，什么时间结束？
- 在治疗期间我的感觉会如何？
- 有哪些短期和长期的副作用？
- 治疗期间我需要如何照顾自己？
- 治疗后我能够继续正常的生活吗？
- 我需要特别的饮食吗？需要多久的时间？
- 如果我的口腔干燥，该怎么办？

第五节 癌症与辅助治疗

人们为什么尝试辅助疗法　/ 417
辅助疗法有哪些　/ 417
食疗　/ 422
选择辅助治疗师　/ 423
告诉自己的主治医生　/ 424
结束语　/ 424

治疗癌症除了西医疗法外，也有不少人尝试用非西医的方法，譬如用中医作为辅助，希望两种疗法能够相辅相成。

根据西方治疗癌症的临床经验，非西医"辅助疗法"，对患者确有帮助。20世纪，美国调查发现，每三个美国人就有一个使用过非西医方法。美国的健康保险已普遍接纳针灸、按摩等非西医疗法。"中西医结合"的治疗方法现正式名为"综合医学"。

辅助疗法种类很多。本章将会客观地介绍治疗癌症时比较常见的几种辅助疗法，使患者对疗法的原理、用法、身体反应、可能的功效有切合实际的理解。如果医生和辅助治疗师对某种癌症的看法有出入，本章会列出不同的看法，以便于作进一步的讨论，作为读者抉择的参考。

对于身体健康的原理，不同的文化可能有不同的看法，对疾病的起因和如何治疗看法也不尽相同。西医的长处是科学、严谨；但非西方的医学，尤其是传统中华医学，自古的成效亦有目共睹。

治疗癌症的方法大致可以分为三大类：

西医：也就是常见的治癌方法，包括手术切除、放射治疗、化学治疗和激素治疗。这些疗法大多经过长期的临床试验，有众多患者的病历为依据。这些治疗又称医学、正统、标准及主流疗法。

辅助疗法(complementary therapy)：通常指用西医方法作为主治，但同时用非西医的方法作为辅助，不会对患者造成伤害的疗法。

另类疗法(alternative therapy)：指用非西医的方法作为主要治疗方法，完全不用西医方法。①

其中一些辅助疗法，例如心理辅导，通常被纳入西医疗法一类。这类疗法对患者有一定的帮助。另一些辅助疗法，例如松弛法、按摩，虽然不纳入西医疗法的范围，但能舒缓患者的不适，协助其适应生活，不少医院和诊所也有提供。

唯一所知的一项研究是，发现乳癌扩散后的女性在接受互助团体心理治疗后有良好的反应。目前这方面正在进行更多的研究，希望不久的将来能够有更客观地评估辅助和另类疗法，并能确定其实际功效。在获得科学验证以前，任何辅助或另类疗法均不应自称能缩小肿瘤，遑论治疗癌症。

---

① 孙燕、谷铣之：《肿瘤综合治疗的原则和实践》，载《中国肺癌》1999年第8期。

人们为什么尝试辅助疗法

辅助疗法是注重整体取向的治疗，不只是治疗身体有癌细胞的器官，同时也注重患者的情绪和身心的健康。凡是疾病，譬如癌症，都被视为体内的不平衡，这种疗法是通过不同的技巧，恢复患者在身、心、灵三方面的平衡。

有些医院在传统的化学治疗或放射治疗之外，也提供辅助疗法，其原因如下：

- 辅助疗法可以让你放松、减轻压力、紧张、失眠、焦虑、沮丧或绝望的感觉。
- 辅助疗法可以减轻癌症的症状，譬如疼痛、恶心、呼吸困难、便秘、腹泻、疲倦或食欲不振。
- 辅助疗法可以帮助减轻癌症治疗的副作用。
- 辅助疗法可以提高自我感觉，改善你的生活质量。
- 找寻更自然的疗法，以替代有侵略性、痛苦或昂贵的传统疗法。
- 在决定疗法时，一些癌症患者希望自己有更多的发言权和自主权。辅助治疗让他们能够积极参与，寻找治愈的可能性，尽力延长生命的期限，而不再是一个无能为力的患者。

辅助疗法有哪些

一、心理治疗

1. 心理辅导

患者得知自己的病情后会产生悲观、恐惧及紧张的情绪，有的甚至抱着消极态度，拒绝治疗，等待死亡。这时家属要耐心疏导，帮助病人从痛苦中解脱出来，树立起战胜癌症的信心，接受并配合治疗。理解是最大的关怀，安慰是最大的支持。对患者的理解、安慰、鼓励是我们的职责。尽管患者已经明确病情，但我们仍要坚持保护性医疗制度，不能暗示病情。对性格开朗者，可承认其为初期，谈明对其有利的治疗方案，从而使其得到安慰，积极配合治疗。①

父母与子女、夫与妻、同伴和朋友之间深入的谈话，其实都是某种形式的心理舒缓治疗。并不是受过心理辅导训练的人，才有资格与患者和亲友谈及他们的情况。深入谈话最重要的是细心聆听。如果癌症患者处于情绪低潮的时期，即使面对最亲近的人也不愿意多讲。家人和亲友嘘寒问暖，却碰了一鼻子灰，感到十分难受。有的时候患者对家人挚友难以开口，对外人反而比较开放交谈。受过专业训练的心理辅导员懂

---

① 李洪靖、刘春娇、姚丹丹：《恶性肿瘤病人围手术期的心理护理》，载《实用肿瘤学杂志》2009年第23期。

得如何引导患者说出内心的恐惧和感受,在精神上鼓励患者,提供建议,帮助患者作出抉择。

随着病情的发展,在某些转折点上,癌症患者可能需要了解自己心理的变化以及如何做出反应。这时心理治疗师从旁协助就相对重要。患者和辅导人员之间的谈话是完全保密的。

2. 互助团体交流

癌症患者和家人出于同病相怜,常自行组织互助团体以彼此帮助。这种互助团体交流虽然不能代替看医生和接受专业辅导,但可以使患者和家人接触有类似经验的人,互相分享医护知识、资源以及交流内心的郁闷和压抑。除了患者和家人自发的互助团体外,也有医院和医护专业人员主持的团体。活动方式包括教导患者如何应对症状、如何松弛和利用观想疗法等,患者相互交流各种实用技巧以改善身心状况,达到彼此支持和勉励的目的。

有些患者认为参加互助团体对自己的情况不一定有帮助,但也不妨作为旁观者出席一两次这类聚会,切身体验,再作决定。

二、按摩与针灸

物理治疗包括按摩(香薰按摩、反射按摩、指压)和针灸。

1. 按摩

按摩在公元前 3000 年就有记载。西方"医学之父"的古希腊医师希波克拉底写道:"每天洗完澡用香油按摩,是养生之道。"直至 19 世纪,医学教科书仍不时提到按摩。但其后药物治疗兴起,取而代之。直到最近十几年,因为按摩能帮助患者松弛神经、舒缓症状,再度得到西医的认可。现在许多医院提供按摩治疗,服务对象由普通患者以至临终患者。

众所周知,不论何种方式的触摸,例如拥抱、手搭肩膀、父母细抚子女受伤的膝盖,都有助于减轻痛楚和疲劳。按摩是一种治疗性的触摸,通过接触另一个人的身体,以达到松开绷紧的肌肉、舒缓痛楚、舒畅身心的目的;也可以促进血液和淋巴液的循环,消除体内的毒素。按摩能帮助住院或卧床的癌症患者消除孤立无援、绝望的感觉。这种技术并不难掌握。患者的亲友为患者按摩,有助于减轻其内心的焦虑。按摩与一般疗法不同的是,除了能够舒缓痛楚、驱除肌肉酸痛,更可以成为按摩者和患者的沟通渠道。按摩时要避开皮肤的伤口疤痕、静脉血栓和脆弱部位。癌症若扩散至骨骼,按摩时要倍加轻柔。

按摩有几种不同的种类。以下是几种不同的按摩法。

(1)香薰按摩。香薰按摩疗法是在按摩时,加上一些从植物提炼而成的香油,即所谓"香精油"。香精油提炼自植物花瓣、根茎叶、树皮、木材的腺体分泌物,经过蒸馏浓缩。种类很多,功效各不相同,譬如松弛神经可用雪松精油,提神可用迷迭香精油。

按摩师根据患者的个别情况，选择有治病和防病功能的香油，挑选最适合的混合调配，涂在患者的皮肤和头皮上，加以按摩。用油的香薰按摩可以避免不必要的痛苦和摩擦力。

接受化疗时，若有意使用香薰按摩作为辅助，宜事先与主诊医生商量，并请由受过专业训练的治疗师为您服务。

（2）反射按摩。反射按摩法主要的概念是，体内能量不能顺利运行是所有疾病的根源。我们的手、脚不同的部位代表着身体各个部分，这些部位被称为"反射区"。反射按摩法就是在足部或手部的反射区施加适当的压力，就可以让身体放松。在这些反射区增加压力，体内各种器官和腺体的不均衡现象，便可以得到舒缓或受到克制，对消化不良、便秘、溃疡、头痛、偏头痛等循环系统的慢性失调有效。不少亲身试验的人说，脚底按摩减轻了他们的紧张和痛苦。好的专业按摩师有时候甚至能舒缓中后期癌症患者的症状。脚底穴位的理论尚未获得西医认同，但按摩脚底能减压松弛、舒畅身心却是不争的事实。

（3）指压。指压的原理类似针灸，即相信气血在人体经络内运行畅顺则身体健康，反之则会患病。方法是在特定的经络处施加压力，帮助患者的气血恢复畅顺。不少人接受过指压后觉得松弛通畅、精神饱满，舒缓了痛苦及其他症状。

（4）针灸（acupuncture）。针灸在中华医学中由来已久。众所周知，方法是用消毒后的针刺激皮下的穴位——西方人俗称的能量位。

中医理论认为人体内充满了一道"气"；每个人的健康与"气"运行通畅有关。这股被视为"生命力"的气，沿着身体内的"经脉"运行。要是"气"在体内某部分被阻隔，不能运行自如，经脉所负责的功能就会出现症状。针灸是在这些经脉的穴位上插针，把"气"引导至身体其他的部位，以打通经脉，平衡内息，达到治病的目的。最近二十多年，西方做了大量研究，证实针灸可以使患者体内释出内肽啡，这种天然化学品，能舒缓痛楚、松弛肌肉，使人感到畅快。针灸除了可以松弛肌肉，也可代替麻醉药，以减少药物的副作用。中医为患者动下半身手术时，经常用针灸替代麻醉药。

癌症患者接受放疗、化疗后，通常会有副作用，例如恶心。针灸在这个时候可以舒缓症状。也有些患者仿效运动员，戴晕浪护腕或压力护腕，腕套上以硬物压住手腕特定的穴位，据称可防止晕车晕船。现在还有一种电子止吐仪，由电极发放脉冲刺激手腕疗穴位，达到止吐作用。这些原理均类似针灸。

三、气功、瑜伽、呼吸/松弛法、观想、静坐/冥想

1. 气功

气功是一种调整呼吸（调息）、调整身体活动（调形）和调整意识（调心）为手段的活动，目的是强身健体、防病治病、健身延年、开发潜能。

气功的种类繁多，主要可分为动功和静功：动功是指以身体的活动为主的气功，特点是强调将意、气相结合的肢体操作；而静功是指身体不动，只靠意识、呼吸的自

我控制来进行的气功。大多数的气功是动静相间的，气功常配合武术或静坐一起练习。练针灸的中医也常练习气功来增进疗效。

2. 瑜伽

瑜伽源于古印度，是一系列修身养性的方法，包括调身的体位法、调息的呼吸法、调心的冥想法等，以至身心合一。瑜伽的动作可以活动肌肉，润滑关节，加强身体的柔软度和弹性。瑜伽的呼吸法可以促进体内富氧气的血细胞运行，冥想法带来内心的平静以减轻疼痛。

3. 呼吸/松弛法

松弛法对偏头痛、高血压以至癌症等症状十分有用。对掌管血压和消化功能的神经系统也有立即松弛的作用。每当情绪焦躁、肌肉绷紧时，一做即刻见效。癌症患者和亲人学会了这套运动，有助于保持心情放松、心境平和。这套运动可以在家看录像带自学，有时与众人一起上课学兴致会更高。与其他运动一样，松弛法也需要不断地练习。

4. 观想疗法

观想是在脑中创造一个意象，带领人进入松弛或冥想的状态。

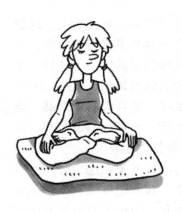

譬如：想象自己舒服地躺在绿草花丛中，想象自己健康有活力，想象健康的细胞正在消灭癌细胞；阳光照在自己的脸上，温暖舒适。

借着观想一个宁静的境界，可以使患者身心放松吗？单靠想象就能改善身体状况吗？有人做过试验，想象一个刚被切开的柠檬，结果发现多数人的唾液分泌增加。

有人用创意观想疗法治癌，声称能刺激人体免疫系统，遏止癌细胞的生长。不少人进行研究，以了解观想疗法是否有助于治癌。一些研究显示观想或一些冥想引导可以让患者感到放松舒适、帮助改善体力，有助于舒缓癌症的症状和放疗、化疗的副作用。

不少人表示，观想后感觉体力改善，身心舒畅，是另一种形式的松弛法。有一项研究发现，乳癌患者接受西医治疗时，兼用柔和的精神意象法对改善情绪大有帮助。有些医院及互助组织提供观想或冥想引导。

5. 静坐/冥想

不少人一听到冥想或者静坐，就会想到宗教活动。冥想源于印度的瑜伽，但早已获得全球各大宗教广泛采用。作为修行的一种方法，今天不少无宗教信仰的青年人也用静坐冥想来寻求心灵升华。

冥想可说是一种精神和心智的锻炼，帮助患者达到心灵深处的安静与平和、消除恐惧、痛苦、焦虑和抑郁。

冥想除了可以减少负面的情绪，也可以帮助患者重新掌握自己的生活。

经常冥想的人感到生活掌握在自己手中。不少研究发现，经常冥想可以减慢脉搏跳动的次数、降低血压，甚至可改变脑波的活动。

对有精神疾病的人来说，某些静坐冥想可能不但没有帮助，反而有害。在静坐冥想前，最好先请教冥想指导老师。集体的冥想可以帮助患者学习冥想的技巧，定期向有冥想经验的人请教也有帮助。

学习冥想的技巧：

每天腾出10~20分钟，清晨或晚上入睡前均可。在固定的时间、固定的角落，养成冥想的习惯。

冥想最好是盘腿坐在地上。坐时脊背必须挺直，头、颈和脊椎，保持挺直，在臀下放一个小垫子会舒服些。

坐在地上如果觉得困难，也可以坐在椅子上，椅背需要直挺，坐着时不要低头缩肩，更不要摊在椅子上。如果椅背太硬，可以用垫子垫着背部。如果椅子太高，脚跟悬空，脚下可以用垫子。

躺在床上也未尝不可，但只怕容易入睡。冥想并非睡觉，必须保持清醒和警觉。但对失眠者来说，冥想后比较容易入睡。

坐定后，闭上眼睛，把手放在膝盖上。全神贯注于呼吸，逐渐加长一呼一吸的时间。

把注意力转移到前，逐一放松前额、眼部和脸部的肌肉。张开嘴后再轻轻合拢，以确保并非紧闭，舌头置于原位。逐一放松肩膀、手部和手指、胸肌和腹肌、大腿、膝盖、小腿和脚。再度全神贯注于呼吸，务求呼吸顺畅稳定。

结束前，轻轻松动手指和脚趾，深呼吸数下，慢慢张开眼睛。

四、艺术疗法、催眠、音乐疗法

1. 艺术疗法

艺术疗法是使用艺术材料来表达自己，帮助情绪受困扰的人。艺术治疗老师鼓励接受治疗者，利用油彩、粉笔、炭笔、黏土等媒体，以油画、素描和雕塑等形式表达内心的恐惧和愤怒。通过创作力，察觉内心受到压抑的情感，并得以宣泄。这种疗法可以是一对一，也可以是有一组人参与。治疗师会与患者谈论这些感觉，如果情况合适，也可以与其他患者一起讨论。

接受治疗的人无需受过艺术训练，甚至不必会绘画。治疗师会鼓励你即兴涂鸦，想到什么就画什么。有些治疗师会指定题材，例如要患者画自己的癌病、表达和家人或者主诊医生的关系。艺术疗法可以帮助患者深入了解自己，以创意的方式处理人生中不幸的遭遇。

2. 催眠疗法

有些人觉得催眠有舒缓癌症症状的功效，能帮助他们改善化疗和放疗所引起的恶心呕吐等副作用。

催眠师先引导患者进入深层的松弛状态。患者进入催眠状态后，仍然知道自己所处的环境。催眠师然后按治疗的需要，要求受催眠者做某些事，希望借此改善患者的身心，帮助患者自我感觉良好，以应付自己的症状。

3. 音乐疗法

有很多研究证实，心理干预可能对提高癌症患者的生活质量有积极作用。在心理干预的手段中，音乐治疗拥有悠久的历史，多种疾病均有相应的治疗效果，但对癌症化疗患者生活质量的影响方面的相关研究还很少。在化疗常见不良反应如恶心、呕吐、疲倦等观察中，给予音乐治疗可以有效地减轻此类反应的严重程度。对缓解腹泻、便秘有一定积极作用。①

 食疗

多吃蔬果和豆科植物，加上定期适当地运动，这些健康的习惯可以减缓癌细胞的生长，也会降低癌症复发或转移的可能性。忌口是指疾病期间对某些食物的禁忌，是食疗学的重要组成部分，对于肿瘤患者的治疗和康复具有重要意义。但是临床患者对忌口往往存在误区：有人认为要严格忌口，鸡、鸭、鱼等所有肉类都不能吃，只能吃素，饿死肿瘤细胞。结果忌口后患者日渐消瘦，体质一日不如一日，也无法进行任何针对肿瘤的积极治疗。有人则认为不用忌口，什么都可以吃，以增强体质和免疫力来对抗肿瘤。结果吃了很多的肉类食物，引起消化不良、腹泻，甚至加速肿瘤复发等。对于人们所提及的"发物"包括鸡、鱼、虾、许多肉类等，是否能确切地引起肿瘤复发，目前尚无定论，但这些食物均是人体蛋白质等生命物质的重要来源。故一般认为忌口应科学合理，因时、因病、因人而异，如夏季不宜多食温燥性的食品，冬季则应避免冷食，消化道肿瘤患者饮食宜清淡，肺癌患者忌燥热伤阴之品。

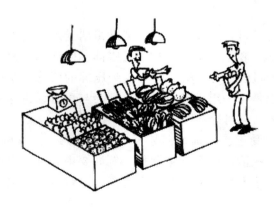

---

① 何依群、刘焕、张杰：《音乐治疗在癌症化疗患者中的应用》，载《齐鲁护理杂志》2012 年第 18 期。

适当地运动可以提升患者的能量，减少疲惫，舒缓压力，降低焦虑和沮丧。

营养建议

癌症病人与家人都希望了解特定的食物是否能治愈癌症。至今没有任何科学的研究证实某种食物、饮食或维生素补充剂可以治愈癌症或防止癌症复发。虽然如此，在接受治疗的时候，吃有营养的食物是抗癌和保护患者健康的重要因素。

许多另类的食物疗法，特别是戒食某类的食物，譬如戒肉，戒奶制品，可能造成精力和蛋白质不足；也可能造成患者不愿意看到的体重减轻，疲惫和免疫系统的衰退。

如果患者考虑大幅度地转变患者的饮食习惯，先与医生和营养师沟通。营养师可以给予患者在治疗期间/之后的饮食建议，以确保有足够的营养。

 ## 选择辅助治疗师

患者选择一个能够信任，同时让自己感觉放松的治疗师很重要。在接受治疗以前不妨多接触几个治疗师，了解他们是否有坚实的专业基础和经验，是否已注册立案。

在预约挂号以前，最好了解收费的标准以及接受治疗的频率。如果需要长时间的治疗，有些辅助治疗非常昂贵，也有些医院提供免费的辅助治疗或者象征性收费。

警钟

如果治疗师有如下的情况，请提高警觉：
- 治疗师宣称可以治愈所有的癌症；
- 治疗师建议你不要接受传统的西医治疗，或者表示西医治疗会妨碍辅助的有效性；
- 治疗师建议你不要告诉你的主治医生你在接受辅助/另类治疗；
- 宣称治疗有效并且没有副作用，或者只有很小的副作用；
- 宣称他们有临床实验，但是无法提供具体的文件或证据；
- 你必须到其他国家接受治疗；
- 这个治疗费用很高；
- 治疗师没有任何资历。

如果你有任何疑问，请教你的医生或致电相关医疗机构。

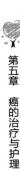

告诉自己的主治医生

不少癌症患者不告诉他们的医生他们同时采用辅助疗法。他们担心医生会不同意，甚至阻止他们用其他的方法抗癌。也有人认为是否告诉医生并不重要。一般来说，医生对辅助疗法都很支持，医生也常转介患者接受心理咨询、松弛法和静坐冥想。现在越来越多的医生也接受辅助疗法的训练。

如果患者发现无法以开放的态度与其主治医生讨论辅助治疗时，应该考虑取得另一个专业医生的建议。

患者与主治医生需要紧密合作以获得治疗最好的效果。患者需要告诉医生，所考虑采用的辅助治疗，因为有些治疗看似安全，但是可能干扰其传统治疗。

如果采用辅助治疗，在开始传统治疗时，请记住告诉护士。

与医生讨论时的备忘：

- 与医生见面以前写下你的问题。
- 告诉医生你考虑使用哪种辅助以及为什么考虑使用，这样可以帮助医生了解你的需要，以及了解治疗是否有副作用。
- 用开放的态度聆听医生的建议，医生也许有一个好的理由要求你不要用某种辅助，如果你不同意医生的看法，仍然坚持自己的想法，让医生知道，以便记录下来，也让医生考虑疗法不会相互冲突。

 ## 结束语

不少癌症患者觉得辅助疗法很有帮助，让他们在面对病情时比以前积极乐观，也帮助他们适应治疗的副作用和患病后低落的情绪。

癌症患者往往觉得生命不再掌握在自己手里。有些人感到医院缺乏人情味，觉得自己不仅要面对癌症，还得应付来来去去的医生护士的询问和各种复杂的仪器。此时如果能够选择自己认为有帮助的辅助，同时有治疗师在身旁聆听其倾诉，协助其面对内心的困扰，可以帮助患者有重新掌握自己命运的感觉。

第六节　乳腺癌病人护理

第一部分：给患者的建议　　／426
第二部分：手臂护理须知　　／429
第三部分：乳房切除后的运动　／430
　　附加练习　／433
　　如何帮助自己　／434

这个话题是为了帮助那些经历过乳房切除手术的女士而编写的，希望她们能尽快重返正常的生活。除了介绍情绪上和身体上的治疗过程外，本节还提供了手术后康复训练的资料。

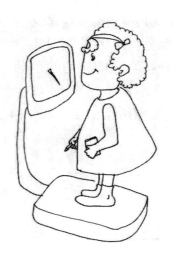

第一部分：给患者的建议

一、手术后

乳房切除手术已顺利完成，但是每个人对手术后的反应不尽相同，你不需要与别人比较，或担心自己的适应不如其他患者。

疲倦是手术后一个常见的现象，有些人需要几个月甚至一年的时间逐步康复，在这段期间的情绪也可能会受影响。

在迈向康复的过程中，你需要充足的休息来恢复体力，不过和以前一样，你仍然可以拥有正常的生活、工作、家庭，也可以投入喜爱的娱乐活动，性生活也不必有所改变。

公开讨论癌症，尤其是乳腺癌，在社会中越来越普遍。在适当的时候，你可以与其他人谈及内心的感受。当情绪在挣扎，或感觉孤单的时候，请记住，有很多人愿意帮助你。

建议：

- 告诉家人你需要他们的支持；

- 与经历人谈论自己的感受;
- 你可能还有其他问题需要解答,请致电相关医院肿瘤科室,医护人员一般乐意与你讨论任何问题,并可为你联络其他自助组织,认识与你处境相同的人。

二、回家后

出院可能得到一些解脱,但可能失去医院给予的某种安全感。手术完成后,需要充足的休息才能逐渐康复,康复是一个渐进的过程。在没有做好准备之前,不要急于处理家务或投入工作。

许多做过乳房切除手术的妇女表示:随着时间的转移,决心、信心和对未来的展望都会恢复。此刻首要的考虑是自己的需要,做一些令自己感觉积极、快乐的事情更加重要。

三、接受亲人的帮助

现在是家人发挥守望相助的时刻了!丈夫及孩子帮助你做一些家务,可以减轻你的负担。亲友的探访和帮忙也很重要,可以帮你度过情绪上的难关。

四、情绪与康复

情绪是影响康复的重要因素,消极的情绪难免会出现,恐惧、愤怒和患得患失都是正常的反应。不过积极的情绪,比如希望和自信,可以帮助你更快地康复。尝试用积极的态度面对生活,把焦点放在良好感觉上。给自己一些私人时间,做一些令自己开心的事,享受和亲友共度的时光。

五、与家人合作

许多妇女表示,当她们谈论自己的感受时,家人都显示了极大的关怀与支持。全家团结齐心对抗癌症的威胁,会产生一种亲密的力量。身边的人可能希望你告诉他们如何对待你。他们担心自己会说错话或做错事。此时你需要来打破这个僵局,当你开始说出自己的感受时,大家就会松一口气,开始自由地表达彼此的想法。当你住院不在家的时刻,年纪小的孩子尤其会感到不安。你可以告诉他们你刚动完手术,需要休息,可能要一段时间才可以恢复体力。现在有些家务或工作你没有办法做,如果他们能帮忙,你会康复得比较快。

六、自我形象

失去乳房会使女性对自己的身份感到动摇:"我的形象还好吗?""丈夫是否会嫌弃

我？"在恢复的过程中，你可以通过义乳或乳房重建手术让外表看起来与手术前相差无几。当您用一个积极的态度去看待自己的身体时，别人也会给你正面的回应。如果你认为自己有吸引力，别人亦会如此认为。

七、与伴侣交流

越早说出自己的感受，你会越快与伴侣恢复正常的关系。女人很害怕被拒绝："他还会要我吗？"但此时男人的想法很可能是："给她一些时间，现在她还不想谈自己的手术。"结果是双方都保持沉默。原本可以实时放下的重担，因为缺乏沟通而变得更加沉重。对亲密的人说出心中的希望与恐惧是一件自然的事，这种分享能够强化彼此的支持，同时让对方安心。有时男人会担心何时可以再开始性行为，他害怕会造成对对方的伤害。与医生坦诚讨论会令夫妇重拾信心。事实上，重新开始性生活对双方都会有帮助。医生会建议一些对女性胸部不会造成压力的姿势。开始时双方可能都会感到有些紧张，但只要花点时间及耐性，便可重建以前的模式。

八、单身女人

当开始一段新的情感关系时，提及自己动过乳房切除手术不是一件容易的事情。有可能不知道怎么开口。何时开口？这完全取决于你何时能够自在地表达心中的感觉。

多数男人会对这种勇气和诚实留下深刻印象。如果一个男子真心爱你，你是否动过乳房切除手术并不会改变他的态度。

九、义乳

手术后，医生会立刻给你一个轻软的临时义乳（prosthesis）放在文胸内，以减低患部的疼痛。

当伤口逐渐恢复，医生会建议你配一个永久性的义乳（form），放在文胸内。永久性义乳的材料构成、感觉、移动或重量都近乎自然。一个重量适当的义乳使你的身体平衡、姿势正确，并会固定你的文胸，防止向上缩起。开始的时候，这些义乳会比较重，假以时日，感觉就会变得自然。永久性义乳的价格变化相当大，高价并不表示该产品最适合你。衣服应该与手术前一样合身，花点时间去选购一个在文胸及衣服内都看起来自然和舒适的义乳。

十、合适的文胸

如果你决定将模壳置于文胸中的内袋上，可以在现有的文胸内，加上一个内袋。市面和网络上也有缝有内袋的文胸出售，是专门为切除了乳房的妇女设计的。若义乳造成皮肤发炎，请用有袋的文胸。如果你的文胸有金属线承托，需要告诉医生。有些妇女在睡觉时也想戴文胸，但又希望比一般的文胸柔软一些，可到商店购买休闲或夜间柔软文胸。

十一、乳房重建手术

每一个患者对失去乳房的反应都不一样。有些患者觉得义乳方便，也有人不愿意戴义乳。这些个人的观点都会影响患者是否愿意做乳房重建手术。

不少妇女希望通过重建手术，使乳房恢复原样。这就可以请医生推荐一位在这方面有经验的外科整形医生。应先看看其他患者在整形后的照片，了解手术结果会是怎样，并询问整形手术的利弊以作考虑。

至于重建最好的时机，各人的情况不一，具体情况可以请教医生。有些人希望在切除手术后立刻进行重建，以降低对心理的冲击。也有些人准备在手术伤口愈合后，再考虑重建。整形手术用的材料多取自自身组织。与接受过乳房重建的妇女倾谈或者向医护人员咨询，可帮助你了解整形后的各种可能性及你所要面对的情况。

十二、睡眠

在恢复期间，有些人觉得在睡觉时将枕头置于动手术一边的肩膀下会比较舒服，手臂可放在身旁，或略为弯曲至头部作为支撑。如果俯卧而眠，可用枕头垫在痛处，直至完全康复。

十三、运动

一般来说，运动是一种有益身心、帮助消除紧张及忧虑的好方法。向医生或护士请教你需要做些什么运动以及何时开始做。

第二部分： 手臂护理须知

对做过乳房切除或腋窝淋巴结切除的妇女，动手术一侧的手部及手臂可能发生淋巴水肿，即手部及手臂肿胀。事先预防可以避免这种情况发生，如果手部或手臂的皮肤受到损害及感染，请尽快告诉医生。

手臂护理需注意以下事项：

如遇切伤、擦伤或烧伤时，首先洗净伤口，再裹上消毒纱布。记得要经常更换敷贴或绷带，以防受到感染，避免佩戴或穿着会影响手部及手臂活动的物品，如首饰或紧身衣袖。对施手术的部位测量血压、接种疫苗及注射前，需让医务人员知道该部位动过手术。仔细修剪指甲，避免割伤或擦伤，可用乳液护手。注意不要让尖锐的物品刺伤手指。如果你正在接受放射治疗，要注意防晒。在开始日常作息前，仔细考虑是否需要采取任何预防措施，来保护手部及手臂。

第三部分：乳房切除后的运动

乳房切除后，医生会告诉你何时开始运动以保持手臂的灵活，以及出院后可以恢复哪些活动。若你的手术包括腋窝淋巴结的切除，肩膀的运动非常重要。在胸部手术之后，手臂活动受到限制，主要原因是肩膀关节缺乏运动。适当的运动不但能够帮助手臂和肩膀的活动力，还可以减轻颈部和后背的疼痛和僵硬感。

乳房切除后，手臂需要两至三个月才能逐渐复原。应把运动集中于做过手术那边的手臂上。如你在恢复肩膀活动方面有任何困难，可向医生或物理治疗师寻求具体的指导。当你可以伸手绕过头顶，触摸到对面的耳朵，而做过手术那边手臂的腋窝不感到过度紧张时，说明你已可以做正常的肩膀动作。你的手指应该是刚刚贴近你的耳朵，保持头部挺直。手臂不要放到头部后面，因为这样会较容易抓到耳朵。在得到医生的准许后，就可以开始逐渐增加肩膀的运动量了。你可以进行伸展肩膀的动作，直至肌肉感到有轻微拉扯为止。任何伸展动作应该缓慢流畅地进行。恢复活动的方法，就是循序渐进，每天增加一点点运动量。

手术或放射性治疗后，胸部及腋下的组织在一段时间内，会出现不灵活及绷紧的情况。每天运动至少三次，直至不再感到紧绷为止。

从日常生活开始，做一些有帮助的活动，如伸手进橱柜、洗头及梳头等。完成以上运动后，肩膀会逐渐恢复全面的活动，手臂以会感到舒服些。

注意事项：本节所示的运动，必须先经由患者的外科医生准许，方可进行，否则可能会令患者受伤。

一、在医院可以进行的复健运动

1. 深呼吸运动

手术后的前几天，经常练习深呼吸是非常有用的。具体步骤如下：仰卧、闭上你的眼睛，深吸气以扩张你的小腹、胃部、胸部，升高你的锁骨，整个人像一个鼓足气的皮球，然后呼气及放松，当空气从肺部呼出的时候，想象在身体内所有的紧张和烦恼都被释放，此时全身放松，如泄了气的皮球。重复三或四次，大力吸气，然后放松。这样可帮助你把施过手术那边的胸壁及肺部放松、伸展。

2. 紧握球

此运动对防止或减轻手臂暂时性的肿胀特别有效。躺在床上，单手持一个橡皮球。垂直举起手臂，交替地把球握紧及放松，伸直手臂时如果感到不舒适，可用几个枕头支撑着手臂。

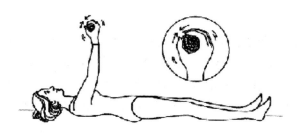

3. 手腕动作

避免手术后造成局部水肿，可不时做手腕上、下、左、右的转动。

4. 手肘关节运动

手肘弯曲、伸直。

5. 梳头练习（在医院进行）

站在柜边，把手肘靠在桌上。保持头部挺直。开始时只梳理一边，逐渐增加至整个头部。不可过度用力，但要持续。

二、回家后的锻炼

运动的标准姿势：站立，面向前方，手放两边，双脚分开至肩部阔度，以平衡身体。穿上袜子或平底鞋可以帮助平衡缩腹，一切动作以肩膀为重点。当动作变得困难时，尝试深呼吸每个动作重复5次。除非有医生或理疗师特别指定，最多可做20次，目标是要把手臂尽量伸高，以恢复肩膀的正常活动范围。尽量站在镜子面前做，以确保姿势及动作正确。

1. 滑轮动作

此运动可帮助肩膀向前伸展。

设备：一条6米长的绳子或6米长的绷带、门。

请人把一根大钉子敲进门顶部的边缘，位置是从外角算起大约6尺的地方。如果门是空心的话，用一个扩开螺栓。钉子至少敲进一寸，可防止门关上。当你熟悉了此运动后可把钉子除去。在绳子的两端绑结，用没受影响的手臂将绳子扔过门顶坐下，用双脚把门夹紧，鞋底紧贴地面双手各执绳子的一端，绳结放在中指及无名指之间用没受影响的手臂把绳子拉低，而受影响的手则慢慢举起，直至感觉不舒服为止；举起的手应贴近头部。再将动作倒转来做，举起没受影响的手，放低受影响的手，稍歇再重复。

2. 用手爬墙

此运动用以改善肩膀的进展动作。由标准姿势站立，面向墙壁，手指离墙20~40cm时手肘屈曲，手掌齐肩地贴向墙双手平衡地举起放在墙上，直至伤口拉紧或感到痛楚为止。在墙上画上记号，以便检查进度。双手放回齐肩的位置，把双脚及身体尽量移近墙壁恢复标准位置稍歇再重复（若把头贴着墙休息，会觉更松弛）。

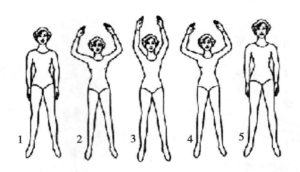

3. 搔抓背部

此运动可使手部伸到背部的中间，按标准姿势站立，把不受影响的手臂放在腰上，以平衡身体把做手术的手肘屈曲，手背放在背部的腰间位置，然后慢慢地向上移动，直至手指触到另一边的肩胛骨为止慢慢地放低手臂，恢复标准姿势。稍歇再重复。

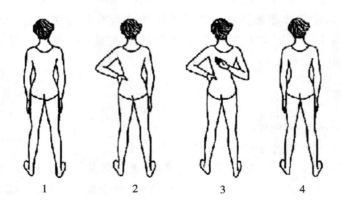

4. 手肘拉入

此运动可增强肩膀的转动能力（正反方向）。以标准姿势站立，双臂与肩膀呈水平向两边伸展，手肘屈曲，十指紧扣放在颈后，把两边手肘拉向前，直至它们互相触碰。重复动作，手肘屈曲，十指紧扣放在颈后，放开紧扣的手指，双臂与肩膀呈水平向两边伸展恢复标准姿势。稍歇再重复。

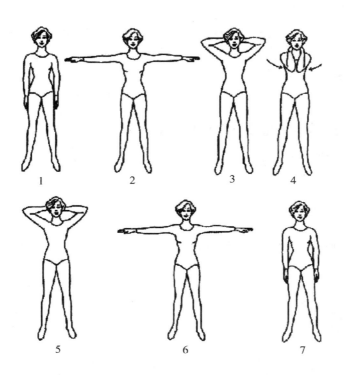

 附加练习

一、手臂摇摆

把不受影响的手臂放在椅背上，并把前额靠在手臂上。另一只手臂放松地垂吊着，并从肩膀发力摇摆：向前、向后、向两旁绕小圆圈。手臂逐渐松弛后，扩大摇摆的幅度及绕圈的范围。摇摆直至手臂完全松弛为止。

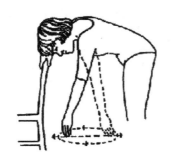 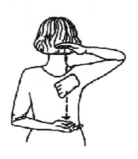

二、绳索/绳子的练习

把绳索系在门的球形把手或把柄上。手拿绳索，摇动整个手臂（从肩膀开始），绕着小圆圈。向一个方向做 5 次，向另一个方向再做 5 次，然后逐渐增加绕圈的范围（移动近一点）及次数。

三、沙袋的练习（可用小钱包代替）

把袋子由右手从右肩投到背后的左手。重复 5 次，然后换手再做。

四、擦抹背脊的练习

用毛巾或类似的日用品，以轻柔的动作擦抹背脊。换个方向再重复过程。

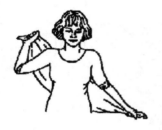 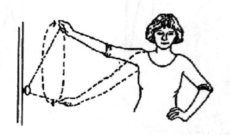

五、扣上文胸

伸开双臂，把下手臂垂下，慢慢伸到背后，直至文胸部分（模拟扣上文胸的动作）。

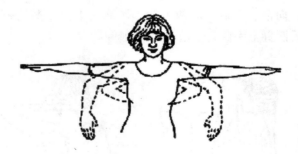

如何帮助自己

- 定期复诊，你的医生会告诉你多久复诊一次；

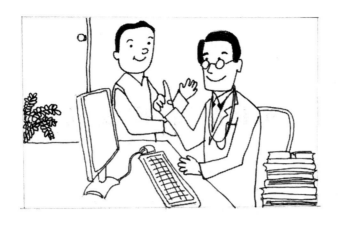

- 坚持运动；
- 令自己忙碌，尽快恢复正常的日常活动；
- 尽量让身体休息；
- 避免举重物或过度疲劳；
- 避免情绪低落，愉快的面容和对医生的信心会帮助你康复；
- 不要期望家人及朋友会长期照顾你，可以的话，尽快适应新的生活。

第七节 癌症复发

癌症复发的预防　　/ 437
癌症复发了　　/ 439
选择疗法　　/ 439
晚期癌症的临床研究　　/ 440
适应末期癌症　　/ 441
身后事　　/ 443
谁来关心我　　/ 444

癌症复发的预防

癌症复发对于癌症患者来说,是一种噩耗,但这种情况不是每个癌症患者都必须经历的,而且这也是可以避免的。那么,日常生活中可以怎么做来预防癌症复发呢?

(1)养成良好的生活习惯,戒烟限酒。世界卫生组织预言,如果人们都不再吸烟,5年之后,世界上的癌症将减少1/3;而且,酗酒同样不利于病情的恢复。

(2)不要过多地吃咸而辣的食物,不吃过热、过冷、过期及变质的食物;年老体弱或有某种疾病遗传基因者酌情吃一些防癌食品和含碱量高的碱性食品,保持良好的精神状态。

(3)有良好的心态应对压力,劳逸结合,不要过度疲劳。压力是重要的癌症诱因,中医认为压力导致过劳体虚从而引起免疫功能下降、内分泌失调,体内代谢紊乱,导致体内酸性物质的沉积;压力也可导致精神紧张引起气滞血瘀、毒火内陷等。

(4)加强体育锻炼,增强体质,多在阳光下运动,多出汗可将体内酸性物质随汗液排出体外,避免形成酸性体质。

(5)生活要规律,生活习惯不规律的人,如彻夜唱卡拉OK、打麻将等,都会加重体质酸化,容易患癌症。应当养成良好的生活习惯,从而保持弱碱性体质,使各种癌症远离自己。

(6)不要食用被污染的食物,如被污染的水、农作物、家禽鱼蛋、发霉的食品等,要吃一些绿色有机食品,以防止病从口入。

预防癌症复发应注意[1]:

早预防:生活方式防癌。虽然肿瘤发病原因复杂,但80%的肿瘤是由生活方式和环境所致。因此健康的生活方式、良好的生活习惯是个人应对癌症最为有效的武器。降低患癌概率可以通过控制烟草吸入、限制大量饮酒、避免紫外线过度照射和治疗肥胖来实现。避免长期处于高压状态和抑郁、暴躁的情绪。同时,适量体育锻炼及均衡饮食等健康行为有助防癌。

早发现:针对性防癌筛查35岁以上的人应每年到专科医院进行1次防癌体检,尤其是有肿瘤家族史的人,建议每年做1~2次预防体检。人体所患的恶性肿瘤有75%以上发生在身体易于查出和易于发现的部位。多种肿瘤都可以通过健康检查、肿瘤普查以及定期的随访而早期发现。筛查肺癌:每天吸烟20支以上或吸烟史超10年,应每年进行1次螺旋CT检查。筛查肝癌:肝炎患者或是乙肝病毒携带者,每年进行1次B超

---

[1] 庄松良:《乐观的心态可预防癌症》,载《祝您健康》2013年第7期。

检查，必要时进行肝增强 CT 的检查。筛查胃癌：建议每年进行 1 次胃镜检查。筛查结直肠癌：建议筛查大便隐血试验+肠镜。

早诊疗：提高癌症治愈率与癌症发病情况的肆虐相比，早期治疗的患者却不到 10%。这往往意味着更为高昂的治疗费用，更加痛苦的治疗过程及难以满意的治疗效果。早诊断、早治疗是提高癌症治愈率、降低死亡率的关键，能尽可能防止病情恶化。应尽早采取多学科综合诊断和治疗，正确选择合理的诊疗方案，为能够治愈的患者提供根治性治疗，以达到治愈的目的①。

此外，以下 10 种癌症早期信号需警惕：①身上有异常肿块，特别在头颈、乳房、腹部等处，不痛不痒，但逐渐增大需警惕。②溃疡不愈，尤其在口唇、外阴等处，需及时检查。③痣、疣增大，手心、足底等易摩擦部位的颜色很黑的痣，需请医生诊断。④吃东西有阻塞感、胸闷，胸后骨有闷胀不适，需检查是否患有食管癌。⑤痰中带血丝，无明显原因的两三周咳嗽不停，同时有吸烟史，需警惕是否患肺癌。⑥食欲减退，上腹闷胀持续一个月以上，应检查消化系统胃、肝等部位是否患有肿瘤。⑦大便出血，排便习惯改变，常为大肠癌的早期表现。⑧无痛血尿、排尿不畅，尤其是老年男性，应及时做肛指检查判断有无前列腺癌。⑨鼻塞鼻血，声嘶头痛，鼻涕中带血丝，应重视检查鼻咽癌。⑩白带增多，异常出血，绝经期前后的妇女如有不规则阴道出血，应及时做妇科检查。②

 ## 癌症复发了

癌症扩散或复发，有时比确诊患癌的冲击更大。很多人一时难以接受，脑中顿时一片空白，有些人则会胡思乱想。

一直努力与癌症搏斗，本以为疗程成功，怎料癌症复发，难免令人感到失落，甚至产生挫败感。震惊、忧伤、愤怒、抑郁等情绪反应亦随之而来。

一、恐惧

感到害怕是人之常情，怕的可能是癌症本身、治疗的副作用、疾病带来的痛苦、家人被连累，甚至是死亡。

二、恼怒

恼怒也是患者的常见反应，对象可以是自己、医护人员或告诉你癌症复发的人。他们还会埋怨自己运气不好，觉得世界不公平。再次接受治疗令不少人的生活被打乱，因而感到不忿和灰心。

---

① 庄松良：《乐观的心态可预防癌症》，载《祝您健康》2013 年第 7 期。
② 庄松良：《乐观的心态可预防癌症》，载《祝您健康》2013 年第 7 期。

三、前路茫茫

得知癌症复发后，很小的事都可能让患者感到沮丧，例如：无法掌握未来，前路茫茫的感觉对身心都会构成压力，这些需要时间慢慢适应。起初以为已经痊愈，现在又发觉癌症复发，很多患者对于今后是否再接受治疗、如何告诉亲友、怎样调节家庭生活等问题都感到忐忑不安。

四、我能做什么

留意自己的情绪变化。患癌后生活节奏可能会被打乱，各种情绪反应亦随之而来。这种现象十分正常，无需过分担心，只要适当地缓解情绪，便能慢慢适应新生活。

向家人、挚友、护士等倾诉内心的感受是不错的舒解方法。如果没有相熟的人可以谈，或者不好意思跟熟人说，其中一个解决方法就是联络医院的医护人员。

选择疗法

患者对治疗的态度是不同的，有些人完全听从医生的建议，有些则希望掌握多一些资料才决定治疗方案。

通常在此阶段，治疗的目的是舒缓症状、改善生活质量，所以又称为舒缓治疗；外科手术、放射疗法（简称"放疗"）、化学疗法（简称"化疗"）、激素疗法、生物疗法，或混合疗法都有机会用到，至于实际采取哪种疗法，则视乎肿瘤的位置和性质。

一、怎样选择治疗方法

在做决定前，宜先与医护人员商讨各种疗法的利弊。癌症专科医生能提供正确的信息。有些医院还有癌症专科护士，他们可以为你评估及解释各种疗法的功效和副作用，助你选择最适当的治疗。

无论如何，最终决定权都在你手上，即使医生和家人的看法不相同，你的意愿才是最重要的。很多患者本来心中有很多疑问，但看医生时却想不起来。要避免这种情况，最好事先记下问题，并请亲友陪同见医生，从旁记下要点，以及提醒你问问题。

二、控制症状

即使病情已到达晚期，还是有很多事可以做，例如以舒缓治疗控制症状及减少不适，尽量维持生活质量。

三、不再接受治疗可以吗？

如果不想再接受治疗，医生会继续跟进情况，并安排你定期到医院检查及复诊辅助疗法与另类疗法。

如果常规治疗无法治愈癌症，很多人会求助于辅助疗法或另类疗法。辅助疗法不能治愈癌症，但有时也可以舒缓末期癌症的不适症状，让你舒服一点。

你可能听说另类疗法对某些人有效，但它并不能治愈癌症，对部分患者甚至有害，因此采用任何另类疗法前最好先征询医生的意见。

晚期癌症的临床研究

治疗晚期癌症和控制症状是医学界的重要研究课题。现有的疗法虽然对不少末期患者有帮助，但也可能带来副作用。如果实验室研究或动物研究显示新疗法有一定疗效，下一步就要进行临床研究，以测试新疗法的疗效和安全性。所有参与临床研究的人士都要签署同意书，保证自行承担研究的后果。

新疗法要经过充足的测试，才能确定其疗效和副作用。如果医生建议你参与临床研究，他有责任向你清楚解释治疗方法和可能出现的后果。在签署同意书前，请与亲友详细商量，切勿"病急乱投医"，匆匆接受，也不要盲目相信新方法一定好，因为承担后果的始终是你。

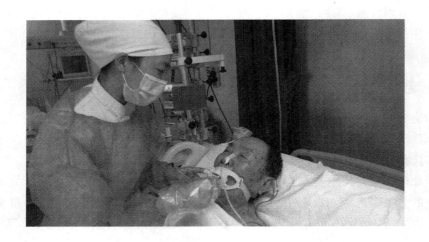

签署同意书必须确定自己完全明白临床研究的内容，包括治疗方法、研究目的、你适合参与研究的原因，并与医护人员充分商讨，才签署同意书。即使签署了同意书，并已开始接受治疗，你仍然有权随时退出。你的决定不会影响往后的治疗。

你可以从亲友、网上或传媒获得大量癌症治疗的新信息，如果你不确定某种新疗法是否适用，最好请教医生。主管医生最清楚你的病情和身体状况，提供的建议对你也最有帮助。

适应末期癌症

发现癌症扩散或复发，难免会令患者对未来感到焦虑，生活顿时失去方向。考虑到治疗的痛楚和副作用，很多人会犹豫是否接受治疗；有人担心病情到了晚期不能单独行动，生活无法自理；亦有人担忧病情恶化时无人照顾；更有人想到离世，以及对家人和亲友的依恋与不舍。

对未来感到焦虑是人之常情，身患重病时这种恐惧就更强烈，不过你无需独自面对一切。有亲友分担忧虑，心情会比较轻松，也更容易收拾心情，重新出发，积极面对日后的生活。

一、确定优先次序

患病后，你对人和事的想法或许会改变，例如格外珍惜家人和朋友，对一些有纪念价值的物品，甚至昔日读过的书、听过的歌也会留恋不已。不少人的心态变得豁达，不会动辄发脾气。

在面对难以治愈的癌症时，很多患者会重新计划生活和分配时间。你可能发现，从前一直想做但因为太忙而搁置的事，现在终于有时间做，专注于这些事情上不但大有乐趣，而且有助适应病情。

二、请教医生

常见的问题：
(1) 采用这种疗法是为了消除肿瘤、延长寿命还是舒缓症状？
(2) 这种治疗的好处是什么？可能出现哪些副作用？
(3) 接受治疗多长时间，病情才会有改善？
(4) 我能复原吗？
(5) 我还能活多久？
(6) 什么是舒缓治疗？
(7) 如果病情恶化，还有什么办法？
(8) 我应该将病况告诉其他人吗？
(9) 我需要改变饮食习惯吗？是否要戒口？
(10) 我能继续工作吗？需要减少工时或改为兼职吗？
(11) 我需要请人料理家务和照顾孩子吗？
(12) 有哪些自助方法适合我？
(13) 还有辅助疗法可以用吗？

（14）我不想到医院接受治疗，行吗？
（15）现在与家人一起去旅行是妄想吗？

三、少劳累、多休息

受癌症或治疗副作用的影响，患者的身体较为虚弱，容易疲倦，很多以前常做的事如下班后与同事打球、周末爬山等，现在都无法参与，部分人甚至连走路都觉得吃力。这些变化需要时间适应，现阶段应该多休息，尽量避免劳累。

体力有限就要重新调整生活习惯，将想做的事排好次序。如果容易疲倦，除晚上睡眠要充足外，日间也可以定时小睡。使用拐杖、步行架不但能节省体力，也能确保安全，必要时更可考虑以轮椅代步。使用这些辅助工具并不代表向疾病低头，它们可以扩大你的活动范围，提升生活质量。

四、起居照料

很多患者觉得生活不能自理有损尊严，当想到事事都要依赖别人就感到不安。如果由专业人员照顾起居，大部分人能够接受，但由家人或亲友协助洗澡、如厕却觉得尴尬。如果需要专人料理起居，可向医护人员咨询。

其实不少患者仍有一定的自理能力，只需要别人从旁协助部分事情。在这种情况下，最好主动告诉身边的人，哪些方面需要帮忙，例如定下作息时间表，说明天几点起床、梳洗、穿衣，让家人能够"轮班"帮你。

家人和亲友通常乐意协助，所以你必须清楚地告诉他们你的需要，否则他们只能瞎猜，反而容易造成误会或不快。

患者通常选择在家养病，一来环境熟悉，二来有多点时间与家人共处。但也有部分人，特别是独居的患者希望换个环境静养。搬家前宜与家人和亲友商量，也要让他们知道你的联络方法，以及你所需要的协助。

五、面对变量

听到患癌的消息，很多人的第一个反应是："我要死了吗？"发现癌症扩散或复发，反应就更强烈。其实你大可将癌症视为慢性病，虽然病情有时比较麻烦，但总算能够控制，即使未能根治，对生活的影响也可减到很低。

当肿瘤变大或扩散到一定程度，能够根治的机会已很微小。此时，恐惧、愤怒、歉疚、哀伤、拒绝接受等的情绪反应可能在瞬间涌现，叫人难以招架。

舒缓情绪的方法人人不同，并无对错或好坏之分，最重要的是适合自己。每个人面对死亡态度都不一样，以哪种方式应付也因人而异。有些患者能够以平静的心情迎接死亡，临终时表现得从容安详。

有时患者和家人可能无言以对，但一个关怀的眼神、拥抱或紧握双手所传达的感情其实不比语言少。不过,既然与患者相处的时间已不多,更应该把握机会说出心底话,以免将来后悔。眼见患者痊愈的机会愈来愈微,难过是在所难免的,流泪也是很自然的事,此时实在无需故作坚强。

患者在这段时间情绪起伏可以很大,可能今天不想见任何人,但明天又不想独处,家人和朋友不妨轮流陪伴在侧。如果患者需要住院,可请医院安排让亲人留宿。

 身后事

处理身后事是很多患者会想到的问题,尤其是遗产的分配,如果可在生前处理好,可以减轻亲友日后的负担,以免他们在不明就里的情况下替你做决定。及早作好安排,可以免除后顾之忧。

一、立遗嘱

遗嘱是立遗嘱人依法处理自己生前所有财产及其他事务,并于死亡后发生效力的法律行为。根据我国继承法的规定,公民可以立遗嘱处理个人财产,也可以指定遗嘱执行人。

在遗嘱当中处理财产的占绝大多数,这类遗嘱一般没有统一的格式,但在实践中,它的一般写法是:

①立遗嘱的目的,即处理财产的意思表示,应首先写明本人所有财产的处理方式。

②对财产的具体处理,应写明财产的名称、数量及其所在地,遗留给何人,具体写明由哪一个继承哪些财产,也可按财产写明。

③遗嘱人的要求和遗嘱书的处置。

④立遗嘱人、证明人、代笔人签名盖章,并写明立遗嘱的时间、地点等。由于立遗嘱人的具体情况不同,遗嘱的写法不一定拘泥于以上格式,但必须是有效的才有法律效力。

二、感情问题

趁还有时间,可与老朋友聚首,若曾与人有过节也可趁机修好。如果多年未见的朋友,可尝试写信、发电邮或打电话,告诉对方你的情况,希望他们能与你联络。只要真诚沟通,即使多年的心结也能消除。

在这段时间,往事不断涌上心头是很正常的,过去的经历就像电影般在眼前逐一上演,就像翻看陈年相簿。有些人想重游旧地,看看故居、母校、与伴侣邂逅的地方、与孩子嬉戏的公园。如果担心体力无法应付,不妨请亲友陪同前往,以便有人照应。

有些人想到未来就会很伤感,担心自己看不到那一天。有人选择逐一写信给挚爱的人,或留下录音、录像给至亲作为纪念。也有人动手写回忆录,或与子孙一同撰写家庭纪事，从中可回想以往遭遇过的事，可说是对人生的总结。过程中虽有哀伤，但也有喜悦和满足感。亲友或会用尽方法逗你开心，他们这么做纯粹出于关心，如果你没有心情欣赏，不妨先谢过他们的关心，然后坦白告诉他们，自己还需要一些时间思考和过渡哀伤。

谁来关心我

治疗期间，医院和医护人员的角色很重要，但回家后家人的照顾也不可或缺，两者必须好好配合才能帮助患者适应病情。

随着病情和身体状况的转变，医生可能建议你入院，以方便照顾。这可能只是暂时的安排，只要病情受控就可以出院。有些医院更有提供舒缓治疗或善终服务。

- 什么是善终医院？

这类医院主要不是治疗疾病，而是控制症状，特别是减轻痛楚和其他不适，同时亦为患者和家人提供支持。善终医院的规模通常比一般医院小，但环境宁静，气氛也没有那么紧张。医院更会为患者家人提供善终支援。

善终服务主要在日间中心，患者一般每周去一两天。这类中心也会安排医护人员上门照顾患者。部分机构更提供短期住院服务，一方面协助患者舒缓症状，另一方面也让家属得以休息，同时也让患者转换环境。

- 善终医院的环境如何？

为了舒缓患者和家属的心情，善终医院通常选址幽静、设计舒适，以便患者静养，不少还设有客厅和客房供家属留宿。医院又会安排不同的活动让患者散心。入住前不妨到医院参观，实地了解其设施和服务。

因为病情恶化而需要留院，难免令人情绪低落，有些人会感到焦虑，担心入院后便再无机会回家。善终医院擅长照顾末期癌症患者，可以帮助他们和家人舒缓情绪。

- 疗养院。

另一种可供患者入住的是私营疗养院，收费水平视市场而定。市面上的疗养院通常只供短期入住，但部分也提供长期的照顾。医护人员或社工可以代为安排有关服务。

第八节　居家照料癌症晚期患者

出院回家　　/ 446
向外求助　　/ 448
日常护理　　/ 452
照顾者的自我照料　　/ 455
终须一别　　/ 458

有些晚期的癌症患者选择在家疗养，由伴侣或亲友照顾。本节主要是写给在家照顾癌症患者的亲友，希望能够对他们有所帮助。

知道亲近的人癌症复发、癌细胞转移到身体其他部位，已到难以控制的程度，要面对现实极不容易，同样困难的是长时间照顾患者，表达心中的关爱，陪伴患者度过人生最困难的一段日子。

亲友也许会忧虑自己是否有足够的体力和耐心去照顾患者，担心独力难支，很希望有人帮自己，但求助无门。有时候，情绪排山倒海而来，想安静下来，让大脑清醒一些，又担心不知今后将会如何。

每个人的情况都不一样，适应的方式也不同。有些人在做出决定前，先要说出内心的恐惧和感受，但也有些人没有这方面的需要。本节将实际的问题排在前面。

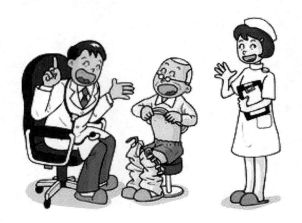

出院回家

在患者出院回家由亲友负责照顾以前，双方最好能够详谈一次，以了解患者的要求，讲得愈详尽愈好，以便患者得到最好的照顾。不重视患者的感受只会令其觉得孤立或更加依赖照顾者。

如果有两个及以上的人照顾患者，最好都参与商量讨论，一开始就讲明每个负责照顾的人能做什么、能做多少，也就容易知道有哪些方面需要外界的帮助。

主要负责照顾的人需让每个参与照顾的人都知道事态的发展。这份工作并不容易做，因为传递的大多不是好消息，其他参与照顾的心情受到影响时，还需要自己从中疏导。若实在感到有困难，可以尝试请求其他亲友代劳。

一、求助有方

患者出院前，必须确保患者的住处已准备好必需的设施。

如果准备工作繁重，需要作周详的考虑，事前与患者、医生、护士要有良好的沟通；让患者说出要求，让他/她知道自己会接受怎样的照顾。

在必要的支持尚未做好安排之前，勿让患者出院。如果患者即将出院，但仍未落实出院后必要的安排，身为主要照顾者的亲友，需尽快向医生或护士咨询专业的建议，并向他们寻求帮助。

做各种安排，目的是好好照顾患者。患者若情况有变，就必须按照实际情况，修改事先的安排。譬如说，患者起初在生活上可以自理，不需要太多的照顾；但过了几个星期，起床日渐困难，洗澡亦需要他人协助。患者出院前，务必请院方提供有关服药、饮食、需要注意的症状等健康指导，患者对自己的病情和诊治有知情权，院方有义务提供这方面信息和协助。

患者出院后，应与院方保持密切的联系。出院初期也许情况很好，觉得无需医生也能应付。但为防情况有变，多与医院联系总是有好处的。

二、家用医疗辅助设备

癌症患者在家养病，视乎癌症种类和病情，有时候需要某些医疗辅助设备。这些在出院以前必须准备好。医生护士会告诉照顾者需要准备哪些医疗辅助设备，并会开一些出院带药。下文会详细交代有关的设备和房屋需要的改装。

三、其他亲友的帮助

有些事情最好在患者出院前做好安排。待患者回到家后，自己忙于照顾，恐怕会分身乏术，应做到有备无患。

首要的是准备好休息的房间，这是患者主要活动的地方，必须令其觉得舒服自在。如果家中不止一个卧房，最好让患者选一间最中意的，但需邻近洗手间，若看得见阳光更好。

床和椅子要摆放在宽敞的地方，最好靠近窗户。床边放一张小方几，放置常用的物品，要让患者伸手可及。患者若不便下床，枕头旁需有电话，同时准备电视和音响设备的遥控器。

照顾患者的人如果是他/她的伴侣，两人平常共享一个卧房，双方必须商定，患者出院回家后，两人是否继续同房。一般来说，患者由于身体状况，晚上不一定能够如常人般熟睡，所以双方不宜固定同房，以免睡眠受到干扰。

尽量未雨绸缪，设想自己照顾患者时，在哪些方面可能需要家人和亲友协助，预先做好联络工作。现在不需要帮忙不等于今后不需要，有备总是无患。

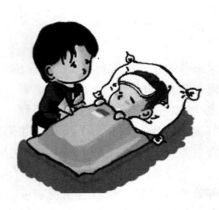

向外求助

无论从精神还是体力来说，照顾患者都相当辛苦，短时间就会让人筋疲力尽。

但有些人会觉得，除了自己就没有其他的人能照顾患者。在这种精神压力下，往往感到疲累，觉得难以撑下去。请人帮忙当然不容易，有些人就不敢开口。如果有亲友主动表示愿意为自己分担家务、买菜、做饭等日常事务，应该领情，使自己有更多的时间和精力照顾患者，不要不好意思。

此外，本节将会说明，如何照顾患者，以及照顾者与患者共同作决定的重要性。

一、医护协助

除了家庭和亲友，对患者的支持大多来自医院和志愿者团体。可以请医院的护工转介，了解并尝试哪些服务最适合患者。不论如何，不应一个人自己扛起所有的工作。

1. 医生和医院

医生和医院站在照顾患者的最前线，他们负责：
- 开处药方；
- 在有需要时，介绍护士、安排患者看物理治疗师或职业治疗师；
- 安排患者入住一般医院。

患者如果出院后搬到照顾者的住处，但入院前并不住在那里，可与主治医生商量，讨论定期检查是否需要转移到照顾者住处附近的医院进行。

如果觉得患者的情况有变化，譬如行为异常或者有新症状，立即通知主治医生。三甲医院和较大的私立医院都设有 24 小时服务的急诊室。病情一旦有变，必要时可送急诊。

2. 私人护士

若经济能力允许,在家养病亦可聘请护士照顾。护士可以做的工作包括给患者服药、注射、换纱布,并对便秘、失禁等简单的医疗问题提供意见,甚至照顾生活。私人护士收费较高,非一般人能长期负担。如果家人放不下工作或学业,有护士在家照顾患者最理想不过。有些私人机构可提供护士服务。

患者出院前,负责照顾者宜向医院护士学习如何扶起患者和协助患者梳洗。

不少患者有失禁的情况,患者一旦不能控制大小便,对于照顾者或患者,在情绪上或身体上都可能造成沉重的负担,可向医院或者志愿机构请求协助。

3. 物理治疗师

物理治疗师通常在医院工作,由医生转介,协助因疾病造成行动不便的患者恢复活动能力,包括为患者止痛、调匀呼吸等。

二、非医疗协助

1. 志愿机构

家里有成员罹患重病,全家的生活都会受到困扰,有需要时可以向政府或志愿机构申请协助。受过专业训练的志愿者,可以评估患者和其家人的生活需要,与医院、政府、志愿机构等有关方面联络,提出申请。

志愿者为患者和家人就所需的协助做出安排后,会继续与患者保持联系,确保一切安排妥当、协调顺畅,同时注意患者的需要有否发生变化。

志愿者可以代为安排的包括:个人照顾;护送服务;家居清洁;改装住处以方便患者。

此外,受过专业训练的志愿者,可以帮助患者和家人解决情绪上的问题。

2. 上门服务

并非所有家庭都有经济能力雇用护工。基层家庭的成员、单身人士或独居的长者若卧病在床,可请专人上门。上门服务可以有两种形式:一种类似家政服务,只负责处理家务、购物和做饭;另一种带有照顾性质,为患者更衣梳洗,必要时也兼顾做家务和购物。

患者所住地区的上门护理服务的详情可向医院、社区查询。

三、职业治疗师

职业治疗师(Occupational Therapist,OT)的专长是评估家居设计,了解是否有需要做必要的改动或添置设备,使行动不便的患者生活得更安全、舒适和方便。例如选购轮椅、沐浴辅助器、特制的饮食用具等。

四、普通医院

患者的病情会随时间变化，到了末期或许会加剧。此时，入院会比在家安心。患者或许会感到难受，甚至怀疑这次入院是否一去不回。但医院设备齐全、24小时有医护人员值班，可缓解患者的痛苦等症状。医院或医生建议再入院时，患者和照顾者应仔细考虑。

五、家人与亲友

患者除了需要医护人员的诊治，也需要家人和亲友的照料关怀。亲友宜尽量抽空探望患者，分担照顾患者的日常工作，例如梳洗、购物，与患者聊天，使日常照顾者的人得以喘息、处理私人事务。同时与日常照顾患者的人谈心，让后者说出其照顾患者的心得和困扰，都会有帮助。

有些人倾向将所有责任一人扛起，认为要经常保持或展示开心的态度；否则只会使患者和亲友，包括自己在内都更沮丧。刚开始照顾患者时尤其会这样。当大家都认为一切都没问题后，更难开口请别人帮忙。何况，较少人会细心地想到要自动请缨。刚开始时有人表示愿意帮忙照顾，但负责日常照顾的人怕多费唇舌，不愿一一解释照顾患者要做哪些事，于是索性婉拒，这都是不必要的。从开始照顾患者起，就必须了解，当有需要的时候哪些人会愿意帮忙，他们可以分担哪些工作。亲友们看照顾者照顾患者头头是道、应付自如，很难想象其私下的辛苦，一般人很少想到照顾极需别人帮忙，也不愿毛遂自荐，更不知道有什么可以分担。但是若照顾者开口，需要有人挺身而出。

照顾者需要几个可以讲心里话的人，譬如亲友或患者互助组织的成员。

六、志愿机构和患者自助组织

志愿机构和患者互助组织可以协助照顾及开解患者，包括：
- 提供信息；
- 借用护理用品和设备；
- 安排志愿者探访服务；
- 提供有限度的经济援助；
- 心理辅导；
- 陪诊服务；
- 倾听聊天。

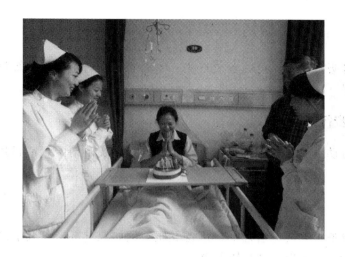

除此之外,参加患者互助组织的活动,认识有共同语言、同病相惜的朋友,可以打开心门,说出自己的感受,这也对自身有很大的帮助。许多互助团体定期聚会并出版会员通讯。

这些团体由不同类型癌症的患者组成,例如乳癌、肠癌、造口护理(切除结肠后另造排泄用的出口),也有互助组织是为照顾者而设。

七、伤残津贴

政府为伤残人士提供生活津贴,主要用于照顾因伤残或疾病失去工作能力的人士。

八、医护辅助设施

1. 睡床

对长期卧床的患者,最重要的自然是床。可请教医护人员如何使患者躺得更舒适,是否需要改用可调节高低的床?如何选购?是否需要改用患者专用的床褥、毛毯、床垫和床单?

卧床的患者只要体力许可,宜不时坐起来伸展身体。家里宜配备各种大小的枕头,供患者垫腰。可考虑用V形枕头,一来舒缓背部的压力,二来坐得较舒适。患者若手或脚肿胀,最好用枕头垫高肿胀的肢体(或调节睡床高度),使之高于身体其他部分。长期卧床时,要避免发生压疮,需要经常转动患者的身体或使用患者专用的床褥。

2. 便盆和尿壶

患者如果行动不便,难以上洗手间,可以在床上用便盆和尿壶。有些便盆形状如一般的座椅,使用很方便。

3. 呼吸器

患者如果呼吸有困难，可配置氧气机、喷雾器等家居用的呼吸辅助设备，详情请与主治医生商量。

4. 轮椅和步行辅助器

患者如果行动不便，特别是走路有困难，可向医院申请配置或借用轮椅、拐杖或助行架。

5. 其他

有许多小设备可方便患者起居，维持健康。例如双耳杯，可调节高低斜度的床靠背、升降床、带花洒的坐浴盆和扶手等。

日常护理

一、梳洗与沐浴

癌症患者经常梳洗不仅可保持卫生，亦有助于维持身心舒畅。不少患者长期卧床，身体容易起污垢。癌症有时还会引起盗汗，照顾者和护理人员需要定期给患者洗澡。如果起床有困难，或者无法自己擦洗，可帮他们在床上擦拭全身。可请教护理人员为患者擦洗需要注意的事项。

患者的床单要勤换，如果患者不便起床，可以请教护理人员，如何在不致影响患者的情况下更换床单。

宜不时为患者洗头，一来保持清洁，二来可以让患者感到舒适。患者若不便到浴室，可以用患者专用的床上塑料洗头盆，医疗用品店有售。患者接受化学治疗或放射治疗后会脱发，头皮干燥发痒，可以用绵羊油等润滑膏轻揉头皮，使之柔润。

此外需为患者修剪指甲，可请教护理人员怎样做。

患者若口腔疼痛，无法使用一般的牙刷和牙膏，可试用婴儿用品或棉球、漱口水，记住必须选用适合的产品。患者口部溃疡或有疮疖的现象很常见，除非剧痛或有严重的舌苔，否则无需特别看医生。

患者若不便起床，无法上洗手间，可使用便盆、成人纸尿布或者尿壶。照顾患者的各种工作中，以如厕最难应付，有些人觉得尴尬或者怕脏，这是人之常情。护理人员第一次照顾患者时，也免不了有这种心理。可以向他们请教，如何慢慢习惯，做得干净利落。

二、润肤与按摩

患者若长期卧床,可用润肤膏为其轻揉四肢和背部,不仅可以防止皮肤干燥,也会令其感到舒适。按摩头部或轻轻搓揉也有松弛的效果。若嘴唇和脸部感到干燥,也可以用润肤膏。但因接受放射治疗脸部受到影响,宜先请教医生是否适合在受放射线影响的部位使用润肤膏。

三、扶患者起床

患者卧床一段时间后,身体往往比较虚弱,起床时需要人搀扶,负责照顾者宜请教护理人员如何搀扶患者。扶起患者时,务必一步一步来,动作切忌太快。患者若身材高大,搀扶时尤需注意。不仅要避免患者跌倒碰伤,搀扶者自己也要当心,以免扭伤背部或者与患者一起摔倒。必要时可以在病床上装置升降器械、吊带,以免照顾者负荷过重。

四、翻身

患者卧床一段时间后,身体较弱,容易发生压疮,不仅难受,而且容易感染。使用气垫床、翻身枕、减压贴等可以减少压疮。更重要的是,最好每隔两小时翻一次身,由侧卧转为仰卧,再转到另一侧。患者如果不能自己翻身,需要他人帮忙,护理人员会进行指导。

五、失禁

有些癌症患者有大小便失禁的现象。护理人员会指导如何处理。例如将病床放置洗手间附近,把便盆、尿壶放在床边。还有专供失禁人士使用的看护垫和尿片,或者以用完即弃的防水物料垫在患者身下,以隔开被单和床褥。

如果便盆、看护垫不足以解决问题,可留置导尿管,这种做法并无痛苦;容器和导管可以藏在被褥、衣服或床垫下,导管不时更换即可。男性患者更简单,可使用阴茎套。

六、便秘

病重时容易便秘,其中原因很多。有些人没有胃口,吃得太少;另一些人卧床太久,活动不够;也有些人因为服用止痛剂导致便秘,在服用止痛剂时最好也服用缓泻剂。

便秘令人感到不适。一经发现应立即通知医生。如果患者的胃口正常,便秘的原因可能是活动不够,可多喝饮料、吃水果和高纤维食物,但要实时解决问题必须用药。常见的通便药物有缓泻剂、栓剂、灌肠剂,副作用不多,可放心使用。

七、食欲缺乏

病重时往往没有胃口。人太疲倦或者喉咙干痛、吞咽困难,都会影响食欲。接受化学或放射治疗后,也容易呕吐,不想进食。可向医院的营养师或护士请教。

少食多餐是其中一个方法。如果不能进食固体食物,可请医生或营养师提供食谱,改用流质和营养饮料,例如清淡的汤类,甚至流质全餐。

患者若感到口腔干燥,可吃糊状食物。粥、雪糕(冰淇淋)、奶昔容易入口,并可使口腔保持湿润。如果口舌感到酸痛,可用饮管吸取液体。坐起来喝东西若有困难,可试用婴儿杯。

八、恶心和呕吐

由于病情和药物的副作用,有些晚期癌症患者感到恶心甚至呕吐。一旦出现这些症状,请立即通知医护人员,通常这些现象可以用药缓解。少食多餐,饮用少量有汽饮料,均有助于减轻恶心和呕吐,应避免肥腻和煎炸的食物。

九、疼痛

癌症时常会有疼痛。不少晚期的患者对此忧心忡忡,但只要告诉医生,通常可以用药物止痛,无需过分忧虑。

止痛剂有些呈丸片状,也有栓塞或注射剂;使用后通常会感到昏昏欲睡,起初甚至觉得头痛,但过一两天症状就会消失。如果症状持续,请通知医生,考虑换药。

如果痛得厉害,无法生活和睡眠,可考虑短期入院监控病情,待疼痛得到控制后再回家休养。

有时候适当地按摩,用暖水袋(用毛巾包住以免烫伤)或冰袋冰敷有关部位,也有助于止痛。细心聆听患者的倾诉,对缓解不适也有帮助。

十、睡眠

患者晚上有时候会失眠,可能是日间睡得太多、心情焦虑或入夜后感到疼痛。阅读、听音乐、冥想、临睡前喝一杯温热的饮料,都有助于入睡,必要时可以请医生处方安眠药。

照顾者的自我照料

照顾癌症患者费心费力,照顾者除了繁重的照料工作,还承受着恐惧、焦虑、抑郁等不良情绪的折磨,因此在照料患者的同时也要学会自我照料,才能更好地照顾患者。

一、沟通倾诉

通过照顾癌症亲友,不少人开拓了人生观和视野。经过与患者一起面对癌症后,双方的关系更上一层楼。一生中首次可以说出心中的话,能够共同面对焦虑、伤痛、恐惧和对前景不明的担忧,并彼此鼓舞。

也有不少照顾者不敢与患者交换感受,害怕提到癌症这个词,担心触景生情,或者不知道如何安慰患者,担心自己会忍不住失声痛哭,使彼此更难受。更有些人本来就不懂得如何与挚爱谈人生重大的事,面对癌症当然就更难。

沟通了解,可以采用任何方式。有时候只要握个手、拥抱一下,就足以表示自己的关爱。如果患者愿意谈自己的疾病,就让他们说出来,只需当听众。患者通常只是希望对方聆听,明白他的心情,在精神上获得支持,而不奢望对方会解决他的困扰。

如果照顾者和患者都感到难以启齿,可以尝试邀请彼此都信赖的亲友、心理辅导员帮忙。

也可以建议患者对第三者,例如向心理辅导员说出自己的感受。得知自己患癌后,不免难受,甚至感到绝望,濒临崩溃。此时需要讲出来,也希望有人聆听,共同寻找应变的方法。

全时间照顾患者的工作绝不轻松,要做到自己满意就更难。比不少人放不下心,如担心患者的病情,担心自己照顾不周,担心家人难以应付变故。患者生病后,不能再分担家里的责任,也会令伴侣感到沮丧,令其担心自己独力难支。

一旦长期卧床,亲友难免会抱怨不满。更糟的是,不少人对自己这种自私的想法感到内疚,错误地认为对患者的病情感到不耐烦,也就是不爱患者。其实,任何人长时间照顾病重者后,都会感到疲累,睡眠不足。

此时必须提醒自己:世上无完美的人,有这种感觉是人之常情。照顾者面对的是生命中最痛苦、压力最大的时刻,不可能每天24小时都压抑自己的情绪。为了自己和患者,必须努力学习适应这种感受,必要时可以请亲友、心理辅导员协助。

二、勇敢面对

1. 心理辅导

长期照顾患者,其中的感受和情绪可能交缠不清,使照顾者感到无所适从。

他/她会觉得千头万绪，即使面对最可信赖的亲友也无从讲起。此时，对非亲非故的心理辅导员倾诉反而比较容易。辅导员善于聆听，明白倾诉者的感受，能够帮助其找出路。

（1）放假小休。最好能找到人定期代替照顾者照顾患者，让其有固定的时间处理私事、安静休息。即使每个星期仅几个小时也比没有的好。如果经济能力许可，也可以请护工代劳。

如果能找到人接替，应该把握机会放松，做些其他的事，例如做家务、看朋友、做运动。但从长远来说，舒缓心情不能靠偶然的短休，必须有定期的休息，即使时间再短也好，要能完全抛开日常的压力。休假期间可随意安排，逛街看戏散心都可以。最重要的是觉得自己做了想做的事，同时知道自己放得下工作。

（2）宣泄情绪。有时候会觉得自己的耐力已到达极限，时常说错话或做错事，事后追悔莫及。此时有些人会选择到空旷的地方，号啕痛哭、大喊大叫来宣泄，也有些人会闭上眼睛深呼吸，使自己安静下来。

（3）舒缓压力。定时做运动、练习松弛法或冥想也都可舒缓压力，有助于重拾心情，照顾好患者。

2. 情绪

照顾者的经验各不相同，但在照顾患者的各个阶段，以下的经验是大致相同的：

（1）怨恨。用所有的时间去照顾一个人，自己一事无成，日子久了，照顾者难免发牢骚、闹情绪、把自己藏起来。但要明白，一个人罹患重病，心情烦躁是正常的，更何况时常感到疼痛，因而有时候忘了谢谢照顾他的人，甚至把自己的恐惧、焦虑和挫折感发泄在照顾者身上。如果患者这样对照顾者，他们自然感到好心不得好报甚至怨恨。

一旦发生这种情形，不妨待患者心情比较好的时候，说出自己的感受，问题积压在心里反而会恶化。另外，试图从患者的角度理解他们的感受，以避免怒气和积怨一发不可收拾。

（2）恐惧。癌症会使人心慌意乱。一旦负责照顾患者，照顾者才发现自己对癌症知道得太少。但双方可能选择隐瞒自己的感受，不让对方知道自己的恐惧，以免对方更担心。

向一个能够信赖和倾诉的人，说出自己心中的恐惧和担忧是非常重要的。说出后不一定能够使照顾者放下心头大石，但是说出内心的感受，往往能减轻心中的重担。

（3）抑郁。人都有软弱的时候，尤其是当疲倦焦虑，或者患者不开心又诸多要求时。情绪低落通常不会超过几天；但如果情绪经常低落，感到恐慌绝望，那可能是抑郁。即使这样也无需过虑，抑郁在当今的社会很常见，有这种问题的人很多，专业人士随时能提供协助。

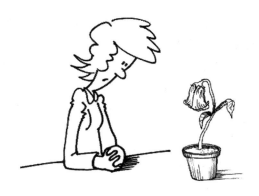

亲友也许不知道照顾者承受着这样大的压力。照顾者不妨告诉可以信赖的亲友，看他能否为自己分担，例如每个星期代自己照顾患者几个小时，让自己静一静，处理些私事。

如果照顾者感到绝望无助，需要心理辅导，可以请医院转介，也可以致电查询热线，帮助自己解决郁结。

（4）愤怒。得知配偶的癌症转入末期，很多人有若晴天霹雳。心情逐渐平复后，会感到愤愤不平甚至怨恨。这些人可能才刚工作，刚结婚，刚买房，刚生下头一胎，又或者刚退休，想完成一生的凤愿。所有的大计都因为突如其来的噩耗而打乱了。

配偶恼怒的不仅是可恨的癌症，可能还有患者，他/她从此要靠自己照顾，对患者可能逐渐失去耐心，开始发脾气。若患者的情绪低落、诸多挑剔，配偶的怨恨也就更深。彼此恼怒对方是可以理解的，无需因此而觉得内疚；但也必须尽快消气，以免怒气攻心，一发不可收拾。待心情较为平复后，不妨与亲友或同病相怜的患者互助组织成员倾谈。

（5）挫折感。照顾患者劳力兼劳心，极不容易，有时难免感到挫折甚至失败。患者在生活上不能自理，需要他人照顾，心里也不舒服。患者和照顾者应平心静气地寻求相处之道，让彼此都能保持自主性，特别是让照顾者保留一些个人的时间，处理私事、保持与朋友的关系。

患者如果因生活无法自理以致有强烈的挫折感，照顾者应协助其保留某种自主性。患者若必须卧床，可把无线电话、影音设备遥控器、手提电脑、小书架、健康小食等常用品放在床边伸手可及的地方，甚至可以发挥所长，分担照顾者的工作，例如回复电邮。

当与医生商量诊治方法时，照顾者切忌代患者作决定，应一起商讨，并且保护患者，以免其受伤害，但也要避免过分保护患者反令其感到更无能为力。

（6）无助隔离感。全天在家照顾患者，当然也就难得外出见朋友。患者病情严重时，不得不二十四小时在床边陪伴。但人必须与外界接触，保持与朋友的关系，长期困在家里绝非上策。一旦习惯与世隔绝，就很难再交朋友。别人来邀约，如果你一再推却，自然没有人敢再约你。

照顾者一旦发现自己逐渐与朋友疏远，就应主动打电话给他们，说明自己感到寂宽，很想见见大家。朋友通常很谅解，会与自己见面。同时照顾者也可以接触医院、患者互助组织，参加各种聚会。即使因为照顾患者而必须留在家，也可以用电话、电子邮件、QQ 等向外界倾诉。与同病相怜的人多分享经验，不至于感到孤立无援。

（7）内疚。内心感到歉疚十分正常。人有时候会埋怨自己，认为应该可以做得更好。但要避免过分内疚，莫须有地责怪自己，忘了自己其实已经做了很多；也牺牲了很多，贬低自己，妄自菲薄，很容易丧失自信，以为自己一无是处。患者也可能会因为自己打破家人的正常生活、连累全家，而感到内疚。

内疚如果太强烈，感到难以应付，就必须鼓起勇气说出来。即使不便直接对患者讲，照顾者也应该找一个可以信赖的局外人谈，帮助自己化解过分的内疚。

（8）换人照顾。即使照顾者有一天觉得现实已不容许自己继续照顾患者，也无需感到内疚，更不等于自己有负于患者和家人。过去一段时间照顾患者，自己可能已经付出很多，现在需要做些弥补。而且，照顾者不挑起这个责任，不见得患者就没有其他的选择。通情达理的亲友不会因为照顾者抽身，就认为他们不负责任。而照顾者也仍然可以从旁协助照顾患者，继续帮忙。

抽身前必须与患者商量，了解有哪些可能的安排，尽可能找到双方都乐意接受的出路，例如让患者入院等。如果实在难开口，可以请医护人员协助。

终须一别

照顾者心里虽然知道亲人将不久于人世，但不愿意提起，也不做准备，这是人之常情。有些人故意埋头照顾患者，弄得筋疲力尽，麻痹自己，以免触景生情。但那一刻总会到来，患者私下可能也知道即将与家人分离。

应趁着患者能够说话的时候，对患者说出自己的感受。彼此都害怕与对方永别，虽然知道把恐惧说出来对双方都有好处，但仍鼓不起勇气。一日拖一日，直至患者已无法与人沟通，才追悔莫及。把心里的事说出来，才能分担彼此的伤感、告诉对方彼此希望知道的事、共同为不可避免的后事做好准备。

患者知道自己将不久于人世后，必须尽早为身后做好准备，尤其是安排后事、订立遗嘱。中国人对死至今仍有顾忌，大家都不愿意与病重的亲人讨论后事。但随着时代的变迁，愈来愈多人以积极的态度面对生离死别，这反而有助于处理亲友的后事。患者无论是想为子女做最好的安排、结束生意、安排接班人，及早安排总比身后由家人代劳要容易。

一、订立遗嘱

照顾患者时，宜设法了解其是否已订立遗嘱，并视乎情况的变化，及时更新内容。婉转地提醒患者有备无患，以免一旦离世，身后的财物若按法律分配和继承，则无法实现患者本人的意愿。例如，有人一旦去世，其未经正式结婚的伴侣将无法继承其遗物，包括两人共用的住宅在内，所有财物悉归已故者在血缘上最接近的人。在世的伴侣将被迫迁出居所。这不仅不近人情，更可能导致冗长昂贵的诉讼。亲人离世已够令人伤感，一家人还要争执，有违人伦。

如果患者是照顾者的伴侣，最好建立联名户口和分享资产的证明，与此同时，把双方的资产转移到联名户口下。这一来伴侣即使离世，名下的财物也很容易转移到照顾者名下。

但对中国人来说，患者仍在生时，身为亲人，是很难开口讲钱的。患者还活着就要其分家产，说什么也讲不过去。要患者把自己将来无法享用的资产拨到自己名下，似乎很不近人情。但是，不趁着患者生前说清楚，到患者不在时就无法说了。为了使患者安心离去、没有牵挂，这个问题须在生前解决。

如果实在说不出口，可以请值得信赖的专业人士代劳。

患者即使已立了遗嘱，仍可按照情况的变化，随时在正文后附加额外的指示，即"遗嘱附录"。遗嘱和附录属于法律文件，采用法律语言，具有法律效力，若经济能力许可，最好请律师代劳。

可以请亲友介绍律师，或到民政事务处查询律师指南。选聘律师时，先查明收费和分项的细节。多问几家律师事务所，看哪一家最适合患者的需要。患者如果不便起床，请律师上门，但须查明收费。

二、文件清单

集齐患者所有重要的文件，包括：
- 房产证/租约；
- 遗嘱；
- 身份证/护照；
- 出生证明，结婚证书，离婚证书；
- 银行账户；
- 保险单/医保卡，公积金账户，退休金账户；
- 报税号码。

与此同时，记下为患者处理后事时所需联络的遗嘱执行人、雇主、业主、律师的姓名和电话号码。

三、丧葬事宜

有些人喜欢在生前安排好自己的后事，指定丧葬仪式、火葬或者土葬。尽可能请患者在生前说明意愿。与患者共同商议丧葬事宜，为人生做好最后的安排。以便最后一刻来临时，可以心平气和地度过哀伤的时刻。

患者弥留时，医护人员通常会第一时间通知其亲人（当然也有来不及通知就离世的）。这时候需要节哀顺变。人死不能复生，最重要的是按照其遗愿办好后事，使亲人得以安息。对最后的一刻有充分的心理准备，至少知道自己可能的反应，相信到时会容易接受得多。如果担心到时承受不住，可以请心理辅导员协助。

如果患者的神态使人觉得可能已经离世，无需惊慌。无论事前有多少心理准备，真正到了这一刻时，还是难免感到震惊，不知所措。有人会号啕大哭甚至昏过去。这时候更需要镇静，首先为患者把脉，仔细聆听感受他/她的鼻孔是否有呼吸。无论是否确定已经离世，均应立即电召救护车，送到医院检查抢救。接着致电一位亲人或者好友，请他们来陪伴自己。无论是否确定离世，救护车抵达前，最好不要搬动患者。

确定患者离世后，医院会准备死亡证明供家人签署，同时通知家人死亡登记的手续，解释随之必须做的事。

家人需向死亡登记处为死者办理死亡登记手续。这件事也可以请他人代劳，以便家属集中心力办后事。要有死亡证才能通知银行结束户口，以及向公积金、退休金、保险公司申领有关的给付。

医院发出死亡证后，家属就可以安排丧葬事宜，俗称后事。这时家属的心情可能尚未平复，对一些细节难以做决定。如果觉得有需要，可请亲友从旁协助。除了要按照去世者的意愿指定丧葬仪式外，最好多请一家殡仪馆报价，逐项列出收费，清楚解释收费方式，以及临时有额外需要时如何计算。

选定殡仪馆后，说明去世者的意愿，包括是否需要宗教仪式、如何陈放遗体、瞻仰遗容、出殡行列。所有细节务必当面与殡仪馆讲清楚。到时变动不仅对哀伤的家属造成困扰，更会招致额外的花费。

出殡后，心情稍微平复，抽空清理挚爱生前的文件，逐一把身份证、护照、公积金、退休金、信用卡、会员证等重要文件交还给签发的机构。这些事需要做，但不急。如果睹物思人，触景生情，可以请亲友代劳。

患者生前最后一段日子经照顾者细心照料，双方的感情又更进一步。现在一旦失去了亲人，哀伤中难免百感交集，震惊之余不知所措，对未来的路感到迷茫孤单。以前无论定下多少计划、布置得多周详，现在均需重头来过。对此，照顾者既感到悲伤，但也可能觉得，最艰难的日子过去了，可以收拾起心情，重新面对生活，为自己做点打算。也有人会觉得挚爱尸骨未寒就想到自己而感到内疚，但是所有这些想法都是正常的。

从生离死别中恢复过来往往需要一段时间。很多人在长时间内，情绪起伏不定。心情纵然不像最悲痛那一刻一样尖锐，但所谓触景生情，一些很小的事和回忆都可能突然使照顾者记起失去挚亲的悲痛。

如果照顾了患者相当一段时间，即使到了后期，压力使照顾者濒临崩溃，但责任一旦卸下，仍然会感到若有所失。

不要逼自己急忙清理遗物、收拾心情重新出发。从失去挚亲的转变中平复过来可能需要一段时间。如果此时仓促地安排或做决定，例如迁出离世者的住处，事后可能会后悔，责怪自己没有等到心情平复、较为冷静时才做决定。

花点时间照顾自己，做些患者在世时没有时间做的事，例如见朋友、旅游散心、重拾自己的爱好等。

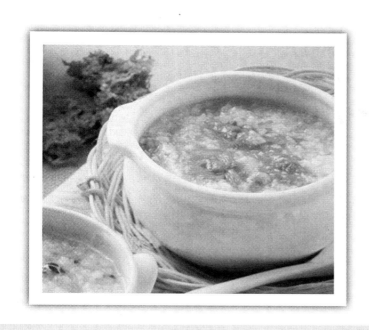

第六章　健康教育小处方

化疗健康教育处方

化疗是利用化学药物杀死肿瘤细胞、抑制肿瘤细胞的生长繁殖和促进肿瘤细胞分化的一种治疗方式,它是一种全身性治疗手段。对原发灶、转移灶和亚临床转移灶均有治疗作用。化疗是目前治疗肿瘤及某些自身免疫性疾病的主要手段之一。

健康指导

1. 化疗前注意事项:①测身高、体重,测算体表面积,便于正确计算化疗剂量;②进行 PICC 穿刺,以保护血管,防止化疗药物对血管、皮肤的不可逆损害;③进行相关检查,如血常规,肝、肾功能,胸片,MRI 等检查。

2. 常见化疗的副反应:①食欲不振、恶心、呕吐:可多听音乐,转移注意力,避免产气、辛辣、油腻食物;②腹痛、腹胀:腹泻期间应进食少渣、低油饮食;③口腔溃疡:化疗期间保持口腔清洁,勤漱口,使用软毛牙刷刷牙或用漱口水,饮食宜清淡、质软、无刺激性;④白细胞减少:每日空气消毒,定时开窗通风,避免室内放置鲜花等植物,控制家属探视和陪伴人数,必要时需行保护性隔离,每日洗澡,更换内衣裤,勿用碱性或刺激性洗涤用品;⑤血小板减少:忌用手挖鼻或用力擤鼻,多饮水,多食新鲜蔬菜及水果;⑥肝功能损害:定期检查肝功能,异常时使用药物;⑦肾功能损害:准确记录出入量,多饮水;⑧脱发:停药后会再长出来,脱发时可选择假发、围巾、帽子;⑨神经系统损害:可用维生素 B1、B12 肌内注射保护神经;⑩过敏反应:化疗前使用抗过敏药物。

3. 饮食:饭前散步,少量多餐,进食高蛋白、高热量食物,注意食物多样化;创造一个优美舒适安静的进食环境,两餐之间饮用蛋奶饮料。

4. 卫生:经常洗澡,更换棉质贴身衣物,保持皮肤清洁、干燥。

5. 活动:如感觉乏力、头晕时应尽量卧床休息,在体力恢复后可做太极拳等运动。

6. 自我保护:尽量避免去公共场所,必须去时戴口罩,加强保暖,防止感冒。

附:口腔炎症的护理

1. 如发现口腔黏膜炎症充血疼痛,可局部喷射西瓜霜等粉剂。

2. 如有黏膜溃疡,医生可做溃疡面分泌物培养,根据药敏试验结果选择抗生素和维生素 B12 液混合，涂于溃疡面，促进愈合。

3. 使用软毛牙刷刷牙或用清水漱口，进食前后用消毒液漱口。

4. 进食后漱口，并用龙胆紫，锡类散或冰硼散等局部涂抹。

5. 如果口腔干燥，可多饮水或吃流质食物如汤、粥、汤粉面等。嚼无糖口香糖也有助于促进口水分泌，滋润口腔。

放疗健康教育处方

放疗是利用放射线如放射性同位素产生的α、β、γ射线和各类x射线治疗机或加速器产生的x射线、电子线、质子束及其他粒子束等治疗恶性肿瘤的一种方法。

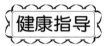

1. 放射治疗有普通放疗和精确放疗两种选择。放疗前30分钟和放疗后30分钟要涂擦放疗皮肤保护剂，以防止放射性皮炎的发生。

2. 待完善各项检查后，医生会为您制订放疗计划，签署《放疗患者知情同意书》，您需要前往肿瘤诊疗中心行CT定位，定位后请耐心等待，由您的管床医生完成您放疗靶区的绘制后，会有医护人员通知您开始放疗。

3. 每周一到周五，每天放疗一次，放疗时间由放疗医师与您协商确定。

4. 照射前30分钟不宜进食，以免形成条件反射性厌食。照射后完全静卧休息30分钟。30分钟后应进清淡、高营养饮食，多食蔬菜和水果，多饮水，促进毒素排出。

5. 每周会为您检查血象1次，当白细胞下降时，会给您升血象药物，如血象明显下降需暂停放疗。

6. 放疗时为了保护皮肤，内衣宜柔软、宽大，吸湿性强。照射野皮肤应用温水和柔软的毛巾轻轻沾洗，忌用肥皂，不可涂擦酒精、碘酒，并避免冷热刺激。照射野不可贴胶布，头面部照射时，应防止日光照晒。使用电剃须刀时，应避免损伤皮肤，造成感染。皮肤脱屑期，切勿用手撕剥。可涂抹放疗皮肤保护剂保护放疗部位皮肤。口腔放射时要用软毛牙刷刷牙，每日漱口四次，避免过冷过热食物。消化道照射时，注意饮食易细软，避免粗糙硬食。胸部照射时，注意保暖，预防感冒。妇科恶性肿瘤如宫颈癌照射时要进行阴道冲洗，保持阴道清洁。直肠癌照射时要保持大便通畅。

脑胶质瘤健康教育处方

脑肿瘤中胶质细胞瘤发病率最高,约占 40.49%,综合发病年龄高峰在 30~40 岁,或 10~20 岁。大脑半球发生的胶质瘤约占全部胶质瘤的 51.4%,以星形细胞瘤为最多;其次是胶质细胞瘤和少枝胶质细胞瘤,脑室系统也是胶质瘤较多的发生部位,占胶质瘤总数的 23.9%,主要为管膜瘤、髓母细胞瘤、星形细胞瘤;小脑胶质瘤占胶质瘤总数的 13%,主要为星形细胞瘤。

健康指导

1. 生活自理能力训练:肢体乏力的病人,盼望获得独立生活。家属引导病人练习各种捏握方法,进而学习使用梳子、刷子,练习自己洗脸、洗澡、用手摄取食物等,使病人获得归属感,以及生活自理的满足感。

2. 语言康复训练:要有足够的自信心和耐心,从简单的单音开始练习,再到双音、到句子。

3. 心理护理:保持开朗的心情,多谈一谈开心的事情,愉快地生活好每一天。家属要对患者进行关心、安慰和鼓励,使其正确对待疾病、正确对待未来的生活和工作,对前途树立信心,发挥其主观能动性,以坚强的毅力配合各项康复治疗护理工作。

4. 饮食指导:
(1)防治颅内高压作用的食物:玉米须、赤豆、核桃仁、紫菜、鲤鱼等。
(2)保护视力的食物:荠菜、羊肝、猪肝、鱼类等。
(3)抗脑胶质瘤的食物:小麦、薏米、荸荠、海蜇、芦笋、海带。
(4)保护颅内血管的食物:芹菜、茭白等。

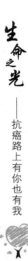

鼻咽癌健康教育处方

鼻咽癌是原发于鼻咽黏膜被覆上皮的恶性肿瘤。起病隐蔽，早期不易被发现。病因与种族易感性（黄种人较白种人患病多）、遗传因素及EB病毒感染等有关。早期症状有：鼻出血、鼻塞、耳鸣、头痛等。

健康指导

1. 放疗前半小时将放疗皮肤保护剂涂擦在放射皮肤，穿棉质宽松低领衣服。照射野皮肤不宜用肥皂、粗毛巾热水擦洗。外出时避免阳光直晒。避免冷热刺激。

2. 保持口腔清洁卫生，每日漱口数次，用软毛牙刷刷牙。放疗一开始，即行鼻腔冲洗，将冲洗液从一侧鼻孔挤进，再从另一侧鼻孔或口腔流出。每日3次，晨起、放疗前、睡前各1次，先用温开水冲洗，再用淡盐水冲洗，以清除鼻咽腔黏膜表面的分泌物，减轻放疗反应，增加癌细胞对放射线的敏感度。若出现鼻腔出血，应暂停冲洗。

3. 指导功能锻炼：
(1)张口运动：口唇张至最大时停5秒再闭合。(2)鼓腮运动：口唇闭合，然后鼓气，使腮部扩展至最大，停5秒后排出气体。(3)搓齿咬合运动：上下齿左右运动及轻轻咬合。(4)漱口运动：每次进食后用温水漱口，鼓腮吸吮结合，充分含漱1~3分钟。(5)弹舌运动：微张开口，让舌头在口腔里弹动，发出"嗒嗒"的声响，每日2次，每次不少于20下。(6)吞咽运动：使唾液下咽，每日数次。放疗结束仍坚持3~6个月。

4. 由于放射线对唾液腺的损伤，使得唾液腺分泌减少而黏稠，酸度增高，细菌便于繁殖，易变成放射性蛀牙。若在3年内拔牙，上述症状会引起颌骨骨髓炎。所以鼻咽癌放疗后3年内不能拔牙，应在放疗前做好牙齿的检查工作。

5. 鼻咽癌放疗患者可出现口干的症状，可以用深蓝脂质体漱口减轻口干，或用金银花、麦冬泡茶饮用。

乳腺癌健康教育处方

乳腺癌是指发生于乳腺小叶和导管上皮的恶性肿瘤。是妇女常见的恶性肿瘤之一，其发病率在我国占各种恶性肿瘤的 7%～10%，仅次于子宫颈癌。发病年龄以 40～60 岁居多。男性乳房癌的发病率极低。乳腺癌发病率随年龄的生长而上升，40～60 岁是乳腺癌的最好发年龄。研究表明，社会经济地位及文化水平高的妇女，其乳腺癌的发病率也较高。

健康指导

1. 拟行化疗，最好选用 PICC 置管，以保护血管，防止静脉炎的发生。

若选用留置针，建议保留时间不超过 24 小时，若有疼痛等不适症状应及时告知，医生会及时给您处理。

2. 保护放疗部位皮肤，放疗半小时后将放疗皮肤保护剂涂抹在放射皮肤，穿棉质宽松低领衣服。照射野皮肤不宜用肥皂、粗毛巾热水擦洗。外出时避免阳光直晒。避免冷热刺激。

3. 指导功能锻炼：

（1）肩部运动：是以肩部为中心的，上肢做前后左右的运动；活动的程度以局部不产生疼痛为适量，也可以逐渐增加患者的运动量。（2）局部按摩：用健侧的手掌轻轻地按压手术疤痕的上下以及左右，局部按摩皮肤是为了能够促进患者的血液循环。（3）外展运动：患者的两手握拳，两个上肢向外做平举外展运动，重复多次，然后患者的两手手指交叉，置于脑后，两肘努力向后振动，使患者的胸壁皮肤受到牵拉，就这样一张一弛地来松弛患者的上肢皮肤。

4. 少食多餐，一天 7 或者 8 餐，无需按三餐时间进食。补充高热量、高蛋白食物，如鱼、猪肉、鸡蛋、鸡腿、燕麦、牛奶、豆浆等。每日多饮水，至少 2000ml。

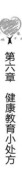

肺癌健康教育处方

肺癌发生于支气管黏膜上皮，亦称支气管癌。近50年来许多国家报道肺癌的发病率明显增高，在男性肿瘤病人中，肺癌已居首位；女性发病率也迅速增高，占女性常见恶性肿瘤的第2位或第3位。肺癌的病因至今尚不完全明确，大量资料表明，长期大量吸烟和空气污染是肺癌的一个重要致病因素。

健康指导

1. 戒烟。吸烟会加重咳嗽，使呼吸系统负担加重。
2. 适量锻炼，每日进行可耐受的锻炼，如太极拳、养生操等。
3. 正确服药。按医嘱时间、剂量、用法服用药物，学会观察药物副作用。
4. 进食高热量、高蛋白、富含维生素的食物。
5. 多参加社会活动，多与病友交流，可加入社会互助组织如术后癌乐园、癌症康复会等。
6. 学会自查自检，如出现肩背部疼痛、记忆力丧失、疲乏、体重减轻、咳嗽加重或咯血等现象，及时来医院就诊。
7. 肺癌患者适宜吃的食物：

（1）减轻咳嗽、祛痰的食物：白果、萝卜、芥菜、杏仁、橘皮、枇杷、橄榄、橘饼。

（2）减轻胸痛的食物：鳖、油菜、丝瓜、猕猴桃、核桃、荞麦、杨桃、杏仁、茄子、桃子、芥菜、鹌鹑、金橘、橙、麦片。

（3）减轻放疗、化疗副作用的食物：蘑菇、桂圆、黄鳝、核桃、甲鱼、乌龟、猕猴桃、金针菜、大枣、葵花籽、苹果、鲤鱼、绿豆、黄豆、赤豆、虾、银豆、泥鳅。

食管癌健康教育处方

食管癌是发生在食管上皮组织的恶性肿瘤,其发病率和死亡率各国差异很大。我国是世界上食管癌高发地区之一,发病年龄多在40岁以上,男多于女。食管癌典型的症状为进行性吞咽困难,先是难咽干的食物,继而是半流质食物,最后水和唾液也不能咽下。

健康指导

1. 请您改变不良的饮食习惯,避免进食过热、过硬、刺激性的食物,避免进食过快、过量。饮食要以流质、半流质为主,逐渐过渡到软食,选用易消化、易咽下的高蛋白、高维生素类食物,多食新鲜的蔬菜和水果。
2. 避免疲劳、重体力活动,一般不做上半身剧烈活动,也不要将头过于后屈或回旋。
3. 忌烟酒,养成良好的睡眠习惯。
4. 食管癌放疗时,要用软毛牙刷刷牙,每天漱口四次,预防感染;可以自备麦冬、金银花泡茶饮用,或口含乌梅、西瓜霜、冰块,以减少疼痛。
5. 放疗部位皮肤避免阳光直射,定时修剪指甲,不可抓挠皮肤,以免破损,放疗计划制订后即开始涂擦放疗皮肤保护剂。放疗期间及放疗结束三个月内,放疗部位皮肤禁止用肥皂、碘酒等刺激性物质涂擦。皮肤破溃请告知医生。
6. 出院后按时服用医生开出的出院带药,定期复查,第一年每3个月复查一次,第二年每6个月复查一次,以后每年复查一次;如出现进食后异常不适,如恶心、呕吐、呕血、黑便或出现胸痛、咳嗽、气促、乏力、进行性消瘦者,及时就诊。

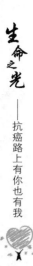

肝癌健康教育处方

肝癌指发生于肝脏的恶性肿瘤,包括原发性肝癌和转移性肝癌两种,人们日常说的肝癌多是指原发性肝癌,即肝细胞或肝内胆管细胞发生的癌。原发性肝癌是临床上最常见的恶性肿瘤之一。

健康指导

1. 请患者避免情绪波动,保持乐观的精神状态,尽量避免或减少引起情绪波动的各种刺激活动,这样可以减少乳酸和血氨的产生。

2. 避免患者过度劳累,因为过度的脑力或体力劳动不仅可使肝癌患者机体的抵抗力降低,促使癌症的复发或转移,而且可加重肝功能损害,导致病情恶化。

3. 您需要戒除不良的生活方式或习惯:忌烟忌酒,不吃霉变的食物,少吃腌制肉制品等。

4. 对于肝炎基础上发展而来的肝癌患者,应注重抗病毒治疗的重要性,坚持服用抗病毒的药物,越早抗病毒治疗越能有效控制肝癌的进展。

5. 患者的饮食应以高蛋白、适当热量、高维生素为宜,避免摄入高脂、高热量和刺激性食物。有恶心、呕吐时,告知医护人员,服用止吐药物后少量进食,增加餐次,尽量增多摄入食物总量,以免营养失调。

6. 如患者出现性格改变和行为异常,请家属立即告知医护人员,此时期患者饮食应减少蛋白质摄入。

7. 治疗结束后应定期复查。若有不适,应及时就诊。

胰腺癌健康教育处方

胰腺癌是发生在胰腺的恶性肿瘤,按部位分为胰头癌、胰体癌和胰尾癌,以胰头癌最常见。90%的胰腺癌为导管细胞腺癌,少见黏液性囊腺癌和腺泡细胞腺癌。腹痛及无痛性黄疸为胰头癌的常见症状。

健康指导

1. 患者应养成良好的饮食习惯,不可暴饮暴食,忌烟酒,不吃高脂肪食物,忌食辣椒等辛辣刺激食物。常用补气益血、健脾和胃之物,如赤豆、山药、枸杞等。
2. 生活要规律,进行适度的体育锻炼可增强自体的抗癌能力。运动量以逐步增加、不感到疲劳为度。一时不能下床活动的患者,可以活动四肢,自行轻揉胃、腹部等。
3. 对于放化疗的患者,医务人员会每周为其检查血象一次;在此间期,如出现发热、乏力等不适,请告知医务人员。
4. 定期监测血糖、尿糖,发生糖尿病时坚持药物治疗和饮食控制。
5. 疼痛的患者要定时定量服用止痛药物,服药期间出现爆发性疼痛告知医护人员,他们会为患者采取止痛措施。可采用听音乐等方式转移注意力,减轻疼痛感。
6. 家属的支持和陪伴是患者心灵的安慰剂,家属和患者要一同树立战胜疾病的信心,可与病友多交流,相互鼓励。
7. 出院后按时服用医生开出的出院带药,定期复查,若出现进行性消瘦、贫血、乏力、发热等症状,应及时就诊。

前列腺癌健康教育处方

前列腺癌是指发生在前列腺的上皮恶性肿瘤。前列腺癌的发病率有以下特点：地区差异大，发病率最高在北美、西欧，最高可达150/10万男性人口，而非洲和亚洲最低，最低为1/10万男性人口；发病率与年龄密切相关，危险性随年龄增长而增长，80岁的男性中约70%在组织学上可证实有前列腺癌病灶存在；发病有种族差异，美国的黑人的发病率明显高于白人；在全世界范围内其发病率有逐年增加趋势；前列腺癌的病理检出率远远高于临床发病率。

健康指导

1. 加强营养，多食如海带、甲鱼、茄子、泥鳅、豆浆等。尿道梗阻时宜吃海带、紫菜。出血后宜吃芹菜、冬瓜、莲子。忌辛辣、刺激的食物，避免痔疮、便秘的加重及排尿困难。忌饮酒，要多饮水、多排尿。通过尿液经常冲洗尿道帮助前列腺分泌物排出，以预防感染。前列腺癌放疗后不能过度憋尿，因为憋尿会导致前列腺包膜张力的增高，长此以往会加重前列腺增生。

2. 加强运动：前列腺癌放疗后进行适当的体育锻炼可改善血液循环，促进前列腺液分泌增多，将细菌毒素稀释和冲淡；特别是驾驶员、办公文秘人员，更不应长时间久坐不动，工作中要注意及时更换体位，工作之余适当休息，并注意适当活动如散步，尽量以步代车，这样可改善前列腺局部充血，减少或避免慢性前列腺炎的发生。

3. 前列腺癌放疗后护理要注意生殖器卫生：男子要经常清洗自己的外生殖器，女性也应注意阴部卫生，以防止隐藏在外阴部的细菌进入男性尿道，侵犯前列腺，导致前列腺发炎。每晚洗一次温水澡，或用温水坐浴；少穿或不穿紧身内裤，以改善前列腺的血液循环，有利于保护前列腺。每次同房后及时排尿，清洗外生殖器也很有必要。

膀胱癌健康教育处方

膀胱癌是指发生在膀胱黏膜上的恶性肿瘤，是泌尿系统最常见的恶性肿瘤。它包括膀胱尿路上皮癌、膀胱鳞状细胞癌、膀胱腺癌，其他罕见的还有膀胱透明细胞癌、膀胱小细胞癌、膀胱类癌。其中最常见的是膀胱尿路上皮癌，占膀胱癌患者总数的90%以上，通常所说的膀胱癌就是指膀胱尿路上皮癌，也被称为膀胱移行细胞癌。

健康指导

1. 适当饮水，每天要保证足够的尿量，以便能够将体内的废物完全排出来，尿量多也有助于新膀胱内黏液的排出。但是应避免在短时间过多喝水和产生大量的尿液，这样有可能诱发肾积水。多次适量喝水，保持比较稳定的尿量。

2. 避免煎、炸、辣、刺激性食物，适当控制蛋白性食物，因为过多的蛋白饮食会加重肾脏负担，长期如此会影响肾功能；多进食新鲜蔬菜水果，以便补充足够的维生素和微量元素，维持身体的日常需要。

3. 放化疗的患者，医务人员会每周为您检查血象一次，在此间期，如出现发热、乏力等不适，请告知医务人员。

4. 定期回医院复查，复查的时候要告诉医生白天和晚上排尿情况，控尿情况，以及饮食和睡眠情况。

宫颈癌健康教育处方

宫颈癌是子宫颈部的恶性肿瘤，以白带及月经过多，不规则阴道出血，性交后出血，腰腹痛及贫血、严重消瘦等全身衰竭症状为主要表现。

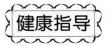

1. 做好清洁。保持外阴清洁干燥，防止感染是女性防止宫颈癌的最基本措施，做好外阴清洁可以防止病原体进入子宫，引发宫颈癌。

2. 积极避孕。反复多次怀孕流产，会给患者的子宫修复带来一定的不良刺激，易导致宫颈癌的发病。因此，在生活中，要采取好避孕措施，减少人流的次数。

3. 饮食指导。研究表明，高脂肪食物进入人体后，会促进女性雌激素的分泌，给子宫造成一定的刺激，影响子宫的正常修复，引发宫颈癌。所以，女性患者在生活中要坚持低脂饮食，要多喝水，避免辛辣以及刺激性强的食物。多食用高维生素高蛋白食物如瘦肉、鱼类、各种新鲜蔬菜水果。

4. 按时复查。肿瘤患者的定期复查很重要，一般认为，第1年内，出院后1个月首次复查，以后每2~3个月复查一次。出院后第2年，每3~6个月复查一次。出院后3~5年，每半年复查一次。第6年开始每年复查一次。如出现症状应及时随访。

5. 保持开朗的心情，多谈一谈开心的事情，愉快地生活好每一天。家属要对患者进行关心、安慰和鼓励，使其正确对待疾病，正确对待未来的生活和工作，对前途树立信心，发挥其主观能动性，以坚强的毅力配合各项康复治疗护理工作。

直肠癌健康教育处方

直肠癌是指从齿状线至直肠乙状结肠交界处之间的癌，是消化道最常见的恶性肿瘤之一。直肠癌位置低，容易被直肠指诊及乙状结肠镜诊断。但因其位置深入盆腔，解剖关系复杂，手术不易彻底，术后复发率高。中下段直肠癌与肛管括约肌接近，手术时很难保留肛门及其功能是手术的一个难题，也是手术方法上争论最多的一种疾病。我国直肠癌发病年龄中位数在45岁左右，青年人发病率有升高的趋势。

健康指导

1. 有造瘘口患者注意保持造口周围的皮肤清洁，勿用肥皂或刺激性液体。养成定时排便，减少异味及降低对造口周围皮肤的刺激。

2. 适当掌握活动强度，如桌球、羽毛球、自行车、慢跑等，而篮球、举重、足球等不宜参加。增加腹压，防止人工肛门结肠黏膜脱出。

3. 拟行化疗，最好选用PICC置管，以保护血管，防止静脉炎的发生。

若选用留置针，建议保留时间不超过24小时，若有疼痛等不适症状应及时告知，医护人员会及时为患者处理。

4. 进食清淡易消化的食物，避免进食硬、粗糙、辛辣及油腻的食物。多吃新鲜的蔬菜水果，多饮水。腹泻时，避免进食牛奶、番薯等产气的食物，并按医生嘱咐服止泻药物。化疗后，多有食欲不振、恶心，甚至呕吐等症状，饮食还是要以清淡饮食为主，切忌油腻。多样化的饮食可以提高食欲，对营养的吸收，消化道反应缓解有很好的帮助。

PICC 维护宣教

PICC 是指经外周静脉穿刺置入的中心静脉导管,其导管最佳的尖端位置是在上腔静脉下 1/3 右心房入口处。PICC 用于为患者提供中期至长期的静脉输液治疗(可保留一年时间)及避免刺激性药物对血管的损伤。

健康指导

1. 带管期间禁止提重物,不要做手臂高举过头的运动,防止管道移位。
2. 带管期间如果穿刺侧手臂有疼痛或肿胀,要及时跟护士联系,护士会为患者及时处理。
3. 带管期间请保持 PICC 贴膜处的清洁与干燥,不要随意在贴膜上粘贴胶布。淋浴时应避免贴膜打湿,可用保鲜膜将其包裹,范围要超过贴膜的面积。
4. 在冬季穿脱衣物时,请避免因衣服挂住接头而将管道带出。
5. 定时维护。PICC 应 7 天换药一次,若不在规定时间内换药,易导致感染或影响管道的寿命。
6. 若管道脱出应及时到医院处理,不可自行处理。若管道没有完全脱出,患者应将脱出部分管道妥善固定后到医院处理。
7. 带管期间睡觉时应少压迫穿刺侧肢体。
8. 若贴膜处皮肤出现皮疹并伴有痒感,不要抓挠,应用手掌轻轻拍打,并找护士处理。
9. 在做检查需要高压推注造影剂时,请告知医护人员不要使用 PICC 导管,因为高压会将 PICC 导管推爆,应另开通道。
10. PICC 的带管有效期是一年,若置管时间已满一年,应拔出。
11. 学会自我观察。每天轻叩穿刺点上方血管,看有无叩痛,如有异常及时就医。

功能锻炼

1. 因每天输液都是通过同一根血管,长时间会导致置管肢体肿胀,置管侧手臂应每日做抓握运动,每天做 2 次,每次 40 到 50 下。
2. 下肢置管的患者应减少下肢的活动,每日应做足背上抬运动,以避免血栓的形成。在如厕时,要选择坐式马桶,不可选择蹲式厕所。

附一：爱的路上有你也有我

人生路上遇见癌，是一个悲剧；抗癌路上收获爱，则能给人莫大的安慰。癌与爱的相遇，谱写了一段大爱之剧。抗癌路上不仅仅只有你和你的家人，还有很多跟你有一样带癌生活的人，更多的还有来自社会团体对于癌症群体的关爱。请记住，爱的路上有你也有我！

来自我们的帮助：

- 心理辅导。武汉大学人民医院肿瘤中心健康教育小组可为您介绍心理辅导专家，以及提供心理辅导服务的资料。每周二下午5：00心理咨询师将为大家解决各种心理困惑。欢迎大家前来咨询！
- 阅读癌症书刊。阅读关于癌症的书刊亦很有用，如果你决定阅读关于癌症的书刊，首先要确定书刊所载的是最新资料，癌症治疗方法经常更新，即使最先进资料在数年间也可能变得过时。武汉大学人民医院肿瘤中心健康教育小组出版了《生命之光》这本书，书中不仅介绍了各种癌症，更多地讲述了带癌生活的各种生活与心理需求与注意事项，欢迎大家阅读。
- 寻求支援：
  - 武汉大学人民医院肿瘤中心健康教育小组　热线：027-88041911-85570、82281，交流QQ群：185346117。
  - 在医院工作的人：医生、护士、社工或替你家人治疗的其他人士。
  - 社区医生。

请记住：每个患上癌症的人，都有不同的心路历程，家人的经历未必与书中所述相同，所以从电视电影书籍中所见所闻，未必是你家的翻版。

在电视电影书籍上所见有关癌症的信息，如有不明之处，可与父母及其他清楚自己遭遇的医护人员倾谈，说出你的感受和困惑。医护人员乐意与你讨论任何问题，并可为你联络其他自助组织，认识与你处境相同的人。武汉大学人民医院肿瘤中心每月定期组织"抗癌明星"活动，一起去分享他人的抗癌经历。您可以在我们的心愿墙上写下您的心愿，我们会定期选一些心愿来帮助您实现。您要坚信：不是您一个人在作战，爱的路上有你也有我。

在后文附上武汉大学人民医院肿瘤中心已经评选出的两期"抗癌明星"活动，希望能对各位病友有所资鼓励。

附二：唱出精彩　唱出希望

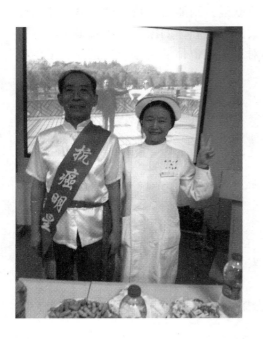

张铁牛叔叔是我们肿瘤中心的一位结肠癌患者，退休以前他是一位工作繁忙的企业管理者，退休后热情大方的他陪同妻子参加各大小社区文艺演出，帮妻子拍照、摄影。可是，就在2013年5月份，张叔叔感到身体不适，到医院检查后确诊为结肠癌。这个消息像是晴天霹雳，让原本开心快乐的张叔叔变得郁郁寡欢，渐渐地话也少了，脸上许多往日的笑容也不见了。

铁牛叔叔的妻子能歌善舞，热情开朗。她虽然心中也十分担心，但看到叔叔闷闷不乐的样子，她还是耐心地鼓励叔叔不能就此消沉下去，要鼓起勇气战胜病魔。夫妻俩决定四处旅行，换换心情。沿途的风景很美，阿姨的歌声更美，一路上叔叔就伴着阿姨的歌声游玩。生活的美好让叔叔领悟到不能就这样轻言放弃，只要积极面对，就没有什么困难不能克服！于是，他开始和妻子一起学习唱歌，积极参加各种社区的活动，笑容又重新出现在叔叔的脸上。有人问他为什么要唱歌，叔叔说："每当我感到不舒服或心情郁闷的时候，要是能吼上两嗓子，我的心情就会顿时好了很多！"唱歌让他的生活重新亮堂了起来，在和音乐做伴的路上，他更有信心战胜病痛。于是，铁牛叔叔坚持每天听歌唱歌，在网络上自学各种发音技巧，还背诵了上百首歌曲的歌词。叔叔说："你们见过哪个歌唱家得了癌症的？"唱歌给张叔叔带来了乐趣，也使得他的性情变得更加温和可亲了。

"夜半三更哟盼天明，寒冬腊月哟盼春风，若要盼得哟红军来，岭上开遍哟映山红……"我们的病房里每天都会听到这悦耳的歌声传来，唱歌不仅使铁牛叔叔能每天保持好心情，积极配合治疗，也感染了同病房的其他病友们，只要铁牛叔叔一唱歌，大家就自觉围坐在了他身边。时间一长，病友们和医务人员都成了铁牛叔叔的忠实听众。就这样，717病室的病友们每天都在美妙的歌声中度过了一天又一天与病魔抗争的日子。通过两个周期的化疗，叔叔各项检查的结果也有了明显改善。在大家的一致推荐下，我们评选张铁牛叔叔为我们第一期的"抗癌明星"。同时，我们也希望在能有更多像

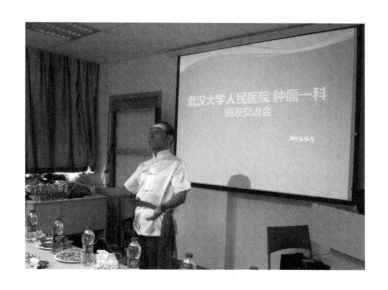

铁牛叔叔一样乐观向上的病友们。我们肿瘤中心的全体医务人员也乐于与大家携手并进，同病魔抗争到底。

"生活是一面镜子，你对它笑，它就对你笑；你对它哭，它也对你哭。"用好的心情和眼光去看世界，你会发现世界原来如此美好，而我们的世界也会随之改变。人的一生，会有很多不如意的事情，面对生活中的不如意，我们是应该一味地埋怨生活，变得消沉、萎靡不振，还是应该坚定乐观的态度，逆境中奋发图强？如何看待生活，的确与人的主观世界有关：心中有阳光的人，势必会发现阳光的灿烂！心中有花香的人，也势必会发现花朵的明媚！所以，让我们学着用乐观的态度去看待人生，你会为自己的生活挖掘一眼永不枯竭的幸福之泉！

附二 唱出精彩 唱出希望

附三：乐观开朗　多彩人生

今年八十五岁的吴传经爷爷是一位复员军人，他参加过抗美援朝并荣立两次三等功。复员后进入中南财经政法大学贸易经济系学习，毕业后在武汉市商业经济研究所从事经济研究工作，是一位有着多项研究成果的高级经济师。他兴趣广泛，性情开朗，书法、国画、剪纸、说快板、编节目、跳舞、打拳。样样都来，其中国画《荷花》、快板《夕阳红》、剪纸等作品在《武汉晚报》、《武汉老年大学报》、《文摘周刊》等报刊上发表，湖北电视台、湖北经济电视台都播放了他的文艺作品。吴爷爷信奉生命在于运动，他参考电视、报刊等资料，并走访有关人士后，自编了一套"吴传经保健操"，30年来坚持每天早晚做一遍，受益匪浅。

就在吴爷爷乐享丰富多彩的老年生活时，不幸降临了。2010年10月，他被诊断出患有直肠癌。得知消息后吴爷爷感觉五雷轰顶，一下子懵了。恢复平静后，在亲友和病友的关怀、指导和帮助下，吴爷爷开始了坚强乐观的抗癌之路，他积极配合治疗，顺利地完成了手术，在治疗的同时，仍保持着自己丰富多彩的生活，每天写写画画、剪剪贴贴，开开心心、平平安安度过了三年。2014年11月份，吴爷爷复查发现癌症转移到了肺部和颈部，住进武汉大学人民医院肿瘤中心进行放射治疗。然而，这并没有打击到吴爷爷，他仍然很乐观地看待疾病，他常说："既来之，则安之。病魔上身，就顽强抵抗。病魔是弹簧，你强它就弱，你弱它就强。"他不仅自己坚持锻炼，还无偿地将自编的"吴传经保健操"教给病友，帮助大家一起克服治疗中的种种副反应。他还在病房里创作了快板《夕阳红》，治疗过程中觉得难受时就拿出来念念，分散注意力，就这样坚持完成了所有的治疗。

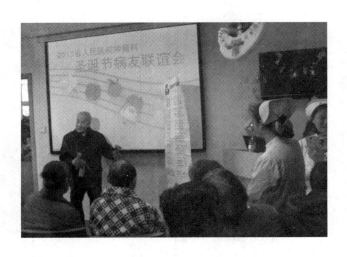

每天一有时间吴爷爷就在病房里说说唱唱，活跃氛围，鼓舞病友。放疗后期吴爷爷的放射性皮炎很严重，疼得厉害，他仍坚持创作了很多的剪纸作品送给病区的病友和医务人员，鼓励大家以积极的态度面对人生。吴爷爷将他的多彩人生呈现在这一方小小的天地里。

参 考 文 献

[1] 孙燕、周际昌：《临床肿瘤内科手册》，人民卫生出版社 2004 年版。
[2] 张秀丽：《实用临床肿瘤诊疗学》，天津科学技术出版社 2009 年版。
[3] 柏树令：《系统解剖学》，人民卫生出版社 2001 年版。
[4] 周际昌：《实用肿瘤内科学》，人民卫生出版社 2000 年版。
[5] 湛永毅、马双莲：《肿瘤科分册——实用护理专科》，湖南技术出版社 2013 年版。
[6] 全国肿瘤防治研究办公室、卫生部卫生信息中心、卫生部疾病预防控制局：《中国部分市、县恶性肿瘤的发病与死亡·第三卷(1998—2002)》，人民卫生出版社 2007 年版。
[7] 国家癌症中心、卫生部疾病预防控制局：《2012 中国肿瘤登记年报》，军事医学科学出版社 2012 年版。
[8] 赵平、陈万青、孔灵芝：《中国癌症发病与死》，军事医学科学出版社 2012 年版。
[9] 陆再英、终南山：《内科学》，人民卫生出版社 2008 年版。
[10] 万德森：《临床肿瘤学》，人民卫生出版社 2010 年版。
[11] 吴在德、吴肇汉：《外科学》，人民卫生出版社 2008 年版。
[12] 刘新平、王志洁、郭明丽：《临床血液学检验》，军事医学科学出版社 2009 年版。
[13] 贾立华、黄士敏：《白血病合理用药 159 问》，中国医药科技出版社 2009 年版。
[14] 韩永坚：《系统解剖学》，浙江科学技术出版社 2007 年版。
[15] 袁长吉、杨智源：《白血病诊断与治疗》，吉林出版社 2006 年版。
[16] 马梁明：《白血病的诊断与治疗》，军事医学科学出版社 2002 年版。
[17] 胡济耀：《专家解答白血病》，上海科学技文献出版社 2005 年版。
[18] 李新贵：《肿瘤学》，天津科技出版社 1998 年版。
[19] [美]F W 甘茨、[美]E S 亨德森：《白血病》，丁训杰、程立等编译，上海翻译出版公司 1988 年版。
[20] 王庸晋：《现代临床检验学》，人民军医出版社 2007 年版。
[21] 姚尔图：《新编白血病化疗学》，天津科学技术出版社 1999 年版。
[22] 曹履先、陈虎：《骨髓移植学》，军事科学出版社 2008 年版。
[23] 中国抗癌协会食管癌专业委员会：《食管癌规范化诊治指南》，中国协和医科大学出版社 2011 年版。
[24] 陈孝平：《外科学》，人民卫生出版社 2010 年版。
[25] 于金明、殷蔚伯、李宝生：《肿瘤精确放射治疗学》(上、下卷)，山东科学技术出版社 2004 年版。

[26] 朱大年：《生理学》，人民卫生出版社 2008 年版。

[27] 孙燕、哈献文：《临床肿瘤诊疗关键》，广西科学技术出版社 1999 年版。

[28] 张熙曾：《食管癌》，北京大学医学出版社 2006 年版。

[29] 高宗人、赫捷：《食管癌——中国肿瘤医师临床实践指南丛书》，北京大学医学出版社 2008 年版。

[30] 张蕙兰、陈荣秀：《肿瘤护理学》，天津科学技术出版社 1999 年版。

[31] 赵平、陈万青、孔灵芝：《中国癌症发病与死亡（2003—2007）》，军事医学科学出版社 2012 版。

[32] 李小梅：《哈里森肿瘤学手册》，人民军医出版社 2011 年版。

[33] 王吉耀：《内科学》，人民卫生出版社 2005 年版。

[34] 于世英：《临床肿瘤学》，科学出版社 2006 年版。

[35] 乐杰：《妇产科学》，人民卫生出版社 2000 年版。

[36] 郭军：《黑色素瘤》，人民卫生出版社 2014 年版。

[37] 殷蔚伯、余子豪、徐国镇：《肿瘤放射治疗学》，中国协和医科大学出版社 2008 年版。

[38] 董志伟、谷铣之：《临床肿瘤学》，人民卫生出版社 2002 年版。

[39] 王淑莲、刘跃平、孙倩：《放射肿瘤学——治疗策略与实施》，天津科技翻译出版公司 2000 年版。

[40] 刘泰福：《现代放射肿瘤学》，复旦大学出版社、上海医科大学出版社 2001 年版。

[41] 李颖、王一鹏、王树玉：《子宫内膜癌的分子遗传学研究进展》，载《中国优生与遗传杂志》，2006 年第 4 期。

[42] 霍忠超、王雪玲、杨振忠、张永泽：《癌症病人的性功能障碍与性康复》，载《中国性科学》，2006 年第 10 期。

[43] 周雯娟、戴云云、何国平：《宫颈癌患者生活质量的研究进展》，载《中国全科医学》，2011 年第 33 期。

[44] 范渝茜、王道萍：《护理干预提高宫颈癌患者放疗后性生活质量的效果》，载《解放军护理杂志》，2010 年第 6 期。

[45] 吴雪溪、唐平章、祁永发：《扁桃体鳞状细胞癌的治疗选择》，载《中华耳鼻喉科学杂志》，2003 年第 38 期。

[46] 王中和、[美] R R 米列奥、[美] N J 卡西西：《头颈部鳞癌术前放疗还是术后放疗——208 例临床分析》，载《中华放射肿瘤学杂志》，1991 年第 5 期。

[47] 唐平章、屠规益、李庆宏：《下咽癌的手术治疗及综合治疗》，载《中华医学科学院学报》，1996 年第 18 期。

[48] 王建宏、祁永发、唐平章：《梨状窝癌手术前后放疗与喉功能保全》，载《中华耳鼻喉头颈外科》，2005 年第 40 期。

[49] 胡逸民、林宁、张春利：《楔形板临床应用的进一步探讨》，载《中国放射肿瘤学杂志》，1988 年第 2 卷第 3 期。

[50] 朱雄增：《甲状腺癌诊治相关的病理学研究进展》，载《中国实用外科杂志》，2010

年第 10 期。
[51] 翟建敏、原韶玲：《甲状腺癌危险因素研究进展》，载《中华肿瘤防治杂志》，2012 年第 19 卷第 10 期。
[52] 田志远：《甲状腺癌淋巴结转移检测方法研究进展》，载《中华实用诊断与治疗杂志》，2013 年第 27 卷第 11 期。
[53] 冀叶、马静、李晓江：《甲状腺癌的分子靶向治疗进展》，载《肿瘤》，2011 年第 31 卷第 7 期。
[54] 欧阳理权、屈新才：《分化型甲状腺癌分子靶向治疗进展》，载《临床药物治疗杂志》，2012 年第 10 卷第 3 期。
[55] 吴茜、张建华、王荣福：《放射性核素在分化型甲状腺癌诊疗中的应用现状和进展》，载《肿瘤学杂志》，2014 年第 11 期。
[56] 陈和新、王娜、黄培新：《2002—2008 年江苏省海门市甲状腺癌流行状况分析》，载《中华疾病控制杂志》，2011 年第 15 卷第 4 期。
[57] 高明：《国内分化型甲状腺癌诊疗方向和对策》，载《中国实用外科杂志》，2011 年第 5 期。
[58] 罗胜兰、俞敏、龚巍巍：《甲状腺癌的流行现况及其危险因素》，载《中国预防医学杂志》，2013 年第 4 期。
[59] 刘晓莉、付言涛、张大奇：《青少年甲状腺癌术后反复颈淋巴结肿大》，载《中国实用外科杂志》，2010 年第 10 期。
[60] 郑莹、吴春晓、张敏璐：《乳腺癌在中国的流行状况和疾病特征》，载《中国癌症杂志》，2013 年第 23 卷第 8 期。
[61] 张敏璐、黄哲宙、郑莹：《中国 2008 年女性乳腺癌发病、死亡和患病情况的估计及预测》，载《中华流行病学杂志》，2012 年第 33 卷第 10 期。
[62] 吴清然：《中国女性乳腺癌危险因素的系统评价》，载《现代预防医学》，2011 年第 38 卷第 1 期。
[63] 马骏、傅继华：《生活方式与乳腺癌发病相关性的研究进展》，载《中华肿瘤防治杂志》，2012 年第 5 期。
[64] 刘焱、李宝江：《乳腺癌根治术后乳房重建方式及进展》，载《现代肿瘤医学》，2012 年第 20 卷第 9 期。
[65] 祝淑钗、李任、李娟：《非手术治疗胸段食管癌临床分期与预后关系的初步探讨》，载《中华放射肿瘤学杂志》，2004 年第 3 期。
[66] 陈创珍、陈建洲、李德锐：《食管癌三维适形放疗长期疗效的多因素分析》，载《中国肿瘤》，2012 年第 21 卷第 1 期。
[67] 戴安伟、杨文娟、冯炎：《食管癌放疗的研究进展》，载《中华肿瘤防治杂志》，2008 年第 12 期。
[68] 邹小农：《2003—2007 年中国胃癌发病与死亡情况分析》，载《流行病学研究肿瘤》，2012 年第 32 卷第 2 期。
[69] 孔垂泽：《膀胱癌病因学研究进展》，载《中华实验外科杂志》，2005 年第 22 期。

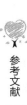

[70] 孙颖浩：《我国前列腺癌的研究现状》，载《中华泌尿外科杂志》，2004 年第 25 卷第 2 期。

[71] 唐志柳、白洁、顾丽娜：《2000—2010 年我国前列腺癌和乳腺癌流行状况的系统性综述》，载《中国肿瘤》，2013 年第 22 卷第 4 期。

[72] 朱刚、刘明、万奔：《早期前列腺癌的诊断与治疗》，载《中华男科学杂志》，2005 年第 11 卷第 9 期。

[73] 房辉、李晔雄、余子豪：《前列腺癌三维适形和调强放疗的初步结果》，载《中华放射肿瘤学杂志》，2006 年第 15 期。

[74] 汤昊、张征宇：《前列腺癌骨转移研究进展》，载《中华男科学杂志》，2010 年第 4 期。

[75] 陆嘉德：《转移性前列腺癌的内分泌治疗》，载《中国癌症杂志》，2007 年第 17 卷第 3 期。

[76] 鲍镇美：《前列腺癌的诊断》，载《中华泌尿外科杂志》，2000 年第 21 卷第 4 期。

[77] 曹凌燕、黄河、倪江洪：《治疗前列腺癌药物的研究进展》，载《中华男科学杂志》，2003 年第 9 期。

[78] 刘晓峰、刘建民、张二军：《晚期转移性前列腺癌的治疗现状》，载《中华全科医学》，2013 年第 11 期。

[79] 黄珊、张晓智：《前列腺癌内分泌治疗的临床应用》，载《现代泌尿外科杂志》，2012 年第 5 期。

[80] 林仲秋、吴珠娜：《FIGO 2009 外阴癌，宫颈癌和子宫内膜癌新分期解读》，载《国际妇产科学杂志》，2009 年第 36 卷第 5 期。

[81] 高荔、孔伟：《乳腺癌分子靶点药物作用途径研究进展》，载《山东医药》，2011 年第 51 卷第 39 期。

[82] 胡蓉、邓丹琪：《外线致皮肤光损伤皮肤癌的机制》，载《皮肤病与性病》，2009 年第 4 期。

[83] 孙东杰、高天文、李春英：《西安、重庆两所医院 20 年皮肤恶性黑色素瘤回顾》，载《中华皮肤科杂志》，2004 年第 37 卷第 2 期。